# Notfälle und Krisen in Schulen

Prävention – Nachsorge –
Psychosoziales Management

# Notfälle und Krisen in Schulen

## Prävention – Nachsorge – Psychosoziales Management

2., komplett überarbeitete Auflage

Harald Karutz

S+K

Stumpf + Kossendey Verlagsgesellschaft mbH, Edewecht · 2020

*Anmerkungen des Verlags*
Der Autor und der Verlag haben höchste Sorgfalt hinsichtlich der Angaben von Richtlinien, Verordnungen und Empfehlungen aufgewendet. Für versehentliche falsche Angaben übernehmen sie keine Haftung. Da die gesetzlichen Bestimmungen und wissenschaftlich begründeten Empfehlungen einer ständigen Veränderung unterworfen sind, ist der Benutzer aufgefordert, die aktuell gültigen Richtlinien anhand der Literatur und der Fachinformationen zu überprüfen und sich entsprechend zu verhalten.

Die Angaben von Handelsnamen, Warenbezeichnungen etc. ohne die besondere Kennzeichnung ®/™/© bedeuten keinesfalls, dass diese im Sinne des Gesetzgebers als frei anzusehen wären und entsprechend benutzt werden könnten.

Der Text und/oder das Literaturverzeichnis enthalten Links zu externen Webseiten Dritter, auf deren Inhalt der Verlag keinen Einfluss hat. Deshalb kann er für diese fremden Inhalte auch keine Gewähr übernehmen. Für die Inhalte der verlinkten Seiten ist stets der jeweilige Anbieter oder Betreiber der Seite verantwortlich.

Aus Gründen der Lesbarkeit ist in diesem Buch meist die männliche Sprachform gewählt worden. Alle personenbezogenen Aussagen gelten jedoch stets für Personen beliebigen Geschlechts gleichermaßen.

*Bibliografische Information der Deutschen Nationalbibliothek*
Die Deutsche Nationalbibliothek verzeichnet diese Publikation in der Deutschen Nationalbibliografie; detaillierte bibliografische Daten sind im Internet über https://dnb.dnb.de abrufbar.

**Notfälle und Krisen in Schulen**
Harald Karutz
ISBN 978–3–96461–017–1


Rathausstraße 1, 26188 Edewecht
kundenservice@skverlag.de
Satz: Bürger Verlag GmbH & Co. KG, Edewecht
Umschlagbild: Boris Vidovic, Medical Illustrations, Köln
Druck: Salzland Druck GmbH & Co. KG, 39418 Staßfurt

# Inhalt

# Abkürzungsverzeichnis

| | |
|---|---|
| ADS | Aufmerksamkeitsdefizitstörung |
| BB | Brandenburg |
| BW | Baden-Württemberg |
| BY | Bayern |
| Fw | Feuerwehr |
| HH | Hamburg |
| KIT | Kriseninterventionsteam |
| MV | Mecklenburg-Vorpommern |
| NI | Niedersachsen |
| NW | Nordrhein-Westfalen |
| Pol | Polizei |
| PSNV | Psychosoziale Notfallversorgung |
| PTBS | Posttraumatische Belastungsstörung |
| RD | Rettungsdienst |
| SH | Schleswig-Holstein |
| SN | Sachsen |
| ST | Sachsen-Anhalt |
| TH | Thüringen |
| VBE | Verband Bildung und Erziehung |

# 1 Einleitung

## 1.1 Die aktuelle Situation

Keine Schulform und -stufe bleibt von Notfällen und Krisen verschont. Unglücke, akute Erkrankungen, plötzliche Todesfälle und Gewaltakte treten in allgemeinbildenden Schulen ebenso auf wie in berufsbildenden; in Grundschulen ebenso wie in den Sekundarstufen I und II.

Besonders im Fokus stehen natürlich Extremsituationen wie Amokläufe bzw. „School Shootings". Daneben sind aber auch noch andere, weitaus häufigere Notfälle zu beachten. Fast täglich ereignen sich an Schulen zum Beispiel mehr oder weniger schwere Unfälle. Konflikte eskalieren und enden in körperlichen Auseinandersetzungen. Bei Schülern oder Lehrern treten akute Erkrankungen auf, oder ein Mitglied der Schulgemeinde verstirbt völlig überraschend.

Notfälle und Krisen sind Alltagsphänomene

Von solchen Ereignissen ist in Schulen fast immer ein relativ großer Personenkreis betroffen. Augenzeugen, Zuschauer, Lehrkräfte, Freunde, Klassenkameraden und

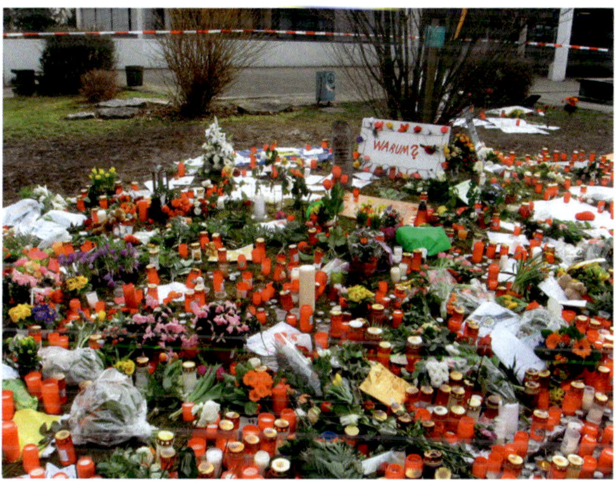


**Abb. 1** ► Die öffentliche Anteilnahme ist bei Notfällen in Schulen besonders groß (Foto: Harald Karutz)

viele andere mehr: Bei ihnen allen kann das (Mit-)Erlebte vielfältige psychische Folgen verursachen.

Wahrnehmng emotional aufgeladen

In der Öffentlichkeit und in der Politik rufen Notfälle in Schulen zudem heftige Reaktionen hervor (s. ABB. 1). Auch von den Medien werden sie besonders aufmerksam wahrgenommen, und über mögliche Ursachen und Konsequenzen von Unglücksfällen in einer Schule wird in der Regel emotional stark aufgeladen diskutiert. Weil jeder Erwachsene selbst einmal zur Schule gegangen ist, hat auch jeder zu schulischen Notfällen einen persönlichen Bezug. Gewissermaßen kann jeder mit eigenen Erfahrungen anknüpfen und mitreden.

Tatsächlich haben Notfälle in Schulen gesellschaftliche Relevanz, denn nicht nur Kinder gelten als *„das höchst zu schützende Gut einer Gesellschaft"*, sondern ebenso jene *„Einrichtungen, die für die Reproduktion der Gesellschaft sorgen"* (Röthlein 2007, S. 100).

Defizit in Lehramtsausbildung

In der Ausbildung von Lehrkräften werden Notfallsituationen allerdings kaum thematisiert; in den meisten Lehramtsstudiengängen ist das schulische Notfallmanagement überhaupt kein Thema. Daher überrascht es auch nicht, dass viele Lehrer in entsprechenden Befragungen (z.B. Stum 2014; Lang 2019) angeben, sich in Notfällen überfordert zu fühlen und verunsichert zu sein. In der Regel reagieren sie instinktiv oder sie improvisieren, d.h. sie handeln ganz einfach so, wie es ihnen gerade sinnvoll erscheint. Das kann durchaus hilfreich sein – aber nicht alles, was gut gemeint ist, ist auch wirklich gut. Zudem sollte beachtet werden, dass Lehrkräfte sich bei einem Notfall an ihrer Schule in einer außerordentlich schwierigen Lage befinden:

- Einerseits sind sie auch selbst vom jeweiligen Geschehen betroffen.

- Andererseits wird von ihnen erwartet, dass sie hoch professionell reagieren, obwohl sie auf diese Aufgabe meist nicht ausreichend vorbereitet worden sind.

Zwar haben fast alle Bundesländer – basierend auf den Ergebnissen zahlreicher Expertenarbeitskreise – inzwischen Erlasse herausgegeben, mit denen das schulische Notfallmanagement geregelt und rechtlich abgesichert werden soll. Vielerorts stehen auch bereits spezialisierte Fachkräfte zur Verfügung. So wurde in Bayern bereits 2002 das „Kriseninterventions- und Bewältigungsteam Bayerischer Schulpsychologinnen und Schulpsychologen" (KIBBS) aufgebaut. Parallel gibt es dort seit 2004 die „Krisenseelsorge im Schulbereich" (KiS), die von der katholischen Kirche verantwortet wird, sowie seit 2012 die „Notfallseelsorge in Schulen" (NOSIS) als ein Angebot der evangelisch-lutherischen Kirche. In Hessen besteht seit 2006 das „Schulpsychologische Kriseninterventionsteam" (SKIT). In Nordrhein-Westfalen gibt es in jedem Kreis und jeder kreisfreien Stadt einen „schulpsychologischen Krisenbeauftragten" sowie ein Landesteam für „schulpsychologische Krisenintervention" usw. (s. Kap. 2.4).

vielerorts Fachkräfte verfügbar

Die Sektion „Schulpsychologie" im Berufsverband Deutscher Psychologinnen und Psychologen (BDP) hat dementsprechend auch bereits ein eigenes, 124 Unterrichtseinheiten umfassendes Curriculum zur schulpsychologischen Krisenprävention und -intervention vorgelegt (BdP 2011). In den letzten Jahren sind zudem zahlreiche Bücher publiziert worden, in denen Hinweise zum schulischen Notfallmanagement gegeben werden. Allein mit den seit 2010 neu erschienenen Publikationen lassen sich problemlos mehrere Regale füllen. Eine unüberschaubare Anzahl an Online-Materialien im Internet kommt noch hinzu.

Literatur inzwischen umfangeich

Basierend auf reflektierter Praxis wurden unterschiedlichste Konzepte entwickelt, um Notfallnachsorge für

Kinder und Jugendliche bestmöglich zu organisieren, so beispielsweise das Konzept der „Strukturellen Interdisziplinären Nachsorge" (SIN; Weber und Kirmes 2018) und das Konzept der „Aufsuchenden Psychosozial-Systemischen Notfallversorgung" (APSN; Kern und Finkeldei 2017). Sogar der regelmäßig in Erfurt stattfindende Bundeskongress „Notfallseelsorge und Krisenintervention" war 2019 „Einsätzen in Schulen" gewidmet.

Insgesamt hat sich in den letzten Jahren somit viel getan; die Sensibilität für mögliche psychische Notfallfolgen und die Notwendigkeit professioneller Unterstützungsangebote nach Unglücken und Gewalttaten im Schulkontext ist zweifellos deutlich gestiegen.

keine verbindlichen Regeln zum Umgang mit Notfällen

Die konkrete Situation in den einzelnen Schulen ist aber weiterhin sehr unterschiedlich. Dazu trägt auch das föderale System der Bundesrepublik Deutschland bei: Bundesweit einheitliche und vor allem verbindliche Regelungen für Notfälle in Schulen gibt es bislang eben nicht. Auch im „Konsensusprozess" zur Psychosozialen Notfallversorgung (PSNV), der von 2007 bis 2010 durch das Bundesamt für Bevölkerungsschutz und Katastrophenhilfe in Bonn moderiert worden ist (BBK 2012), wurden spezielle Aspekte des schulischen Notfallmanagements kaum bzw. nur indirekt berücksichtigt. Daher hängt es oftmals von einzelnen Akteuren vor Ort ab, wie „offizielle" Notfallpläne umgesetzt werden bzw. welche Reaktion auf einen Notfall erfolgt:

- In einigen Schulen liegen Notfallpläne nicht nur in Schubladen, sondern werden tatsächlich bereits „gelebt". Die gesamte Schulgemeinde beschäftigt sich ganz selbstverständlich mit Fragen der Notfallvorsorge, und die Etablierung eines psychosozialen Notfallmanagements ist dort sogar in das Schulprogramm integriert.
- Viele Lehrkräfte und Schulleitungen engagieren sich zwar enorm, um den Bedarfen und Bedürfnis-

sen von Betroffenen in Notfällen gerecht zu werden. Teilweise sind sie jedoch gezwungen, sich in ihrer Freizeit und auf eigene Kosten fortzubilden, weil längst nicht alle Schulträger die erforderliche Finanzierung sicherstellen.

- Gelegentlich ist *„blinder Aktionismus"* zu beobachten (Eikenbusch 2005, S. 6), d.h. es wird „irgendetwas" getan, ohne die tatsächliche Notwendigkeit und die Angemessenheit von Nachsorgemaßnahmen zu reflektieren.
- Mitunter wird ein besonderes Engagement im schulischen Notfallmanagement auch im Kollegenkreis oder von Vorgesetzten „ausgebremst" bzw. von vornherein als „unnötig" abgetan, und
- gelegentlich wird von resignativem oder in anderer Weise unangebrachtem Verhalten berichtet.

**Beispiel**

In einer Befragung von Karutz (2004a, S. 103) zu einem tödlichen Unfall vor einer Schule äußerten sich mehrere Schüler z.B. bestürzt darüber, dass eine Lehrerin, *„ohne weitere Notiz vom Notfallgeschehen zu nehmen oder auch nur ansatzweise Interesse zu zeigen, zu ihrem Auto ging und nach Hause fuhr"*. Eine andere Situation schildert Fässler-Weibel (2005, S. 226): *„Ein Gymnasiallehrer hat die Klasse über den Suizid eines Mitschülers informiert mit der Bemerkung: ‚K. war schon länger etwas komisch. Jetzt ist er tot.' Danach wendete er sich dem allgemeinen Schulstoff zu und ließ eine Mathematikprüfung schreiben."*

Umgang mit Notfällen variiert enorm

Die Art und Weise, wie in den einzelnen Schulen mit Notfällen umgegangen wird, variiert enorm. Einige Lehrkräfte und Schulleitungen vertreten im Hinblick auf die Durchführung von Nachsorgemaßnahmen sogar die Auffassung, dass man lieber nichts tun sollte, als womöglich *„schlafende Hunde zu wecken"* (Wackerow und Prudlo 2001, S. 17). Häu-

„nichts tun" oder ignorieren sind unangebracht

fig soll nach einem Notfall in Schulen so rasch wie möglich „zur Tagesordnung übergegangen" und „ein Schlussstrich gezogen" werden. Das gelingt in der Regel aber nicht – und es ist aus fachlicher Sicht auch einfach nicht angebracht.

Durch unterlassene Nachsorgemaßnahmen können Schüler sich unverstanden, in ihrer Bedürfnislage nicht ernst genommen oder übergangen fühlen. Oftmals wird die psychische Belastung durch Notfälle erwiesenermaßen unterschätzt (Yule und Williams 1990, Landolt 2000). Zugleich kann es sehr wohl auch ein „Zuviel des Guten" geben!

## 1.2 Zu diesem Buch

Hilfe für Einzelne vs. Hilfe im System Schule

Das Buch „Notfälle und Krisen in Schulen" ergänzt den Titel „Kinder in Notfällen" (Karutz und Lasogga 2016) – und umgekehrt. Selbstverständlich können beide Veröffentlichungen als eigenständige Werke gelesen werden und setzen nicht zwingend die Kenntnis des jeweils anderen Buchs voraus. In „Kinder in Notfällen" steht der Umgang mit *einzelnen* notfallbetroffenen Kindern im Vordergrund, während nachfolgend vorrangig die *Hilfeleistung im Kontext des Systems Schule* thematisiert wird. Zu den Inhalten gehören daher auch gruppendynamische Auswirkungen von Notfällen, organisatorische Aspekte der Hilfe sowie Maßnahmen bei schulspezifischen Notfallsituationen, etwa einem „School Shooting" oder einem Unglück während einer Klassenfahrt.

Als kompaktes Taschenbuch und als zusammenfassendes Nachschlagewerk soll dieses Buch bei der Vorbereitung auf Notfälle in Schulen und bei deren Bewältigung hilfreich sein. Dabei sind die in diesem Buch enthaltenen Handlungsanweisungen soweit wie möglich

- wissenschaftlich fundiert,
- kompakt zusammengefasst,

- didaktisch aufbereitet sowie
- konkret und „operationalisiert“ beschrieben.

*Zielgruppe* der Veröffentlichung sind zunächst einmal alle interessierten Lehrkräfte und Schulleitungen, darüber hinaus aber auch psychosoziale Akuthelfer wie zum Beispiel Notfallseelsorger und Mitglieder von Kriseninterventionsteams sowie Schulpsychologen, Schulseelsorger, Schulsozialarbeiter und die Mitarbeiter in Familien- und Erziehungsberatungsstellen.

Die inhaltliche Gliederung des Buches gestaltet sich dabei folgendermaßen: Zunächst werden Notfälle in Schulen mit ihren Besonderheiten dargestellt und kategorisiert. Auch wird erläutert, welche Personenkreise in welcher Weise betroffen sind. Anschließend werden die Belastungen beschrieben, mit denen Schüler und Lehrer bei Notfällen in Schulen konfrontiert werden: Das Verständnis der psychischen Situation der Betroffenen ist die Voraussetzung für eine angemessene Hilfeleistung. Die nächsten drei Kapitel sind chronologisch angeordnet. In ihnen werden konkrete Hinweise zur Prävention, d.h. zu Maßnahmen *vor* einem Notfall, zur Intervention *während* des Ereignisses sowie zur *Nachsorge* gegeben. Es folgen ergänzende Hinweise zu speziellen Situationen und im Anhang Checklisten, Hinweise auf Arbeitsmaterialien und weiterführende Literatur.

**Notfallmanagement in chronologischer Anordnung**

Eine Differenzierung der Darstellung nach einzelnen Schulformen und -stufen sowie speziellen Gruppen von Betroffenen (z.B. Jungen und Mädchen) wurde bewusst nur dort vorgenommen, wo sie unbedingt geboten schien:

- Durch einen Unfall in der Schule werden beispielsweise andere Belastungen verursacht als durch den Suizidversuch eines Schülers.
- Bei der Begleitung von Kindern, die um einen verstorbenen Angehörigen trauern, ist eine andere

Vorgehensweise angebracht als bei der Intervention während eines School Shooting usw.

Ansonsten wird – wenn überhaupt – nur zwischen Lehrkräften, jüngeren Schülern (in Grundschulen) sowie älteren Schülern bzw. Jugendlichen (in weiterführenden Schulen) unterschieden. Auf diese Weise soll einer zu starken Zergliederung des Textes entgegengewirkt werden. Außerdem sind in Notfällen vorrangig Handlungsanweisungen angebracht, die möglichst rasch angewendet werden können, leicht zu handhaben und in möglichst vielen Fällen hilfreich sind – vergleichbar mit der Gabe eines Breitspektrumantibiotikums bei einer akuten Erkrankung. Im Notfall analysiert ein Arzt auch nicht erst zeitaufwendig den genauen Erregertyp, der für die jeweiligen Krankheitssymptome verantwortlich ist, und gibt dann ein spezielles Medikament. Vielmehr wird – zumindest zu Beginn der Therapie – stets eine Medizin verordnet, die schnell und gegen möglichst viele schädigende Bakterien wirkt.

einfache und rasch anwendbare HInweise

Sinngemäß lässt sich dies auch auf Notfälle in Schulen übertragen: Wenn man aus einer Vielzahl sehr differenzierter Regeln immer erst diejenigen auswählen müsste, die für einen ganz speziellen Einzelfall konzipiert worden sind, würde dies eine Hilfeleistung erschweren, verzögern und unnötig verkomplizieren. Zudem gelten Hinweise, die hier für eine bestimmte Situation oder Personengruppe beschrieben werden, in sehr ähnlicher Weise sicherlich auch für andere Ereignisse und Betroffene. Die Ausführungen zu Nachsorgeangeboten für Lehrkräfte gelten zum Beispiel ebenso für andere Mitarbeiterinnen und Mitarbeiter einer Schule, auch wenn diese – wie Hausmeister und Sekretärinnen – nicht immer explizit mitgenannt sind.

Um die Ausführungen in diesem Buch zu verdeutlichen, wurden an vielen Stellen sowohl positive als auch negative Beispiele eingefügt. Einige dieser Beispiele sind wissenschaftlichen Studien oder anderen Publikationen entnommen und werden hier zitiert. Bei anderen handelt es sich um reale Schilderungen aus der Praxis, die zum Schutz der Beteiligten ggf. verfremdet worden sind, ohne den inhaltlichen Kern der Darstellung zu verfälschen. Begriffsklärungen, Merksätze, Zahlen, Daten und Fakten sowie besonders wichtige Hinweise sind zusätzlich hervorgehoben. Zum didaktischen Konzept des Buches gehören außerdem zahlreiche Abbildungen.

Für die zweite Auflage wurde das Buch komplett überarbeitet und deutlich ergänzt. Dennoch kann dieses einführende und Orientierung bietende Buch keinen Anspruch auf Vollständigkeit erheben: Gegebenenfalls wird daher auf weiterführende Literatur hingewiesen. Zudem berührt die Auseinandersetzung mit Notfällen in Schulen auch einige

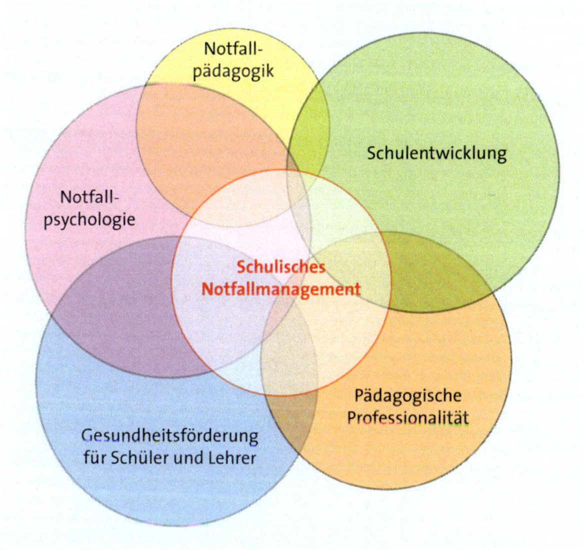


**Abb. 2** ▶ Einbettung der Thematik in übergeordnete Themenbereiche

übergeordnete Themenbereiche, zum Beispiel die Schulentwicklung im Allgemeinen, die Arbeit an pädagogischer Haltung und Professionalität, die generelle Gesundheitsförderung von Schülern und Lehrern sowie die Lebenssituation von Kindern und Jugendlichen in Deutschland (s. Abb. 2). Diese Bezüge werden in den entsprechenden Passagen ebenfalls aufgezeigt, sodass bei einer vertiefenden Recherche daran weiter angeknüpft werden kann.

## 1.3 Forschungsstand und Erkenntnisquellen

Für dieses Buch wurde zunächst die zur Verfügung stehende *Fachliteratur* ausgewertet. So wurde in Veröffentlichungen aus den Bereichen der Notfallpsychologie, der Psychotraumatologie, der Schulpsychologie und der Schulseelsorge sowie der Notfall-, Trauma-, Schul- und Gesundheitspädagogik nach relevanten Inhalten recherchiert.

bisherige Publikationen meist monothematisch oder nicht empirisch

Im deutschsprachigen Raum gibt es inzwischen zwar eine enorme Vielfalt von Publikationen, in denen es um Notfälle in Schulen geht (s.a. Kap. 1.1). Die überwiegende Mehrheit der vorhandenen Arbeiten bezieht sich allerdings ausschließlich auf Amoklagen bzw. School Shootings oder auf den Umgang mit *trauernden* Kindern, also lediglich auf sehr spezielle, ausgewählte Aspekte der Notfallnachsorge.

Zudem sind längst nicht alle Veröffentlichungen empirisch begründet. Vielmehr bleibt festzustellen, dass zum Notfallmanagement an Schulen – von den sehr umfangreichen Untersuchungen zur Gewalt- bzw. Amokprävention (z.B. Scheithauer et al. 2015) einmal abgesehen – in Deutschland noch relativ wenig geforscht worden ist.

*Wissenschaftlichen Untersuchungen* zur Amokprävention können zwar definitiv wichtige Hinweise für das schulische Notfallmanagement insgesamt entnommen werden. Vieles lässt sich von Amoklagen auch auf andere Notfälle übertragen. Dennoch bleiben in den vorhandenen Arbeiten diverse Aspekte des Notfallmanagements unberücksichtigt.

internationale Befunde nur bedingt übertragbar

Ergebnisse vorliegender *Studien aus anderen Ländern*, etwa aus Skandinavien oder aus den USA, können auch nur bedingt auf die Situation in Deutschland übertragen werden, da teilweise völlig andere Schulsysteme zugrunde liegen und die gesellschaftliche Situation sowie die kulturelle Prägung der Betroffenen eine andere ist (Karutz und Lasogga 2016).

Zu einigen Notfallsituationen, die gerade in Schulen für große Betroffenheit sorgen können, gibt es derzeit überhaupt noch keine wissenschaftlichen Arbeiten, so zum Beispiel zur Psychischen Ersten Hilfe für Schulkinder bei der Entführung eines Klassenkameraden.

Eine Studie zur Psychosozialen Notfallversorgung für Kinder und Jugendliche in Großschadenslagen läuft derzeit noch und wird erst in Kürze abgeschlossen sein (www.kikat.de; Karutz, Fegert und Blank-Gorki in Vorb.). Auch Untersuchungen zur Wirksamkeit einzelner Hilfsangebote nach Notfällen gibt es bislang kaum (Zehnder 2012; Juen et al. 2017).

Erfahrungen in Deutschland

Eine Evaluationsstudie zum psychosozialen Einsatzmanagement nach einem schweren Schulbusunfall liegt inzwischen allerdings vor (Karutz und Armgart 2015), und auch eine wissenschaftliche Auswertung der Psychosozialen Notfallversorgung nach dem Amoklauf in Winnenden und Wendlingen ist aktuell erschienen (Blank-Gorki, Karutz und Helmerichs 2017).

Zudem konnte auf einige Arbeiten zurückgegriffen werden, die zumindest einen deutlichen Bezug zum Thema „Notfälle und Krisen in Schulen“ aufweisen (z.B. Karutz 2004a, Hartl 2013): In diesen Arbeiten wurden u.a. auch Kinder und Jugendliche interviewt, die Notfälle im schulischen Kontext miterlebt haben. Die auf diese Weise gewonnenen Erkenntnisse wurden im vorliegenden Buch selbstverständlich berücksichtigt.

interviewbasierte Angaben von Betroffenen

Darüber hinaus wurden ergänzend 20 *Interviews* mit Schulleitern und Lehrkräften geführt, in denen die jeweiligen Erfahrungen mit Notfällen thematisiert worden sind. Gefragt wurde insbesondere danach, welche Notfälle in den Schulen aufgetreten sind, wie sich die Betroffenen verhalten haben, welche Hilfeleistungen durchgeführt worden sind und welche besonderen Schwierigkeiten und Probleme es dabei gegeben hat.

Nicht zuletzt basiert das vorliegende Buch schließlich auf weit über 200 *Fort- und Weiterbildungsveranstaltungen* zum Themenkomplex „Kinder in Notfällen“, die der Verfasser in den vergangenen 20 Jahren für Notfallseelsorger, Kriseninterventionsteams, Schulämter, Erzieher- und Lehrerkollegien durchgeführt hat. Äußerungen und Rückmeldungen aus diesen Fortbildungen sowie nicht zuletzt die eigenen *Erfahrungen* des Autors als Notfallseelsorger und langjähriger Leiter einer Berufsfachschule sind ebenfalls eingeflossen.

# 2 Thematischer Überblick

Um das Thema „Notfälle und Krisen in Schulen“ systematisch zu betrachten, soll an dieser Stelle ein einführendes Modell vorgestellt werden, das die einzelnen relevanten Aspekte enthält (s. a. Abb. 3). So sind zunächst einmal *allgemeine Merkmale von Notfällen* interessant (1): Durch welche Charakteristika sind Notfälle grundsätzlich gekennzeichnet? Was unterscheidet sie eigentlich von Alltagssituationen?

6 relevante Aspekte beachten

Je nach *Ereignisvariante* (2) kommen dann noch besondere Faktoren hinzu: Ein Unfall, bei dem ein Schüler verletzt worden ist, erfordert eine andere Herangehensweise als die Suizidandrohung eines Schülers; auf die plötzlich aufgetretene, lebensbedrohliche Erkrankung eines Lehrers muss anders reagiert werden als auf die Explosion im Chemieunterricht.

Neben dem Ereignis an sich ist aber auch zu beachten, wer – welcher *Personenkreis* – eigentlich in welcher Weise von der jeweiligen Notfallsituation betroffen ist (3) und wer als Helfer (4) zur Verfügung steht. Hierbei von Bedeutung ist auch der *zeitliche Verlauf*: Vor, während und nach einem Notfall sind zum Beispiel andere Maßnahmen erforderlich, weil auch die Bedarfe und Bedürfnisse der Betroffenen sowie die Zielsetzungen der jeweiligen Hilfeleistung unterschiedlich sind. Zu bestimmten Zeitpunkten – etwa an einem Wochenende oder in den Ferien – ist die Hilfeleistung mitunter erschwert, weil nicht alle Mitglieder der Schulgemeinde und auch nicht alle helfenden Instanzen wie gewohnt erreichbar sind.

Zudem spielt der *lokale und institutionelle Kontext* eine Rolle (5): An einem Gymnasium in einer Kleinstadt können sich auch im Hinblick auf das schulische Notfallmanagement durchaus andere Herausforderungen ergeben als beispielsweise an einer Grundschule in einem sozioökonomisch benachteiligten „Brennpunkt“ einer Metropolregion.

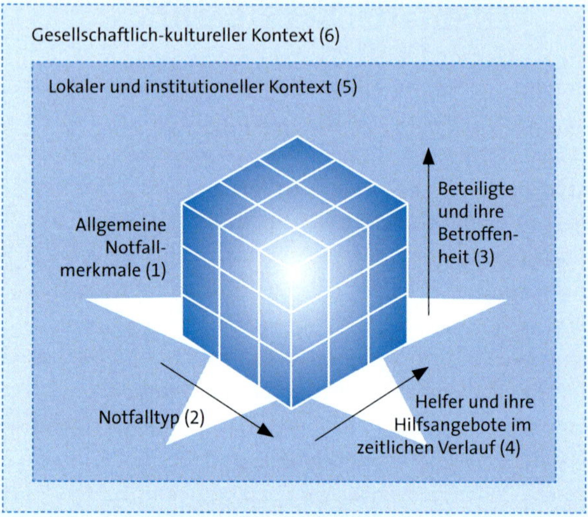


**ABB. 3** ▶ Notfälle in Schulen im Überblick

Schließlich muss auch der übergeordnete, *gesellschaftlich-kulturelle Kontext* in den Blick genommen werden (6): Dies ist ein Thema, dass in einer sich zunehmend diversifizierenden, multikulturell geprägten Gesellschaft generell eine immer größere Bedeutung gewinnt. Auf diese Punkte soll nachfolgend näher eingegangen werden.

## 2.1 Allgemeine Notfallmerkmale

Notfälle können unterschiedlich definiert werden. Je nachdem, aus welchem Blickwinkel und mit welcher Intention man sich mit ihnen beschäftigt. In der Medizin werden Notfälle beispielsweise als Störung lebenswichtiger Funktionen des menschlichen Körpers beschrieben. Bei einer psychologischen Betrachtung von Notfällen stehen andere Merkmale im Vordergrund (s. TAB. 1).

Zunächst einmal sind Notfälle eher selten. Sie treten fast immer plötzlich und unerwartet auf. Von Ausnahmen wie einem explizit angekündigten Amoklauf einmal abgesehen, ereignen sich Notfälle, ohne dass konkrete Vorzeichen erkennbar wären. So kann man von einem Unfall auf dem Schulgelände, dem Herzinfarkt eines Lehrers oder der Unterzuckerung einer Schülerin völlig überrascht werden. Nur bei sehr wenigen Notfällen, etwa einem schweren Unwetter oder einer Bombendrohung, gibt es eine kurze Vorwarnzeit. Je nachdem, wie viel Zeit bis zum Eintritt des eigentlichen Notfallgeschehens bleibt, können dann möglicherweise noch einige Maßnahmen zur unmittelbaren Vorbereitung getroffen werden. Insgesamt handelt es sich für die Betroffenen jedoch um ungewohnte, meist völlig neue Erfahrungen. Häufig ist von einem psychischen Ausnahmezustand die Rede (Karutz 2004a).

Notfälle treten selten und unerwartet auf

psychischer Ausnahmezustand

Generell erfordern Notfälle akuten Handlungsbedarf. Um eine drohende Gefahr abzuwenden, muss sofortige Hilfe geleistet werden. Die Situation entwickelt sich häufig mit einer hohen Eigendynamik, die von außen nur in geringem Maße beeinflusst werden kann, so zum Beispiel bei einer Panikreaktion. Außerdem unterscheiden sich Notfälle stark voneinander, kein Notfall ist mit einem anderen vergleichbar.

kein Notfall gleicht dem anderen

**Tab. 1:** Merkmale von Notfällen

| **Notfälle ...** |
| --- |
| • treten eher selten auf. |
| • treten plötzlich und unerwartet auf. |
| • sind für die Betroffenen meist eine völlig neue Erfahrung. |
| • erfordern akuten Handlungsbedarf. |
| • verlaufen sehr dynamisch. |
| • können nicht oder nur in geringem Maße beeinflusst werden. |
| • sind sehr unterschiedlich. |
| • werden intensiv erlebt. |
| • können negative Folgen verursachen. |

Unterscheidungsmerkmale sind die jeweilige Notfallursache, der betroffene Personenkreis, der Verlauf und nicht zuletzt die Dauer des Ereignisses: Bei einem Unfall ist das eigentliche Notfallgeschehen innerhalb weniger Minuten vorbei. Jemand stürzt die Treppe herunter und bleibt verletzt liegen. Der Rettungsdienst wird alarmiert und trifft nach wenigen Minuten an der Einsatzstelle ein. Daraufhin wird der Verletzte versorgt und in ein Krankenhaus gebracht.

Dauer des Ereignisses relevant

Völlig anders ist die Situation bei einer Geiselnahme. Solch ein Notfallgeschehen dauert unter Umständen mehrere Stunden oder sogar Tage an, wie zum Beispiel die Geiselnahme im russischen Beslan 2004: Kinder, Eltern und Lehrkräfte wurden dort bis zur gewaltsamen Befreiung drei Tage lang in einer Schule gefangen gehalten. Auch die Entführung eines Kindes und nicht zuletzt die Flucht aus einem weit entfernten Heimatland nach Europa stellen einen sehr lange anhaltenden psychischen Ausnahmezustand dar, was die Entwicklung psychischer Folgen verständlicherweise wahrscheinlicher macht.

**Begriffsklärung**

Eine Definition des Begriffs „Notfall" schlagen Lasogga und Gasch (2011, S. 19) vor. Demnach sind Notfälle *„Ereignisse, die aufgrund ihrer subjektiv erlebten Intensität physisch und/oder psychisch als so beeinträchtigend erlebt werden, dass sie zu negativen Folgen führen können"*.

Subjektives Erleben allein maßgeblich?

Ein solches Verständnis, das sich ausschließlich auf das subjektive Erleben bezieht, ist allerdings nicht unproblematisch. *Jedes* Ereignis könnte demnach ein Notfall sein, und ob ein Notfall eingetreten ist oder nicht, ließe sich anhand äußerer Merkmale überhaupt nicht erkennen. Ein schulischer „Notfall" könnte theoretisch schon in folgenden Fällen vorliegen:

- ein Schüler beleidigt eine Lehrkraft (oder umgekehrt!);
- ein Schüler beschädigt Gegenstände, die einem anderen Schüler gehören;
- eine peinliche Situation im Sportunterricht, etwa eine misslungene Turnübung;
- eine beliebige Prüfungssituation;
- eine deutliche Ansprache der Lehrkraft, weil ein Schüler erneut die Hausaufgaben nicht angefertigt hat;
- die Rückgabe einer als mangelhaft bewerteten Klassenarbeit;
- die Mitteilung, dass ein Schüler nicht versetzt wird usw.

Notfälle = Ereignisse mit professionellem Unterstützungsbedarf

Zur Eingrenzung der Thematik wird in diesem Buch deshalb pragmatisch vorgegangen: Aufgegriffen werden nur diejenigen Ereignisse, in denen üblicherweise auch der Rettungsdienst, die Polizei oder die Feuerwehr alarmiert werden („Blaulicht-Notfälle“). Damit handelt es sich ausschließlich um Situationen, die vermutlich von den meisten Menschen als Notfall bzw. (schwerwiegende) Krise bezeichnet würden.

Veränderungskrisen: keine Notfälle im engeren Sinn

Nicht bzw. nur indirekt angesprochen werden die „klassischen“ (Veränderungs-)Krisen junger Menschen, wie sie unter anderem im Rahmen der Pubertät auftreten können. Definitionsgemäß handelt es sich bei ihnen nicht um Notfälle – auch wenn die Begriffe „Notfall“ und „Krise“ mitunter synonym verwendet werden (Lasogga und Gasch 2011).

**Begriffsklärung**

In einigen Schulen werden „Notfallteams“ gegründet, und Bundesländer verteilen „Notfallordner“. Andernorts gibt es „Krisenteams“ und „Krisenpläne“. Die Bezugsdisziplinen nennen sich „Notfallpsychologie“ und „Notfallpädagogik“, aber es gibt nicht nur die „Notfallseelsorge“, sondern auch „Kriseninterventionsteams“.

Man kann Notfälle als Folge einer Krise betrachten (Beispiel: Eine suizidale Krise mündet in den „Notfall Suizid"), man kann – umgekehrt – aber auch die Auffassung vertreten, dass eine Krise erst durch einen Notfall entsteht (Beispiel: Der Suizid eines Jugendlichen stürzt seine Schulklasse in eine Krise). All diese terminologischen Unklarheiten (ausführlicher siehe Warger 2015, Karutz 2017b) sind auch hier nicht auflösbar! Vorrangig soll in diesem Buch jedoch der Terminus „Notfall" verwendet werden.

## 2.2 Notfalltypen

Um eine bessere Übersicht zu erreichen, lassen sich die Ereignisse, die hier behandelt werden sollen, in verschiedene Kategorien bzw. Notfalltypen einteilen. Diese Systematik wird nachfolgend vorgestellt. Sie zeigt das weite Spektrum der Ereignisse auf, die mit diesem Buch in den Blick genommen werden sollen.

schematische Einteilung von Notfalltypen

Lasogga und Gasch (2011) unterscheiden zwischenmenschliche, medizinische, naturbedingte sowie „technisch" verursachte Notfälle bzw. Unfälle. Auch diese Einteilung erfolgt natürlich nur schematisch. Nicht immer ist es möglich, einen Notfall eindeutig einer Kategorie zuzuordnen, häufig sind Überschneidungen möglich:

- Der Austritt von Giftstoffen ist zunächst ein technisch verursachter Notfall.
- Eine daraus resultierende Vergiftung lässt sich aber auch als medizinischer Notfall betrachten.
- Wenn ein Giftstoff bewusst freigesetzt worden ist, z.B. weil ein Schüler – wie es in den vergangenen Jahren sehr häufig vorgekommen ist – im Schulgebäude Reizgas versprüht hat, könnte das Ereignis als zwischenmenschlicher Notfall betrachtet werden. Schließlich ist er von einem Menschen verursacht worden, hat Auswirkungen auf andere Menschen usw.

Eine Kategorisierung von Notfällen ist dennoch sinnvoll, da die einzelnen Notfalltypen mit jeweils anderen Belastungen verbunden sein können. Auch hilft sie dabei, systematisch unterschiedliche Interventionsstrategien zu entwickeln.

je nach Notfalltyp andere Belastungen

### 2.2.1 Zwischenmenschliche Notfälle

Bei zwischenmenschlichen Notfällen handelt es sich um Notfälle, die letztlich durch die Interaktion von Menschen verursacht werden. Dazu gehören kriminelle Handlungen bzw. Gewaltakte wie zum Beispiel Raubüberfälle, Erpressungen, Entführungen, Körperverletzungen (s. Kap. 7.6), Geiselnahmen, Morde usw.

> Solche Ereignisse gelten als besonders belastend, weil es bei ihnen stets einen konkreten Täter gibt und dadurch insbesondere Fragen nach dem „Warum", nach Schuld und Verantwortlichkeiten aufgeworfen werden.

Frage nach Schuld/Verantwortung

Nachdem Statistiken jahrelang rückläufige Zahlen zur Gewalt an Schulen verzeichnet haben, scheint es aktuell wieder einen deutlichen Anstieg zu geben. Allerdings ist die überaus umfangreiche Studienlage zu diesem Thema recht unübersichtlich. Definitiv handelt es sich um eine hochkomplexe Situation, die aus einer Vielzahl von Gründen äußerst schwer einzuschätzen ist.

Häufigkeit von Gewalttaten

So muss einerseits davon ausgegangen werden, dass es neben den offiziell erfassten Gewalttaten noch eine erhebliche Dunkelziffer gibt, die sich kaum erfassen lässt. Aus diesem Grund könnten tatsächlich noch weitaus mehr Gewalttaten verübt werden, als es in den diversen Untersuchungen und Statistiken zu diesem Thema angegeben ist. Andererseits wird darauf hingewiesen, dass Gewalttaten immer sensibler wahrgenommen und auch früher angezeigt werden als noch vor einigen Jahren. Dies könnte nahelegen, dass also keineswegs Gewalttaten häufiger geworden sind, sondern lediglich die Wahrnehmung von Gewalt eine andere ist (Scheithauer und Bull 2009).

Das Thema entzieht sich aber auch deshalb einer einfachen Bewertung, weil es offenbar erhebliche lokale Unterschiede gibt. In einigen Studien hat sich zum Beispiel herausgestellt, dass Gewalt nicht unbedingt generell, wohl aber in einzelnen Stadtteilen bzw. an einzelnen Schulen sehr deutlich zugenommen hat. Hier rücken sogenannte Brennpunktschulen in den Fokus der Betrachtung, an denen sozial benachteiligte, oftmals in Armut lebende Kinder und besonders viele Kinder mit Migrationshintergrund unterrichtet werden.

Gerade vor diesem Hintergrund sind jedoch sorgfältige Analysen von Ursachen und Wirkmechanismen erforderlich: So erhöht ein Migrationshintergrund an sich keineswegs das Risiko, gewalttätig zu werden oder Gewalt zu erfahren – wohl aber eine schlechte Integration.

Differenziert werden muss ferner zwischen *Gewalt an Schulen* und der *Gewalt unter Kindern und Jugendlichen*, wenngleich es selbstverständlich zwischen beiden Themenbereichen eine deutliche Schnittmenge gibt.

**Zahlen, Daten, Fakten**

Anstieg von Gewalttaten in Schulen

Nach einer Auswertung der polizeilichen Kriminalstatistiken (PKS) einzelner Bundesländer nimmt Gewalt an Schulen in den letzten Jahren zu. In Nordrhein-Westfalen wurden 2015 beispielsweise 3.811 Körperverletzungen an Schulen registriert, zwei Jahre später 4.343, was einer Zunahme von fast 14 % entspricht. In Bayern wurde in den Jahren von 2015 bis 2017 sogar eine Steigerungsrate der Straftaten an Schulen um 18,7 % registriert.

Auch wissenschaftliche Erhebungen zeichnen aktuell ein eher beunruhigendes Bild. In einer 2017 durchgeführten Befragung von rund 9.000 Schülern der neunten Jahrgangsstufe an niedersächsischen Schulen gaben z.B. 27,3 % der Befragten an, schon mindestens einmal Opfer einer Gewalttat geworden zu sein. 14 % berichteten, in den letzten 12 Monaten eine Gewalttat erlebt zu haben. Im Vergleich zu Voruntersuchungen aus den Jahren 2013 und 2015 handelt es sich bei diesen Zahlen um einen signifikanten Anstieg (Bergmann et al. 2019)

In der Studie „Children's World+", bei der 3.448 Schüler im Alter von 8 bis 14 Jahren zu unterschiedlichsten Aspekten ihrer Lebenssituation befragt worden sind, berichteten sogar 65 % der Kinder und Jugendlichen, innerhalb des vergangenen Monats Gewalt in der Schule erfahren zu haben. Dementsprechend überrascht es auch nicht, dass sich etwa ein Drittel der Befragten in der Schule ausdrücklich „nicht sicher" fühlt (Andresen, Wilmes und Möller 2019).

Eine weitere Facette der Thematik ist *Gewalt gegen Lehrkräfte*, zu der in den letzten Jahren ebenfalls zahlreiche Studien durchgeführt worden sind. Sowohl Gewalttätigkeiten von Schülern als auch von Eltern gegenüber Lehrkräften werden registriert (Böhm 2017).

betroffen sind Schüler *und* Lehrer

**Zahlen, Daten, Fakten**

Mehr als die Hälfte von 1.951 befragten Lehrkräften gab 2016 in einer bundesweiten, im Auftrag des Verbandes Bildung und Erziehung (VBE) durchgeführten Forsa-Studie an, dass es an ihrer Schule in den letzten fünf Jahren zu psychischer Gewalt gegen sie gekommen sei. Außerdem gaben 6 % an, selbst auch körperliche Gewalt durch Schüler oder Eltern erlebt zu haben. Der Aussage, dass die Gewalt an Schulen generell zugenommen hat, stimmten mehr als die Hälfte der Befragten zu (Verband Bildung und Erziehung 2017).

Laut einer weiteren Forsa-Studie von 2018, die ebenfalls im Auftrag des VBE durchgeführt worden ist, berichteten etwa die Hälfte von 1.200 befragten Schulleitungen über Fälle psychischer Gewalt gegenüber Lehrern, die sich innerhalb der letzten fünf Jahre an ihren Schulen ereignet haben. An etwa einem Viertel dieser Schulen wurden nach Angaben der Schulleitungen auch körperliche Angriffe gegen Lehrkräfte verübt (Breyton 2018a).

Eine extreme Form von Gewaltausübung sind *Amokläufe an Schulen* (s. Kap. 7.7). Weltweit wurden bis heute weit über 200 solcher Taten dokumentiert; mehr als 200 Menschen wurden dabei getötet (Böhmer 2019). In Deutschland haben vor allem die Amokläufe in Erfurt (2002), Emsdetten (2006) und Winnenden (2009) öffentliche Beachtung gefunden. Mindestens acht weitere solche Taten wurden ebenfalls in Deutschland verübt. Zwar ist in den vergangenen Jahren somit eindeutig eine Häufung entsprechender Ereignisse zu beobachten. Dennoch ist die Wahrscheinlichkeit, Opfer einer solchen Tat zu werden, ausgesprochen gering: Die statistische Wahrscheinlichkeit, als Schüler Opfer eines School Shooting zu werden, liegt lediglich bei 1:2.000.000. Ebenso wahrscheinlich ist es, mit einem Flugzeug abzustürzen, an einem Insektenstich oder *„in Deutschland infolge einer Malariainfektion umzukommen"* (Eckardt 2008, S. 4).

Amoktaten sind extrem seltene Ereignisse

Neben den genannten Straftaten können aber auch *Suizide und Suizidversuche* in die Kategorie zwischenmenschlicher Notfälle eingeordnet werden (s. Kap. 7.4). Nach Unfällen sind Suizide bei Jugendlichen im Alter zwischen 15 und 19 Jahren in Deutschland die häufigste Todesursache. So beendeten 2016 insgesamt 222 Jugendliche (148 Jungen und 74 Mädchen) im Alter von 10 bis 18 Jahren ihr Leben selbst. Daraus ergibt sich, dass rechnerisch an jedem Schultag mindestens ein Jugendlicher in Deutschland Suizid begeht!

Suizide bei Jugendlichen häufig

**Zahlen, Daten, Fakten**

„Harte" Methoden werden häufiger angewendet als „weiche": Von den 2016 durch Selbsttötung verstorbenen Jugendlichen haben sich nach Angaben des Statistischen Bundesamtes 83 erhängt bzw. stranguliert oder erstickt,

**Tab. 2:** Zwischenmenschliche Notfälle an Schulen in Deutschland seit 2015 (Auswahl)

| Datum | Ort | Bundesland | Ereignis |
|---|---|---|---|
| 24.03.2015 | Haltern | NW | Beim erweiterten Suizid eines Piloten stürzt ein Flugzeug ab. An Bord der Maschine sind u.a. auch 16 Schüler und zwei Lehrkräfte eines Gymnasiums. |
| 14.04.2015 | Hamburg | HH | In einem heftigen Streit ersticht ein 17-Jähriger einen gleichaltrigen Mitschüler. |
| 28.08.2015 | Hörde | NW | In Hörde kommt es zu einer Massenschlägerei unter Schülern auf der Straße. |
| 24.05.2016 | Arnstadt | TH | Beim Zünden einer Rauchbombe im Klassenraum eines Gymnasiums werden 15 Schüler verletzt. |
| 22.07.2016 | München | BY | Beim Amoklauf in einem Einkaufszentrum tötet ein 18 Jahre alter Täter neun Menschen, 37 weitere werden verletzt. Diese Tat wurde zwar nicht in einer Schule verübt, weist aber dennoch zahlreiche Parallelen zu einem School Shooting auf. |
| 04.10.2016 | Köln | NW | Vor den Augen seiner Schüler begeht ein Lehrer an einer Berufsschule Suizid. |
| 23.09.2016 | Euskirchen | NW | An einer Gesamtschule wird ein 12 Jähriger von Mitschülern zusammengeschlagen und lebensbedrohlich verletzt. |
| 23.01.2018 | Lünen | NW | An einer Gesamtschule ersticht ein 15-Jähriger einen Mitschüler. |
| 22.06.2018 | Lennestadt | NW | Zwei Klassen unterschiedlicher Schulen prügeln sich auf einer Klassenfahrt.<br>Neun Schüler werden dabei verletzt. |
| 23.01.2019 | Köln | NW | Ein 18-Jähriger wird von vier Mitschülern an einer Bushaltestelle zusammengeschlagen und lebensbedrohlich verletzt. |
| 09.05.2019 | Dortmund | NW | Drei Schüler einer Gesamtschule (16, 17 und 18 Jahre alt) locken einen Lehrer in einen Hinterhalt und hatten seine Ermordung geplant. Die Tatplanung wird glücklicherweise jedoch nicht ausgeführt. |
| 10.06.2019 | Mönchengladbach | NW | Während einer Klassenfahrt nach Canterbury wird ein 17-jähriger Schüler zusammengeschlagen und lebensbedrohlich verletzt. |

59 haben eine Kollision mit einem bewegten Gegenstand, etwa einem Zug, herbeigeführt und 40 sind aus großer Höhe in den Tod gesprungen. 30 Jugendliche haben ihren Tod durch eine Selbstvergiftung herbeigeführt, und in 15 Fällen haben Jugendliche absichtlich einen Verkehrsunfall herbeigeführt, um ihrem Leben ein Ende zu setzen. Etwa zehnmal so häufig wie vollendete Suizide ereignen sich Suizidversuche. 80 % der Suizidhandlungen sind vorher angekündigt (Bronisch 2014).

Mehrheit der Suizidhandlungen wird angekündigt

**Beispiel**

Besonders dramatisch sind Suizide, die ein Kind oder Jugendlicher direkt in der Schule begeht: In einem Gymnasium steht ein 16-jähriger Schüler mitten im Unterricht plötzlich auf, übergibt einem Klassenkameraden einen Abschiedsbrief und stürzt sich daraufhin, unmittelbar vor den Augen der Lehrkraft und der völlig entsetzten Mitschüler, aus dem Fenster.

Eine Übersicht besonders schwerer zwischenmenschlicher Notfälle, die sich in den vergangen Jahren an Schulen in Deutschland ereignet haben, enthält TABELLE 2.

### 2.2.2 Medizinische Notfälle

Eine weitere Kategorie von Notfällen stellen medizinische Notfälle dar, insbesondere schwere Erkrankungen oder Erkrankungsfolgen wie zum Beispiel Herzinfarkte, Krampfanfälle, Unterzuckerungen, Asthmaanfälle, plötzliche Ohnmachten sowie allergische Reaktionen (Knight et al. 1999).

**Zahlen, Daten, Fakten**

Nach Gagliardi et al. (1994) leisten rund 20 % aller in einer Schule beschäftigten Personen mindestens einmal in ihrer Berufslaufbahn bei einem solchen Ereignis medizinische Erste Hilfe.

Besonders zu beachten sind Krankheiten, die in hohem Maße ansteckend sind wie etwa eine bakterielle Meningitis (Hirnhautentzündung). Psychologisch angemessenes Handeln muss in diesen Fällen nicht nur das tatsächlich bestehende Ansteckungsrisiko berücksichtigen, sondern auch die Angst von Mitgliedern der Schulgemeinde vor einer vermuteten Ansteckungsgefahr. So wurden in Memmingen vor einigen Jahren drei benachbarte Schulen vorübergehend geschlossen, nachdem eine Schülerin an Meningitis erkrankt war. Allen Mitschülern, Lehrern und Angehörigen der erkrankten Jugendlichen wurde seinerzeit empfohlen, sich vorsorglich medikamentös behandeln zu lassen.

gefühlte Bedrohung bei Infektionskrankheiten

In die Kategorie der medizinischen Notfälle fallen außerdem schwere Erkrankungen, die womöglich nicht akut, d.h. nicht unmittelbar im Augenblick, aber doch in absehbarer Zeit lebensbedrohlich sein können bzw. mit einer sehr ungünstigen Prognose verbunden sind. Wird bei einem Mitglied der Schulgemeinde beispielsweise eine Krebserkrankung festgestellt, nehmen Schüler und Lehrkräfte oftmals großen Anteil daran. Über mitunter sehr lange Zeiträume ergibt sich eine belastende Situation „zwischen Hoffen und Bangen“ – mit meist ungewissem, nicht selten aber auch tödlichem Ausgang.

große Anteilnahme bei Krebs o.ä.

Ferner kann man den Missbrauch von Drogen als medizinischen Notfall bezeichnen, insbesondere den Konsum von Medikamenten, Alkohol, Cannabis und anderen Substanzen. Als unmittelbare Folge eines solchen Drogenkonsums können akute Atem- und Kreislaufstörungen sowie Rausch-, Erregungs- oder auch Erschöpfungszustände auftreten, die dann ihrerseits weitere akute Folgen für die Gesundheit nach sich ziehen.

auch bei Drogenkonsum drohen akute Notfälle

Ein Schüler, der nach einer Jahrgangsstufenfeier zunächst „lediglich“ betrunken ist und dann jedoch unbeobachtet auf dem Schulhof einschläft, kann durch Aspirations-, Unterkühlungs- und Unterzuckerungsgefahr bereits relativ

**Tab. 3:** Medizinische Notfälle an Schulen in Deutschland seit 2015 (Auswahl)

| Datum | Ort | Bundesland | Ereignis |
|---|---|---|---|
| 07.05.2015 | Bochum | NW | 16 Schüler erleiden in der Mensa einer Gesamtschule eine Lebensmittelvergiftung. |
| 12.06.2015 | Leverkusen | NW | 18 Schüler einer Gesamtschule leiden bei einem Sportfest so massiv unter einer Hitzeerschöpfung, dass sie vom Rettungsdienst behandelt werden müssen. |
| 14.12.2016 | Embsen | NI | Nach der Fahrt mit einem offenbar defekten Bus klagen 60 Schüler über akute Übelkeit. Der Rettungsdienst rückt mit einem Großaufgebot an. |
| 14.12.2016 | Wolfenbüttel | NI | An einer Gesamtschule tritt bei 15 Schülern eine allergische Reaktion auf. |
| 15.06.2018 | Mirow | MV | 37 Schüler und einige Lehrer erkranken während einer Klassenfahrt in der Jugendherberge vermutlich an einem Norovirus. |
| 05.04.2019 | Werther | NW | An einer Gesamtschule klagen plötzlich mehrere Schüler aus unklarem Grund über akute Übelkeit. |
| 17.05.2019 | Hohnstein | SN | 10 Schüler erkranken während einer Klassenfahrt in der Jugendherberge vermutlich an einem Norovirus. |

rasch in akute Lebensgefahr geraten! Auch das „Schnüffeln" an Klebstoffen und Deodorants hat unter Jugendlichen bereits zu diversen Todesfällen geführt.

Eine Auswahl schwerwiegender medizinischer Notfälle an Schulen in Deutschland enthält Tabelle 3. Darin wird deutlich, dass auch diese Ereigniskategorie absolut ernst genommen werden und in den Notfallplanungen berücksichtigt werden muss.

### 2.2.3 Naturbedingte Notfälle

Als Naturereignisse, die einen Notfall darstellen, sind in Deutschland vor allem Stürme bzw. heftige Unwetter, Lawinenabgänge und plötzliche Überschwemmungen zu nennen. In einigen anderen Ländern ließe sich an dieser Stelle auch auf Vulkanausbrüche und Erdbeben hinweisen (Nader und Pynoos 1993) – derartige Geschehen sind in Deutschland allerdings kaum relevant.

Naturereignisse können während der Schulzeit auftreten und die Sicherheit der gesamten Schule gefährden. Eventuell führen sie dazu, dass Schüler und Lehrkräfte das Schulgebäude vorübergehend nicht verlassen dürfen.

**Beispiel**

Nach einem schweren Unwetter in Bayern 2016 mussten beispielsweise viele Schüler in Simbach und Triftern mit ihren Lehrkräften im Schulgebäude bleiben und sogar dort übernachten, weil die Straßen im Umfeld mehrerer Schulen unpassierbar gewesen sind.

Mitunter haben Naturereignisse auch einen Unterrichtsausfall zur Folge, weil die Schule – etwa durch extremen Schneefall – für viele Schüler und Lehrkräfte von vornher-

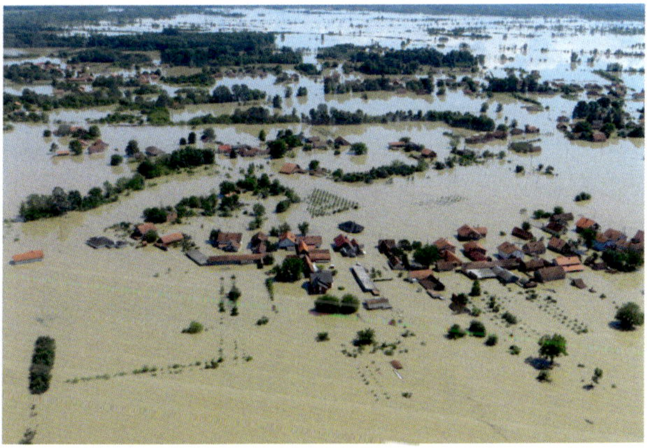

**ABB. 4** ▶ Allein die Medienberichterstattung über Katastrophen kann in Schulen zu Betroffenheit führen: Das Beispielfoto zeigt das Balkanhochwasser im Jahre 2014 (Foto: Technisches Hilfswerk)

**Tab. 4:** Naturbedingte Notfälle an Schulen in Deutschland seit 2015 (Auswahl)

| Datum | Ort | Bundesland | Ereignis |
|---|---|---|---|
| 01.06.2016 | Triftern und Simbach | BY | Nach einem schweren Unwetter müssen zahlreiche Schüler im Schulgebäude übernachten, weil die Straßen im Umfeld der Schule unpassierbar sind. |
| 10.09.2018 | Bottrop | NW | Bei einem Klassenausflug werden zehn Schüler von einem aggressiven Wespenschwarm angegriffen und verletzt. |
| 09.01.2019 | Halle (Saale) | ST | Während einer Klassenfahrt nach Wildkogel in Österreich werden sechs Schüler bei einem Lawinenabgang verschüttet. |
| 18.06.2019 | Mülheim | NW | Beim Sportfest einer Realschule klagen 16 Schüler plötzlich über Atemnot. Sie waren mit Eichenprozessionsspinnern in Kontakt geraten, was allergische Reaktionen ausgelöst hat. |

Medien bringen auch entfernte Katastrophen nahe!

ein unerreichbar geworden ist. Darüber hinaus können Mitglieder der Schulgemeinde auch durch Medienberichte über Naturkatastrophen, die sich in größerer Entfernung ereignet haben, sehr betroffen sein (Richwin und Karutz 2017). Dies konnte in vielen Schulen unter anderem nach dem Hurrikan Katrina (August 2005), den Erdbeben in Italien (April 2009) und Haiti (Januar 2010) sowie nach dem Balkanhochwasser 2014 beobachtet werden (s. Abb. 4). Eine exemplarische Übersicht zu naturbedingten Notfällen, von denen Schulen in Deutschland direkt betroffen gewesen sind, zeigt Tabelle 4.

### 2.2.4 Technisch bedingte Notfälle bzw. Unfälle

Unfälle sind akzidentielle Ereignisse

Die Ereignisse in dieser Kategorie treten unabsichtlich, d.h. *akzidentiell* auf. Im Wesentlichen handelt es sich um Unglücke, die sich in irgendeinem technischen Zusammenhang ereignen, zum Beispiel durch das Versagen von Sicherheits- und Überwachungseinrichtungen, durch Materialfehler oder Gerätedefekte. Hierzu zählen *Brände, Explosi-*

*onen, der Austritt von Giftstoffen* sowie akute *Bauschäden*, die womöglich zu *herabfallenden Gebäudeteilen* oder sogar einem *Gebäudeeinsturz* führen können.

Angesichts der angespannten Haushaltslage vieler Schulträger ist der Zustand zahlreicher Schulgebäude in Deutschland desolat. In vielen Schulgebäuden besteht bereits seit Jahren ein Renovierungs- und Sanierungsstau (Blaumeiser 2003). Daher sind technische Defekte sicherlich nicht selten, das Unfallrisiko steigt!

**Zahlen, Daten, Fakten**

In einer Untersuchung von 87 Schulen fanden sich in 87 % dieser Einrichtungen Schäden im Bereich der Flure und Treppenhäuser wie Stolperstellen auf den Böden, nicht abgerundete oder nicht erkennbare Stützen, Säulen und Pfeiler, Verglasungen ohne Sicherheitsglas usw. Auch in 30 % der untersuchten Klassenräume wurden bauliche bzw. technische Mängel festgestellt, etwa hervorstehende ungesicherte Teile an den Wänden (Blaumeiser 2003).

In einem besonders schlechten Zustand befinden sich die sanitären Anlagen in Schulen. Diese sind teilweise so verdreckt und beschädigt, dass eine erhebliche Infektions- bzw. Verletzungsgefahr besteht und die Benutzung häufig unzumutbar ist. Auf Pausenhöfen stellen scharf vorspringende Kanten, gelegentlich auch Stacheldrahteinzäunungen, dornenreiche Hecken und Büsche weitere Verletzungsrisiken dar (Blaumeiser 2003). Darüber, wie viele Notfälle speziell durch technische bzw. bauliche Mängel in Schulen verursacht werden, gibt es allerdings keine statistischen Angaben.

bauliche Mängel in Schulen erhöhen das Unfallrisiko

Als „technische" Notfälle werden außerdem *Unfälle im Chemieunterricht* bezeichnet. Aber auch *weitere Unfälle*, etwa im Sport- bzw. Schwimmunterricht sowie im Straßenverkehr, fallen in diese Kategorie. Darüber hinaus sind nicht nur Unfälle relevant, die sich in einem Schulgebäude, auf einem Schulgelände oder auf dem Schulweg ereignet haben.

auch außerschulische Unfälle sind relevant

Grundsätzlich kann *jeder* Unfall, von dem ein Mitglied der Schulgemeinde – wo und wie auch immer – betroffen ist, innerhalb einer Schule zum Thema werden.

**Zahlen, Daten, Fakten**

Nach Angaben der Deutschen Gesetzlichen Unfallversicherung (DGUV) verunglückten 2017 69,3 von 1.000 Schülern bei einem Unfall in der Schule, in ganz Deutschland wurden 39 Schüler tödlich verletzt. Insgesamt werden regelmäßig weit über 1 Million meldepflichtige Unfälle in Schulen pro Jahr registriert, d. h. Unfälle, bei denen Verletzte rettungsdienstlich oder ärztlich behandelt werden müssen. Überwiegend handelt es sich dabei stets um Sportunfälle oder Unfälle in der Pause. Hinzu kommen rund 100.000 meldepflichtige Unfälle, die sich im Laufe eines Jahres auf dem Weg zur Schule, zu einer Schulveranstaltung oder von der Schule nach Hause ereignen (DGUV 2018).

Eine beispielhafte, aktuelle Auswahl von verschiedenen technisch bedingten Notfällen bzw. Unfällen enthält Tabelle 5.

**Tab. 5:** Technisch bedingte Notfälle bzw. Unfälle an Schulen in Deutschland seit 2015 (Auswahl)

| Datum | Ort | Bundesland | Ereignis |
|---|---|---|---|
| 07.09.2015 | Gütersloh | NW | Im Sportunterricht stürzt ein Schüler in seinen eigenen Speer und wird tödlich verletzt. |
| 27.02.2016 | Leverkusen | NW | Bei einem Unfall im Chemieunterricht werden an einer Realschule insgesamt 32 Schüler verletzt. |
| 22.04.2016 | Köln | NW | Durch einen Brand in einer Grundschule werden sechs Schüler verletzt. |
| 07.06.2016 | Joachimsthal | BB | Beim Ausflug mit ihrer Schulklasse ertrinkt eine Schülerin in einem Badesee. |
| 20.03.2017 | Erfurt | TH | Bei einem Schulbusunfall werden 60 Schüler verletzt, ein Schüler stirbt. |

**Tab. 5:** Technisch bedingte Notfälle bzw. Unfälle an Schulen in Deutschland seit 2015 (Auswahl)

| | | | |
|---|---|---|---|
| 16.01.2018 | Eberbach | BW | Bei einem Schulbusunfall werden 43 Schüler und ein Lehrer verletzt. |
| 16.01.2018 | Garrel | NI | Ein Schüler ertrinkt im Schwimmunterricht. |
| 12.06.2018 | Potsdam | BB | An einer Grundschule werden zwei Schüler durch ein herabstürzendes Oberlicht verletzt. |
| 31.07.2018 | Bösel | NI | Durch den Defekt der Klimaanlage im Reisebus einer Schulklasse erleiden zehn Kinder schwere Kreislaufprobleme. |
| 15.11.2018 | Ammerndorf | BY | Beim Zusammenstoß zweier Linienbusse werden 40 Schüler verletzt. |
| 03.12.2018 | Ratingen | NW | Durch den Austritt von Kohlenmonoxid in einem Schulbus werden 24 Schüler verletzt. |
| 05.12.2018 | Mönchengladbach | NW | Vor einer Grundschule wird ein Schüler bei einem Verkehrsunfall tödlich verletzt. |
| 21.12.2018 | Willmars | BY | In einer Grundschule löst sich die Tafel aus ihrer Verankerung und stürzt auf zwei Schüler. Beide werden verletzt. |
| 19.02.2019 | Bayreuth | BY | Durch die Manipulation an einem Laptop-Akku ereignet sich im Klassenraum einer Realschule eine Verpuffung. Sieben Schüler werden dadurch verletzt. |
| 20.03.2019 | Travemünde | SH | Durch einen technischen Defekt tritt ein Reinigungsmittel aus. Ein Schüler und sechs Lehrer werden dadurch verletzt. |
| 26.03.2019 | Herdecke | NW | An einer Realschule stürzt ein Schüler aus dem Fenster und wird schwer verletzt. |
| 22.05.2019 | Mönchengladbach | NW | Aus unbekannter Ursache stürzt die Decke des Klassenraumes einer Grundschule ein. Glücklicherweise befand sich zu diesem Zeitpunkt aber niemand in der Klasse. |

Eine alternative, ebenfalls nur schematische Kategorisierung von Notfällen richtet sich nicht nach dem Notfalltyp, sondern – in Anlehnung an die bekannten Ampelfarben – nach dem Ausmaß der unmittelbar von ihnen ausgehenden Gefährdung:

Kategorisierung nach Ausmaß der Gefährdung

- **Gefährdungsgrad Gelb bedeutet: Auf Gefahr achten!**
  In diese Kategorie werden kleinere Rangeleien, Beleidigungen und Pöbeleien, einfache Sachbeschädigungen, Todesfälle im schulischen Umfeld sowie die vage Äußerung von Suizidgedanken eingeteilt. Die Bewältigung dieser Situationen liegt zunächst in der *alleinigen Verantwortung der betroffenen Schule*. Fachkräfte der Polizei, der schulpsychologischen Beratungsstelle oder auch des Jugendamtes können jedoch informatorisch eingebunden werden.
- **Gefährdungsgrad Orange bedeutet: Achtung, Vorsicht!**
  Als Situationen mit diesem Gefährdungsgrad werden zum Beispiel Körperverletzungen, Erpressung, Raub, Mord- oder Amokdrohungen, schwere Sachbeschädigungen, sexuelle Übergriffe und konkrete Suizidankündigungen genannt. Zur Bewältigung solcher Ereignisse ist es dringend geboten, *mit der Polizei und weiteren, „externen" Helfersystemen zusammenzuarbeiten*.
- **Gefährdungsgrad Rot bedeutet schließlich: Höchste Gefahr, sofort Polizei rufen!**
  In diese Kategorie fallen schwere Körperverletzungen, Amokläufe, Geiselnahmen, der Gebrauch von Schusswaffen, Suizide innerhalb der Schule und Brände. Die Bewältigung dieser Situationen liegt zunächst in der *Verantwortung professioneller Einsatz- bzw. Rettungskräfte*, denen sich auch die Schulleitung unterordnen muss.

Diese Einteilung hat sich so oder sehr ähnlich in vielen Notfallplänen etabliert, die von den Kultusministerien der Länder ausgegeben worden sind!

## 2.3 Beteiligte und ihre Betroffenheit

Bei Notfällen in Schulen sind fast immer mehrere Personen beteiligt. Die größte Gruppe bilden verständlicherweise meist die *Schüler*. Daher steht die Hilfeleistung für sie auch in dieser Veröffentlichung im Vordergrund.

die größte Betroffenengruppe sind Schüler

Zur zweitgrößten Gruppe gehören die *Lehrkräfte*. Es folgen die *übrigen Mitarbeiter einer Schule* wie zum Beispiel Erzieher, Verwaltungskräfte, Hausmeister, Küchenpersonal und Sozialarbeiter.

Eher zufällig können sich zum Zeitpunkt eines Notfalls aber auch *Handwerker und Besucher* auf dem Schulgelände aufhalten. *Anwohner* in unmittelbarer Nachbarschaft können ebenfalls vom Notfall betroffen sein. Zudem werden *Eltern, Großeltern, Geschwisterkinder und Freunde* von Mitgliedern der Schulgemeinde mit dem jeweiligen Ereignis konfrontiert.

An dieser Auflistung lässt sich bereits erkennen, wie rasch sich ein relativ großer Kreis Betroffener ergeben kann – auch wenn z.B. lediglich eine Person bei einem Unglück verletzt worden ist!

Alle genannten Personengruppen können in unterschiedlicher Weise an einem Notfall beteiligt bzw. von dem Ereignis betroffen sein, so zum Beispiel als Verletzte, Verursacher, Augenzeugen oder Zuschauer. Möglicherweise sind einzelne Personen auch in mehreren Rollen gleichzeitig betroffen:

Betroffene haben unterschiedliche Rollen

- Ein Junge, der einen Klassenkameraden im Gedrängel auf dem Weg zum Pausenhof unabsichtlich die Treppe hinunterstößt, verursacht diesen Notfall, erlebt ihn aber auch als Augenzeuge mit.
- Eine Lehrkraft wird Augenzeuge einer Rangelei auf dem Schulhof und greift natürlich sofort ein, um die Auseinandersetzung zu beenden. Dabei wird sie aber auch selbst verletzt.

Begrifflich werden vor diesem Hintergrund *direkt* und *indirekt* Betroffene unterschieden:

direkt vs. indirekt Betroffene

- Direkt Betroffene sind diejenigen, die z.B. bei einem medizinischen Notfall als „Patient" angesehen werden.
- Indirekt Betroffene sind alle anderen Menschen, die in irgendeiner Weise mit dem Notfall konfrontiert wurden wie etwa Augenzeugen und Zuschauer, aber auch Personen, die das Notfallgeschehen selbst überhaupt nicht miterlebt haben. So sind z.B. die Eltern und Großeltern eines in der Schule oder auf dem Schulweg verunglückten Kindes während des Unfalls nicht anwesend; sie erfahren von dem Geschehen meist erst im Nach-

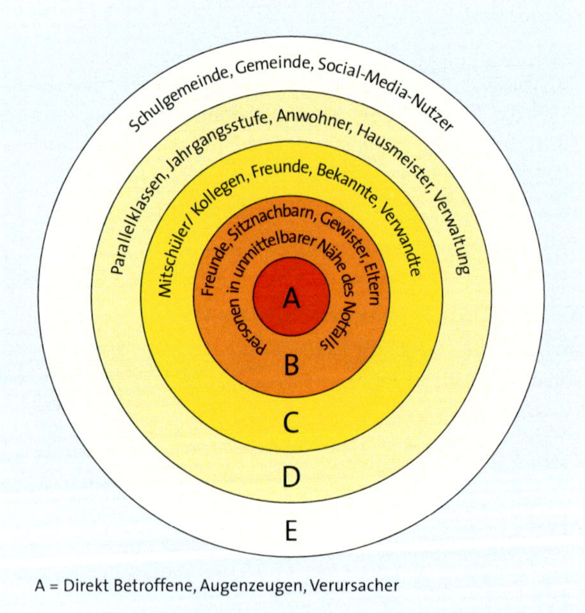


**Abb. 5** ▶ Kreise der Betroffenheit

hinein – dann jedoch sind sie ebenfalls von dem Notfall betroffen. Gleiches gilt für Geschwisterkinder, Freunde und viele andere Personen aus dem Umfeld direkt Betroffener.

Notfälle rufen frühere Erfahrungen wach

Zu beachten ist, dass Notfälle bei einigen indirekt betroffenen Menschen auch hochbelastende Erfahrungen aus deren Vergangenheit wachrufen können. Kluwe-Schleberger (2005) berichtet zum Beispiel davon, dass durch den massiven Polizeieinsatz nach dem Amoklauf in Erfurt 2002 bei einigen älteren Anwohnern des Gutenberg-Gymnasiums und der Großmutter eines Schülers Kriegserinnerungen (!) reaktiviert worden seien.

**Tab. 6:** Beispielhafte Zuordnung von Betroffenen (angelehnt an Englbrecht und Storath 2005)

| Kreis | Betroffene |
|---|---|
| A | • direkt Betroffene eines Notfalls<br>• Augenzeugen eines Notfalls<br>• Verursacher eines Notfalls |
| B | • Personen, die zu einem direkt Betroffenen in einer engen persönlichen Bindung stehen (Freunde, Sitznachbarn, Geschwisterkinder, Eltern)<br>• Personen, die während des Notfalls in unmittelbarer Nähe waren |
| C | • weitere Mitschüler aus der Klasse eines direkt betroffenen Kindes oder Jugendlichen bzw. Kollegen einer direkt betroffenen Lehrkraft<br>• weitere Freunde, Bekannte und Verwandte eines direkt Betroffenen |
| D | • Mitschüler aus den Parallelklassen bzw. aus der Jahrgangsstufe eines direkt Betroffenen<br>• Anwohner und weitere relevante Personen(-gruppen) wie z.B. Hausmeister und Verwaltungskräfte, die u.U. ebenfalls betroffen sind |
| E | • Schulgemeinde<br>• Gemeinde<br>• Personen, die über die (sozialen) Medien von einem Notfall erfahren haben |

**Für die Planung von Nachsorgemaßnahmen ist es wichtig, sorgfältig zu analysieren, wer in welcher Weise von einem Notfall betroffen ist: Aus den jeweiligen Bedarfen und Bedürfnissen ergibt sich, welche Hilfe welchen Personen bzw. welcher Personengruppe angeboten werden sollte.**

**Hilfsmaßnahmen an Betroffenheit ausrichten**

Dass nicht alle Menschen nach einem Notfall in gleicher Weise betroffen sind, wird schematisch mit den „Kreisen der Betroffenheit" in ABBILDUNG 5 verdeutlicht: Je nach räumlicher und psychischer bzw. sozialer Nähe zum jeweiligen Geschehen werden Betroffene darin eingeordnet. Personen, bei denen eine besonders hohe Belastung zu erwarten ist, stehen demzufolge im Zentrum, eher gering belastete Personen in der Peripherie (s. TAB. 6).

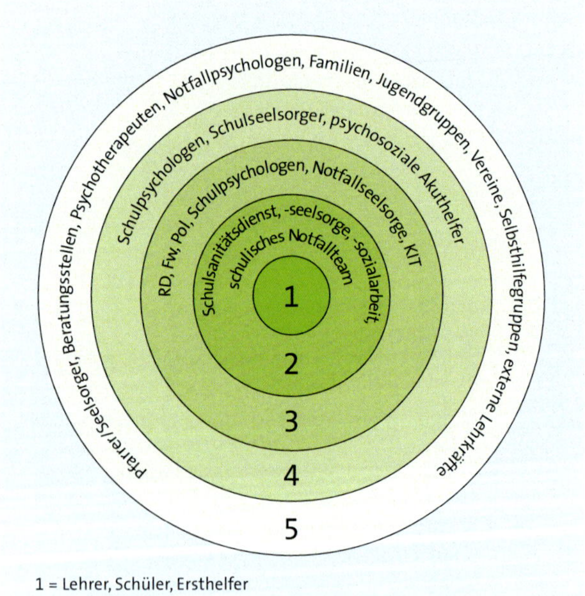


**ABB. 6** ▶ Kreise der Helfer bzw. Hilfen

## 2.4 Helfer und ihre Hilfsangebote

Den „Kreisen der Betroffenheit" können immer auch „Kreise der Helfer" bzw. Hilfen gegenübergestellt werden (s. ABB. 6): Ebenso wie es in und nach Notfällen unterschied-

Kreise der Helfer stehen Kreisen der Betroffenen gegenüber

**TAB. 7:** Beispielhafte Zuordnung von Hilfeleistungsressourcen

| Kreis | Helfer |
|---|---|
| 1 | **Lehrkräfte und Schüler als Ersthelfer** |
| 2 | **Interne lokale Hilfsangebote**<br>• Schulsanitätsdienst<br>• Schulseelsorger<br>• Schulsozialarbeiter<br>• schulisches Notfallteam |
| 3 | **Externe lokale Hilfsangebote**<br>• Rettungsdienst, Feuerwehr, Polizei<br>• Schulpsychologen<br>• psychosoziale Akuthelfer (Notfallseelsorge, Krisenintervention) |
| 4 | **Externe überörtliche Hilfsangebote**<br>• regionale oder Landesteams von Schulpsychologen<br>• regionale oder Landesteams von Schulseelsorgern<br>• psychosoziale Akuthelfer aus benachbarten Städten oder Kreisen<br>• Unterstützungskräfte aus anderen Bundesländern |
| 5 | **Weiterführende Hilfsangebote**<br>• Gemeindepfarrer bzw. Seelsorger<br>• Beratungsstellen<br>• niedergelassene Kinder- und Jugendlichenpsychotherapeuten<br>• kinder- und jugendpsychiatrische Kliniken<br>• Notfallpsychologen<br>• spezielle mit der Notfallnachsorge beauftragte Unternehmen<br>• soziales Umfeld (Familien, Jugendgruppen, [Sport-]Vereine usw.)<br>• Selbsthilfe- bzw. Trauergruppen<br>• Lehrkräfte und Schulleitungen anderer Schulen |

liche Betroffene und Varianten von Betroffenheit gibt, bieten stets mehrere Helfer unterschiedliche Hilfsangebote an (s. Tab. 7).

### Lehrkräfte und Schüler als Ersthelfer

Schüler und Lehrkräfte sind bei Unglücken im schulischen Kontext zweifellos immer als erstes vor Ort und können natürlich auch selbst, meist improvisiert, einige Hilfe leisten. Sämtliche Mitglieder einer Schulgemeinde – Lehrkräfte in ganz besonderer Weise – sind dazu sogar verpflichtet. § 323c des Strafgesetzbuchs regelt, dass grundsätzlich jeder Mensch in Unglücksfällen Hilfe leisten muss, soweit ihm dies zumutbar ist, er keine andere wichtige Pflicht verletzt und er sich nicht selbst in Gefahr bringen würde (s. a. Karutz und von Buttlar 2017). Bei Lehrkräften ist aus rechtlicher Sicht zusätzlich von einer „Garantenstellung" die Rede. Das bedeutet, dass man von ihnen – mehr noch als von anderen Personen – erwarten darf, dass sie bei einem Notfall Hilfe leisten. Kommen Lehrkräfte dieser besonderen Verpflichtung nicht nach, können daraus zum Beispiel Haftungsansprüche abgeleitet werden.

jeder hat Pflicht zur Hilfeleistung

Lehrer haben Garantenstellung

Gerade in medizinischen Notfällen können die ersten, spontanen Hilfeleistungen unmittelbar lebensrettend sein. Aber auch in psychologischer Hinsicht sind Erste-Hilfe-Maßnahmen von großer Bedeutung. Mitunter können Schüler sich zum Beispiel gegenseitig so effektiv trösten und beruhigen, dass allein dies bereits für eine enorme Stabilisierung von Betroffenen sorgt.

gegenseitige Hilfe stabilisiert

### Interne lokale Hilfsangebote

Eine weitere Ebene der Hilfeleistung beinhaltet die *innerhalb einer Schule speziell für Notfälle verfügbaren Hilfeleistungsressourcen*. Dabei handelt es sich insbesondere um Schulsanitätsdienste und als (medizinische) Ersthelfer besonders ausgebildete Lehrkräfte. Im Hinblick auf die psychische Betroffenheit sind hier außerdem Schulseelsorger,

Schulsozialarbeiter und natürlich die Mitglieder des schulischen Notfallteams zu nennen (s. Kap. 4.2).

### Externe lokale Hilfsangebote

Reichen die innerhalb einer Schule vorhandenen Hilfeleistungsressourcen nicht aus, müssen *professionelle Kräfte von außen* hinzugezogen werden, v.a. sicherlich Rettungsdienst, Feuerwehr und Polizei. Auch Schulpsychologen sind auf dieser Ebene einzuordnen: Zweifellos gehören sie dem „System Schule" an, sie sind in der Regel aber keine Mitglieder einer Schulgemeinde im engeren Sinn, sondern sie werden benachrichtigt und kommen gegebenenfalls dann erst in die Schule, um vor Ort Unterstützung anzubieten. Gleiches gilt für Kräfte der psychosozialen Akuthilfe, d.h. Notfallseelsorger sowie die Mitarbeiter von Kriseninterventionsteams. Da diese eng in die Alarmierungs- und Einsatzstrukturen des Rettungswesens eingebunden sind, können sie meist sogar etwas rascher zur Stelle sein als Schulpsychologen.

externe Fachkräfte = nicht Teil der Schulgemeinde

**Begriffsklärung**

Bei *Notfallseelsorgern* handelt es sich um Pfarrer bzw. Priester und andere kirchliche Mitarbeiter, oftmals aber auch theologische Laien, die allesamt jedoch eine entsprechende (80-stündige) Weiterbildung absolviert haben. Sie sind inzwischen fast bundesweit vertreten und können über die örtlichen Rettungsleitstellen alarmiert werden.

Das Konzept der Notfallseelsorge basiert überall in Deutschland einheitlich auf einem kirchlich-religiösen Selbstverständnis, wie es in den „Kasseler bzw. Hamburger Thesen" (Müller-Lange, Rieske und Unruh 2013) dargestellt worden ist. Unter anderem bedeutet dies: Psychosoziale Akuthilfe wird von der Notfallseelsorge in gleicher Weise geleistet wie von Kriseninterventionsteams. Darüber hinaus können Notfallseelsorger aber auch religiöse Rituale anbieten, etwa Gebete sprechen oder Verstorbene aussegnen (s.a. Kap. 6.1.8).

*Kriseninterventionsteams* gibt es bundesweit in sehr vielen unterschiedlichen Zusammensetzungen und Organisationsformen: Schon an den uneinheitlichen Bezeichnungen wie „Kriseninterventionsteam" (KIT), „Kriseninterventionsdienst" (KID), „Notfallnachsorgedienst" (NND) oder „Notfallbegleitung" wird dies deutlich.

In vielen Kriseninterventionsteams sind Mitarbeiter von Einsatzorganisationen tätig (z.B. Notfallsanitäter, Polizeibeamte und Feuerwehrleute), die – wie Notfallseelsorger – eine umfangreiche Zusatzausbildung absolviert haben. Mitunter arbeiten aber auch Sozialpädagogen, Psychologen und Seelsorger in Kriseninterventionsteams mit.

Besonders hervorzuheben ist das Kriseninterventionsteam „KIT KJ" in Lüneburg, das speziell für die Begleitung von Kindern und Jugendlichen ausgebildet ist und von anderen psychosozialen Akuthelfern bei Bedarf hinzugezogen werden kann. Ein solches Team ist derzeit bundesweit einmalig (Klinge 2017).

Als gemeinsamer Oberbegriff für Notfallseelsorge und Krisenintervention wurde in einer nationalen Konsensuskonferenz der Terminus *„Psychosoziale Akuthilfe"* festgelegt, die wiederum in ein Gesamtsystem der *Psychosozialen Notfallversorgung (PSNV)* eingebettet ist (BBK 2012).

### Externe überörtliche Hilfsangebote

Bei größeren oder besonders schwerwiegenden Notfällen kommen bei Notfällen in Schulen auch *Helfergruppierungen aus benachbarten Städten und Kreisen, der gesamten Region, einem Bundesland oder sogar mehreren Bundesländern* zum Einsatz. Dies können schulpsychologische und schulseelsorgerliche Unterstützungskräfte, aber auch weitere Notfallseelsorger und Kriseninterventionsteams sein.

**Beispiel**

Nach dem Amoklauf in Winnenden wurden nicht nur Helfer aus diesem Ort, sondern aus ganz Baden-Württemberg alarmiert: Schulpsychologen, Notfallseelsorger, Notfallnachsorgedienste, Opferschutzbeauftragte der Polizei, Kriseninterventionsteams usw. Zudem entsendeten mehrere Bundesländer zusätzliche Schulpsychologen, u.a. Bayern, Hessen, Nordrhein-Westfalen und Rheinland-Pfalz, sodass eine Vielzahl unterschiedlichster Akteure im Einsatz gewesen ist (Blank-Gorki, Karutz und Helmerichs 2017).

In welcher Weise diese aus größerer Entfernung anrückenden Helfer alarmiert und in die Hilfe vor Ort einbezogen werden, variiert jedoch stark. Zum einen ist dies in den diversen Erlassen der einzelnen Bundesländer sehr unterschiedlich geregelt, und zum anderen hängt dies von den einzelnen Organisationsformen und -strukturen ab, sodass pauschal kaum genauere Angaben möglich sind.

**Weiterführende Hilfsangebote**

Im weiteren Verlauf rücken die von weiter her angereisten Kräfte in der Regel wieder ab, und zunehmend werden die *vor Ort verfügbaren, weiterführenden Versorgungsstrukturen* relevant. Diese Hilfeleistungsressourcen kommen zwar nicht in der Akutphase nach einem Notfall zum Einsatz, stehen aber mittel- und längerfristig für die Begleitung von Betroffenen zur Verfügung. Zu nennen sind insbesondere Gemeindepfarrer bzw. Seelsorger, Beratungsstellen, niedergelassene Kinder- und Jugendlichenpsychotherapeuten, kinder- und jugendpsychiatrische Kliniken sowie Notfallpsychologen.

ggf. längerfristige Hilfsangebote nötig

**Begriffsklärung**

Bei *Notfallpsychologen* handelt es sich um Psychologen mit Diplom bzw. Masterabschluss, die sich nach einem umfangreichen Curriculum des Berufsverbandes Deutscher Psychologen (BDP) intensiv weitergebildet haben und als Notfallpsychologen zertifiziert worden sind. Über psychosoziale Akuthilfe hinaus, die meist von Notfallseelsorgern und Kriseninterventionsteams geleistet wird, können Notfallpsychologen spezielle psychologische Interventionen und Screenings durchführen, die aufgrund ihrer besonderen Fachlichkeit auch ausschließlich ihnen vorbehalten sind. Allerdings sind Notfallpsychologen nicht flächendeckend verfügbar, und sie sind in der Regel auch nicht in die Alarmierungs- und Einsatzstrukturen des Rettungswesens integriert, was ihre Erreichbarkeit mitunter schwierig macht.

Bei größeren Unglücken wird von der Unfallkasse als dem gesetzlich zuständigen Unfallversicherungsträger auch eine psychologisch bzw. psychotraumatologisch kompetente Institution beauftragt, vor Ort weitere Nachsorgemaßnahmen durchzuführen (Unfallkasse Baden-Württemberg 2012). Nach den Amokläufen in Emsdetten und Winnenden war dies beispielsweise das Unternehmen Trauma Transform Consult (TTC).

gesamtes soziales Umfeld ist wertvolle Ressource

Darüber hinaus sollte das gesamte soziale Umfeld von Kindern und Jugendlichen als potenzielle Hilfeleistungsressource betrachtet werden: Neben den Familien betroffener Kinder können natürlich auch Jugendgruppen und (Sport-) Vereine nach schulischen Notfallerfahrungen Halt geben sowie Sicherheit und Geborgenheit vermitteln. Auch lokale Selbsthilfe- bzw. Trauergruppen können wertvolle Unterstützung bieten. Aus diesem Grund sollten sie bei der Planung von Nachsorgemaßnahmen mit in den Blick genommen werden.

kollegialer Austausch wichtig für Lehrkräfte

Schließlich dürfen Lehrkräfte und Schulleitungen benachbarter oder befreundeter Schulen (z.B. auch Partnerschulen in anderen Städten) nicht unerwähnt bleiben: Kontakte zu Kollegen, die zwar „vom Fach“, aber nicht selbst betroffen sind, können v.a. Lehrkräfte und Schulleitungen enorm entlasten. Von ihnen einen Rat einzuholen und sich mit ihnen auszutauschen, wird oftmals als sehr hilfreich erlebt (Berger et al. 2010). Von Bedeutung ist dabei offenbar nicht so sehr ein eigener Erfahrungsschatz und eine fachliche Expertise im schulischen Notfallmanagement, sondern vor allem der „peer-support“ auf Augenhöhe.

## 2.5 Hilfsangebote im zeitlichen Verlauf

*Maßnahmen der Prävention* richten sich zunächst an die gesamte Schulgemeinde. Sie werden vor dem Eintritt von Notfällen durchgeführt und sollen diese nach Möglichkeit insgesamt verhindern oder zumindest dazu beitragen, dass die Betroffenen im Falle eines Falles angemessen reagieren.

**Prävention soll Notfälle verhindern**

Die spätere Verarbeitung eines Unglücks wird durch angemessene Prävention wesentlich begünstigt!

Unmittelbar in einem Notfallgeschehen ist immer eine bestimmte *Intervention* erforderlich. Dazu gehört, dass den direkt und indirekt von einem Notfall Betroffenen nicht nur medizinische, sondern auch psychische Erste Hilfe geleistet wird. Im Umgang mit ihnen sollte darauf geachtet werden, sie psychisch zu stabilisieren, ihnen Halt und Orientierung zu geben und den Zustand der Hilflosigkeit möglichst rasch zu beenden (Lasogga und Gasch 2013). Zur Intervention gehören aber auch zahlreiche organisatorische Maßnahmen wie zum Beispiel das Einweisen von Einsatzkräften der Feuerwehr, der Polizei und des Rettungsdienstes.

**Intervention wirkt während eines Notfalls**

Natürlich soll nicht unerwähnt bleiben, dass unmittelbar in einem Notfall immer auch spontane Selbsthilfen möglich sind bzw. Schüler sich untereinander helfen!

Oftmals sind im weiteren Verlauf aber noch weitere *Nachsorgemaßnahmen* notwendig, etwa bei plötzlichen Todesfällen, Amokläufen oder Unfällen, bei denen Mitglieder der Schulgemeinde lebensbedrohlich verletzt worden sind. Beim Auftreten besonders starker psychischer Reaktionen ist – unabhängig vom konkreten Ereignis – ebenfalls weitere Unterstützung angebracht (s. Kap. 6.1).

**Ende des Notfalls ≠ Ende der Hilfe**

Mit dem Ende des eigentlichen Notfallgeschehens ist der Hilfebedarf also längst noch nicht vorbei. Nachsorgemaßnahmen können durchaus noch Tage, Wochen oder sogar Monate nach dem Notfall notwendig sein.

Unterstützungsbedarf nimmt im Zeitverlauf tendenziell ab

Diese zeitliche Dimension wird in ABBILDUNG 7 dargestellt: Die Prävention erfolgt *vor* einem Notfall, die Intervention unmittelbar *während* des Notfallgeschehens und die Nachsorge *im Anschluss* daran. Außerdem soll durch die Form des Dreiecks veranschaulicht werden, für wie viele Personen das jeweilige Angebot erforderlich ist: Prävention bezieht sich auf sämtliche Mitglieder einer Schulgemeinde. Langfristig anhaltende Nachsorgemaßnahmen wie zum Beispiel eine Psychotherapie sind jedoch keineswegs für alle von einem Notfall betroffenen Menschen indiziert. Bei vielen reichen die Interventionen im Geschehen selbst sowie einige kurzfristige Nachsorgemaßnahmen aus.

Zugegebenermaßen ist ein solches Dreieck jedoch idealtypisch gedacht. Aus dieser Darstellungsform geht zu Beispiel nicht hervor, dass der Bedarf an Nachsorgemaßnahmen in der Zeit nach einem Notfall auch stark variieren

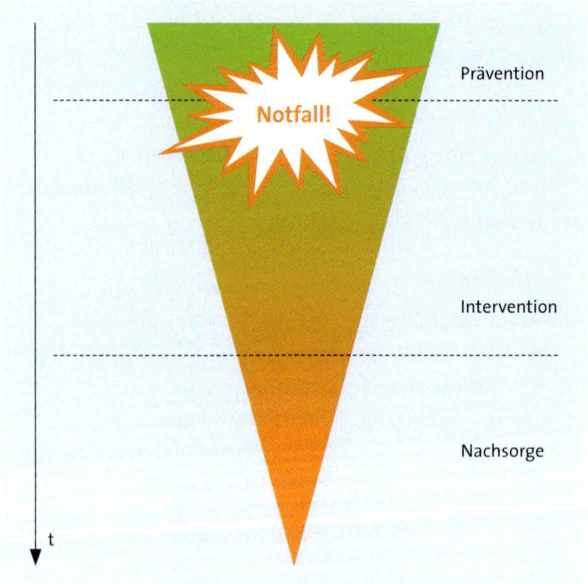


**ABB. 7** ▶ Hilfsangebote im zeitlichen Verlauf

kann. Die Gruppe derjenigen, die Hilfe benötigen, muss sich mit immer größerem Abstand zum Ereignis keinesfalls permanent verkleinern. Sie kann zwischenzeitlich auch immer wieder anwachsen. Erfahren Kinder oder Jugendliche, die in ihrer Schule selbst ein schweres Unglück miterlebt haben, beispielsweise von einem ähnlichen Ereignis an einer anderen Schule, können auf einmal wieder umfangreichere Nachsorgemaßnahmen notwendig sein, obwohl das Erlebte schon sehr gut bewältigt schien.

Hilfebedarf ist inhomogen und fluktuierend

Im Hinblick auf diese Überlegung würde die stilisierte und auf den Kopf gestellte Abbildung eines Tannenbaumes den Hilfebedarf besser veranschaulichen.

## 2.6 Institutioneller und lokaler Kontext

Schulen unterscheiden sich in vielerlei Hinsicht. Dass Kinder in Grundschulen in einem anderen Alter sind als an weiterführenden Schulen, ist dabei nur ein Aspekt. In einer 1. oder 2. Klasse sind beispielsweise andere Todesvorstellungen und ein anderes Suizidverständnis vorhanden als in einer gymnasialen Oberstufe. Auch der Wissensstand im Hinblick auf Notfälle und die persönlichen Bewältigungsstrategien sind bei jüngeren Kindern sicherlich noch nicht so entwickelt wie bei älteren.

altersabhängige Bewältigungsstrategien

Für den Umgang mit Notfällen sind aber noch viele weitere Kriterien relevant. So unterscheiden sich die an einer Schule üblichen Umgangsformen, das Schulklima, die Schulgröße, die bereits etablierten Vorbereitungen für ein mögliches Unglück, das soziale Umfeld usw.

Einige Schulen arbeiten sehr eng mit Netzwerkpartnern aus der näheren Umgebung zusammen. Es gibt Kooperationsvereinbarungen mit Vereinen und Unternehmen im Stadtteil bzw. Ort. Auch die Elternschaft ist stark in das schulische Geschehen eingebunden, Entscheidungsprozesse, die die Schule insgesamt betreffen, werden offen kommuniziert, und Partizipation von Schülern, Eltern und Lehrkräf-

Umfeld und Schulklima prägen Notfallbewältigung

ten wird tatsächlich gelebt. In einigen Schulen sind all diese Dinge aber auch weniger ausgeprägt, und es gibt andere Gepflogenheiten sowie ein anderes Management – was an dieser Stelle in keiner Weise be- oder verurteilt werden soll: Jede Schule hat ihr eigenes Schulleben, und jede Schule ist ein „Mikrokosmos“ für sich.

**Wichtig zu wissen ist jedoch, dass sich die Art und Weise, wie schon der Schulalltag gestaltet und wie eine Schule geleitet wird, in vielfältiger Weise auch auf den Umgang mit Notfällen auswirkt.**

## 2.7 Gesellschaftlich-kultureller Kontext

Wechselwirkung zw. Schule und Gesellschaft

Bei einer systematischen Betrachtung von Notfällen in Schulen kommt schließlich noch eine weitere Ebene hinzu, die ebenfalls von Bedeutung ist. So wirken Schulen nicht nur auf die sie umgebende Gesellschaft ein, sondern sie sind natürlich auch von ihr geprägt. Jede Gesellschaft und jede Kultur hat ihre Vorstellungen von Schule, jedes Individuum, d.h. jedes Mitglied der Schulgemeinde, ist in einer spezifischen Art und Weise sozialisiert. Auch bezogen auf den Umgang mit Notfällen hat das Auswirkungen, etwa im Hinblick auf die Gestaltung von (Abschieds-)Ritualen, die Berücksichtigung religiöser Bedürfnisse und die Reaktion auf Unglücke insgesamt. Übergreifende gesellschaftliche Entwicklungen können sich ebenfalls auf die Verursachung, das Erleben und die Bewältigung von Notfällen auswirken, etwa ein verändertes Mediennutzungsverhalten, eine zunehmende Individualisierung, veränderte Familienstrukturen und sogar die Globalisierung: Durch die enorme wirtschaftliche, soziale und mediale Vernetzung sind Unglücke, die sich irgendwo auf der Welt ereignet haben, inzwischen auch fast überall in irgendeiner Weise relevant. In den folgenden Kapiteln wird auf diese Aspekte noch mehrfach vertiefend eingegangen.

# 3 Betroffene

## 3.1 Schüler

Nachfolgend wird beschrieben, wie Schüler Notfälle erleben: Darüber informiert zu sein, ist eine wichtige Voraussetzung für die Organisation einer angemessenen Hilfeleistung. Thematisiert wird sowohl die Situation von Schülern als Patienten im medizinischen Sinne als auch die Situation von unverletzt betroffenen Schülern, die einen Notfall als Augenzeuge oder Zuschauer miterlebt haben. Dabei entspricht die objektive Notfallschwere (wie z.B. die Beurteilung von Verletzungen eines Unfallopfers aus medizinischer Sicht) nicht immer der subjektiv empfundenen Belastung: *„Nicht das (physikalische) Ereignis zählt, sondern das (psychische) Erlebnis“* (Rabenschlag 2002, S. 143).

objektive Schwere ≠ subjektiv empfundene Schwere

Notfälle, die einem Erwachsenen eher harmlos erscheinen, können Schüler sehr belastend erleben. Umgekehrt gilt: Notfälle, die aus Erwachsenensicht besonders „schlimm“ oder „heftig“ erscheinen, müssen dies für Kinder und Jugendliche nicht unbedingt sein!

### 3.1.1 Belastungen

Grundsätzlich ergibt sich die psychische Situation von Schülern in Notfällen aus einem komplexen Zusammenwirken von Belastungsfaktoren, Moderatorvariablen und situativen Variablen. Die schematische Darstellungsform folgt im Wesentlichen der von Lasogga und Gasch (2011) eingeführten Systematik zur Beschreibung der psychischen Situation erwachsener Notfallbetroffener. Bei Kindern und Jugendlichen müssen jedoch zahlreiche Besonderheiten der kognitiven, emotionalen und sozialen Entwicklung berücksichtigt werden (s. ABB. 8, ausführlicher Karutz 2017a).

kognitive, emotionale und soziale Besonderheiten von Kindern

Zunächst einmal können *psychologische* und *physiologische* (körperliche) Belastungen voneinander unterschieden werden (s. Tab. 8). Hierbei handelt es sich um Faktoren, die in unmittelbarem Zusammenhang mit einem Notfall aufgetreten sind und in der Regel eindeutig negativ empfunden werden. Bei den psychologischen Belastungen lässt sich noch zwischen *individualpsychologischen* und *sozialpsychologischen* Belastungsfaktoren differenzieren:

- *Individualpsychologische Belastungen* resultieren aus dem betroffenen Kind oder Jugendlichen. Sie hängen von individuellen Merkmalen der Persönlichkeit, Gedanken, Vorerfahrungen, Befürchtungen und Erwartungen ab.
- *Sozialpsychologische Belastungen* werden demgegenüber durch die Interaktion mit anderen Menschen verursacht.

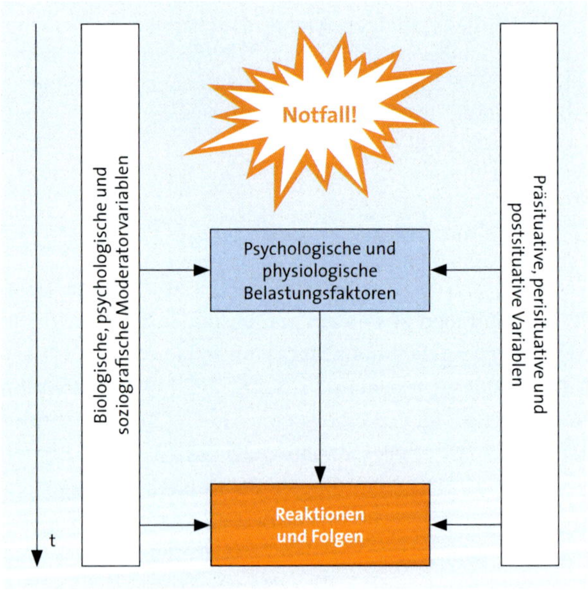


**Abb. 8** ▶ Erleben einer Notfallsituation

**TAB. 8:** Belastungen in einem Notfall

| Psychologisch | | Physiologisch | |
|---|---|---|---|
| **Individual-psychologisch** | **Sozial-psychologisch** | **Intern** | **Extern** |
| • Neuheit, fehlendes Wissen<br>• Kontrollverlust<br>• Sprachlosigkeit | • Frosch-perspektive<br>• Anblicke<br>• Empathie<br>• Zuschauer, Medienvertreter<br>• alters-unangemessenes Verhalten<br>• besondere Äußerungen | • Schmerzen<br>• Durst<br>• Bewegungs-einschränkungen<br>• sensorische Empfindungen | • Gerüche<br>• Lärm, Stille und Geräusche<br>• Hitze bzw. Kälte |

Bei den physiologischen Belastungen kann wiederum zwischen *internen* und *externen* – also von außen auf den Menschen einwirkenden – Belastungen differenziert werden.

Die nachfolgend aufgeführten Belastungen treten selbstverständlich nicht immer gemeinsam oder gleich stark auf, sondern in unterschiedlichsten Kombinationen und unterschiedlich ausgeprägt; je nachdem, um was für eine Notfallsituation es sich handelt.

#### 3.1.1.1 Psychologische Belastungen

**Individualpsychologische Belastungen**

Neuheit, fehlendes Wissen: Zumindest wenn jüngere Schüler eine Notfallsituation erleben, ist das für sie zunächst einmal etwas völlig Neues. Sie verfügen häufig noch nicht über vergleichbare Vorerfahrungen. Ihnen fehlen Informationen, um das Erlebte angemessen erklären, bewerten und kognitiv nachvollziehen zu können. Zudem werden Wissenslücken bei Kindern manchmal mit magisch-mystischen, teilweise sehr irrationalen Annahmen und Vorstellungen

fehlende Erfahrung und Wissen bei jungen Kindern

geschlossen, die ihrerseits eine zusätzliche Belastung darstellen können (Lohaus und Ball 2006, Zehnder 2012).

**Beispiel**

Aussagen von Kindern im Grundschulalter können beispielsweise lauten: *„Ich glaube, der Jonas ist die Treppe heruntergefallen, weil wir gestern ‚Klingelmännchen' gespielt haben!"* oder *„Die haben der Lisa eine Spritze gegeben, damit sie keine Hexe wird!"*

Erfahrungen, die neu und unverständlich sind, werden von Schülern umso intensiver erlebt und abgespeichert. An ihre ersten Notfallerfahrungen können sich viele Menschen auch im Erwachsenenalter daher noch bestens erinnern!

**Kontrollverlust:** In Notfallsituationen haben Kinder weniger Kontrolle über das Geschehen und die Umwelt als üblich. Manchmal haben sie sogar den Eindruck, überhaupt keinen Einfluss mehr ausüben zu können. Dieser Kontrollverlust bzw. das *mangelnde Selbstwirksamkeitserleben* ist sehr belastend, und das umso mehr, je weniger ein Kind eigene Handlungsziele (z.B. schreien, weglaufen) verwirklichen kann (Juen 2002).

**Beispiel**

Ohnmachtsgefühle wegen mangelnder Handlungsoptionen

Bei dem Amoklauf in Erfurt waren einige Schüler nicht nur Augenzeugen und haben gesehen, wie der Täter auf ihren Lehrer geschossen hat, sie haben auch das Sterben des Verletzten miterlebt, ohne ihm helfen zu können. Die grausame Situation schildert Waldrich (2007, S. 14): *„Die Schüler sehen, dass Lehrer Wolff noch atmet. Dann fallen weitere Schüsse. Die Schüler hören Schreie. Noch lange kauern die Schüler in der Ecke des Klassenraums und müssen mit ansehen, wie ihr Lehrer stirbt. Sie hören ihn atmen. Einmal schluckt er noch und röchelt. Nach anderthalb Stunden ist er plötzlich still."*

**Das Ausmaß eines erlebten Kontrollverlustes bzw. des Hilflosigkeitsgefühls ist ein wesentlicher Risikofaktor für die Entwicklung negativer psychischer Folgen nach einem Notfall (Nader und Pynoos 1993).**

**Sprachlosigkeit:** Kinder im Grundschulalter können Schmerzen oder andere Dinge, die sie belasten, nicht immer ausreichend mitteilen. Der jeweilige Stand der Sprachentwicklung ist eine Ursache dafür, dass manchmal tatsächlich die Worte fehlen und ein Kind nicht angemessen verbalisieren kann, was es bedrückt (Krüger 2014). Krol (2009) berichtet von Schülern, die nach der Entführung eines Klassenkameraden große Unbeholfenheit zeigten und offenbar erhebliche Schwierigkeiten hatten, ihre Gefühle in Sprache umzusetzen. Lueger-Schuster und Pal-Handl (2004, S. 22) bezeichnen dies als ein *„altersbedingtes Fehlen des sprachlichen Ausdrucks für innerpsychische Vorgänge"*.

fehlende Verbalisierungsfähigkeit bei Kindern

Ein zusätzliches Problem besteht darin, dass viele Kinder, mitunter auch Jugendliche, Angst davor haben, ein Unglück mit der Äußerung bestimmter Dinge noch zu verschlimmern. Sie überlegen, was ihre Äußerung womöglich anrichten könnte, verzichten dann unter Umständen lieber darauf, etwas zu sagen und tun so, als wäre alles in Ordnung. Wenn jüngere Kinder Schmerzen haben, kann es auch sein, dass sie diese bewusst verschweigen, weil sie fürchten, ihnen stehe sonst eine schmerzhafte Behandlungsprozedur, ein Krankenhausaufenthalt oder eine schreckliche Operation bevor. In ähnlicher Weise gilt dies für belastende Gedanken: Ein Schüler traut sich unter Umständen nicht, über sie zu sprechen, weil er fürchtet, er könnte für diese Art von Gedanken von seinem Lehrer bzw. seiner Lehrerin bestraft werden.

Schweigen aus Angst vor negativen Folgen

### Sozialpsychologische Belastungen

**Froschperspektive:** Die Wahrnehmung eines Notfallgeschehens „von unten nach oben" kann ebenfalls Angst auslösen oder verstärken. Personen, die sich vor einem Kind „aufbauen", erscheinen überdimensional groß oder verzerrt. Das Wahrgenommene kann daher bedrohlich wirken (Karutz und Lasogga 2016).

Auf Augenhöhe des Kindes gehen!

Wenn ein verletztes, auf dem Boden liegendes Kind „von oben herab" behandelt wird, sorgt schon dies für eine (unnötige!) Zusatzbelastung. Sie lässt sich jedoch vermeiden, wenn man sich bei der Hilfeleistung stets auf die Augenhöhe des betroffenen Kindes herunterbeugt bzw. auf die Knie geht.

**Anblicke:** Auch der Anblick von Verletzungen, Blutspritzern, Erbrochenem und Toten wird von Kindern als sehr belastend erlebt. Allein schon der Anblick von Notfallspuren, zum Beispiel Bremsspuren, Kreidemarkierungen der Polizei auf einer Straße oder Einschusslöchern in den Wänden eines Schulgebäudes, kann äußerst unangenehm sein (s. Abb. 9).

Notfallspuren können belasten

Kinder, die einen Notfall selbst überhaupt nicht miterlebt haben und stattdessen lediglich die Spuren des jeweiligen Ereignisses zu sehen bekommen, werden dadurch mitunter angeregt, sich das Geschehene in ihrer Fantasie auszumalen.

**Beispiel**

Bei einem Verkehrsunfall wurde ein Schüler auf seinem Fahrrad unmittelbar vor der Schule angefahren und schwer verletzt. Schüler, die lediglich das verbogene Fahrrad sahen, berichteten in einer Interviewstudie noch Monate später, dass sie sich immer wieder vorgestellt hätten, wie der verletzte Mitschüler ausgesehen haben muss, wenn schon sein Fahrrad so stark beschädigt war. Bei einem anderen Unfall haben Rettungsdienstmitarbeiter ihre blutverschmierten Handschuhe nach der Versorgung des Patienten in einem Mülleimer auf dem Schulgelände entsorgt. Allein der

Anblick dieser Handschuhe löste wildeste Spekulationen über die entstandenen Verletzungen aus (Karutz 2004a).

**Empathie:** Generell können Schüler sich mit den direkt von einem Notfall Betroffenen identifizieren oder zumindest solidarisch verbunden fühlen, oftmals haben sie auch ein äußerst starkes Mitgefühl (TAPN 2005). Wenn keine Hilfe erfolgt und Erwachsene bei einem Unglück scheinbar untätig zuschauen, ist das für Schüler sehr unangenehm. Das Unterlassen von Hilfe ist für sie kaum nachzuvollziehen (Karutz 2004a).

soziale Nähe zum Notfallopfer ist entscheidend

Zudem ist sicherlich von Bedeutung, in welcher Beziehung direkt und indirekt Notfallbetroffene zueinander stehen. Wenn ein Schüler davon erfährt, dass ein Fremder verunglückt ist, dürfte dies eine andere Relevanz haben als wenn ein Klassenkamerad betroffen ist. Wenn Freunde eines Kindes, Geschwister, Eltern oder Lehrkräfte von einem Notfall betroffen sind, ist dies für Kinder vor allem deshalb stark belastend, weil ihnen diese Bezugspersonen sonst Sicherheit vermittelt haben (Fischer 2011).

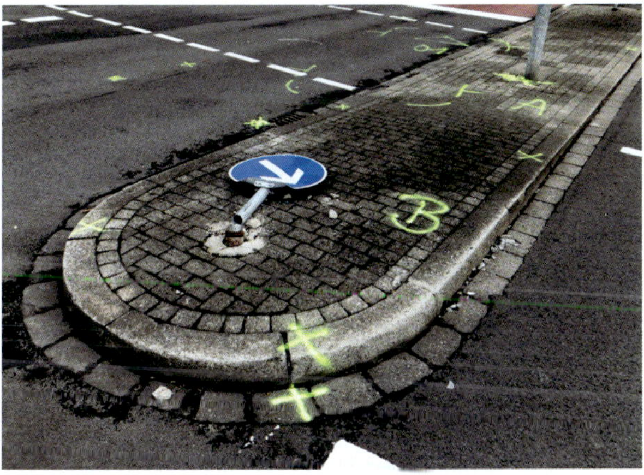

**Abb. 9** ▶ Notfallspuren als Belastungsfaktor (Foto: Harald Karutz)

Auch und gerade Lehrkräfte haben im Leben vieler jüngerer Kinder eine enorme Bedeutung. Eine akute Erkrankung oder Verletzung von Lehrkräften ist deshalb extrem belastend und kann bei Schülern heftige Reaktionen verursachen, die niemals unterschätzt werden sollten!

Schüler von Medienvertretern abschirmen!

**Zuschauer und Medienvertreter:** Kinder und Jugendliche empfinden ebenso wie Erwachsene die Anwesenheit von Zuschauern und Medienvertretern bei Notfällen als unangenehm. Vor allem Fotografen werden als zusätzliche Belastung erlebt, weil sie eben nicht helfen, sondern aus Sicht der von einem Notfall betroffenen Schüler *„nur herumknipsen“* (Karutz 2004a, S. 111; s. Abb. 10).

Mitunter wird sogar berichtet, dass Kinder und Jugendliche nach Notfällen in Schulen regelrecht bedrängt wurden, um z.B. ein Interview zu geben oder sich zum Ablauf des Notfallgeschehens zu äußern. Vor solchen Übergriffen sind Schüler unbedingt zu schützen!

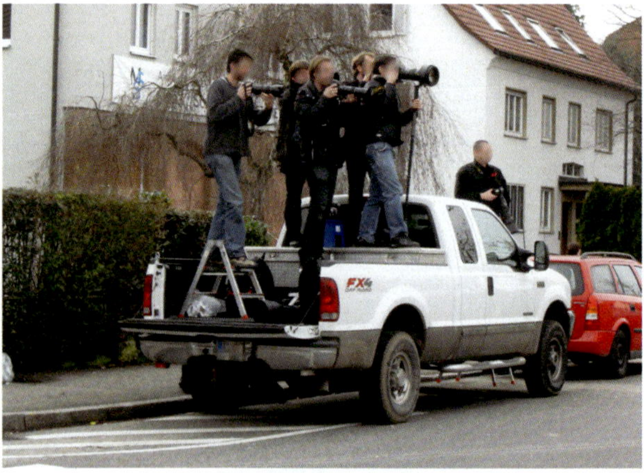

**Abb. 10** ▶ Ein besonders aufdringliches Verhalten von Medienvertretern wird bei Notfällen in Schulen als starke Belastung empfunden (Foto: Harald Karutz).

**Beispiel**

Eine Schülerin, die den Amoklauf in Erfurt miterlebt hat, schreibt: *„Die sind alle gleich wie die Geier auf einen gestürzt. Aber die meisten Schüler haben nichts gesagt, konnten noch gar nichts sagen. Und wenn dann doch einer was gesagt hat, dann waren gleich alle auf einmal da, und das war schon schlimm“* (Hajdu 2005, S. 24). Ein anderer Schüler des Gutenberg-Gymnasiums berichtete: *„Die Begegnung mit den Medien war sowieso der Hammer. Die waren teilweise so penetrant, das kann man ruhig sagen, die haben dir die Kamera unter die Nase gehalten, da hast Du nicht mehr atmen können“* (Niemann und Niemann 2005, S. 86). Nach dem Amoklauf in Winnenden und Wendlingen berichteten Betroffene Ähnliches (Blank-Gorki, Karutz und Helmerichs 2017).

Altersunangemessenes Verhalten gegenüber Kindern: Wenn der Entwicklungsstand von Schülern bei der Hilfeleistung nicht ausreichend berücksichtigt wird, kann dies ebenfalls belastend sein.

**Beispiel**

In einer Interviewstudie berichteten zwei Jugendliche von einem psychosozialen Akuthelfer, der ihnen im Rahmen der Notfallnachsorge Buntstifte und Zeichenblöcke angeboten hat, um nun doch *„ein Bild zu malen“*. Die Jungen und Mädchen im Alter von 14 und 15 Jahren hätten nach eigenen Angaben jedoch *„viel lieber eine Zigarette geraucht“* (Karutz 2004a, S. 110).

Zu beachten ist, dass der Entwicklungsstand von Kindern und Jugendlichen tendenziell eher unter- als überschätzt wird. Das bedeutet: Kindern wird meist weniger zugetraut und zugemutet, als durchaus vertretbar wäre!

Kinder nicht unterschätzen!

Besondere Äußerungen: In einer Studie gaben viele Kinder an, dass sie bestimmte verbale Äußerungen in einem Notfallgeschehen als besonders unangenehm erlebt haben (Karutz 2004a). Hier kann es sich um vermeintlich „Witziges" wie „einen Spruch" handeln, aber auch um Respekt- bzw. Pietätlosigkeiten oder in einer anderen Weise Unverständliches.

Kinder sehr sensibel für Saloppes/ Pietätloses

Solche unangemessenen Äußerungen irritieren nicht nur unmittelbar in der Akutsituation, sie prägen sich auch intensiv ein und bleiben nachhaltig in (belastender) Erinnerung. Darüber hinaus stellt sich Schülern u.U. die Frage, wie jemand nur „so etwas" sagen kann!

**Beispiel**

Bei einem schweren Verkehrsunfall in der Nähe des Schulgebäudes liefen jüngere Kinder – offenbar unter dem Eindruck des Erlebten – sehr aufgeregt herum und riefen laut: *„Ey cool, da ist einer abgenippelt!"* (Karutz 2004a, S. 102). Dies wurde von den älteren Schülern als sehr belastend empfunden.

### 3.1.1.2 Physiologische Belastungen

**Interne physiologische Belastungen**

Schmerzen: Ist ein Schüler bei einem Notfall körperlich verletzt worden, hat er sicherlich mehr oder weniger starke Schmerzen. Das subjektive Schmerzempfinden des Schülers hängt davon ab, inwieweit er gelernt hat, Schmerzen zu ertragen, und davon, für wie bedrohlich er seine Verletzung(en) hält. Dies wird wiederum durch sein Wissen und seine Vorstellungen im Hinblick auf den Bau und die Funktion des menschlichen Körpers beeinflusst. Vor allem jüngere Kinder sind über Lage und Bedeutung von Organen meist jedoch nur ungenau informiert. Daher schätzen sie bedrohliche Verletzungen mitunter als harmlos ein, wäh-

Kinder können Verletzungen oft nicht realistisch einschätzen

rend sie Bagatellverletzungen, etwa oberflächliche Wunden, unter Umständen als extrem bedrohlich erleben (De Kuiper 1999, Lohaus und Ball 2006).

Für das Schmerzempfinden von Schülern ist auch von Bedeutung, wie differenziert sie den eigenen Körper wahrnehmen. Im Alter von etwa drei Jahren zeichnen Kinder Menschen – ihrem eigenen Körperbild entsprechend – beispielsweise noch als „Kopffüßler“, bei denen der gesamte Körper als Kreis dargestellt wird, von dem nur Arme und Beine abstehen. Auch im Grundschulalter können manche Schüler noch Schwierigkeiten haben, Schmerzen genau zu lokalisieren und einem einzelnen Körperteil zuzuordnen.

Schmerz für Kinder schwer zu lokalisieren

**Jüngere Kinder geben oftmals pauschal „Bauchschmerzen“ an, obwohl ein anderer Körperteil betroffen ist (Lohaus und Ball 2006). Das macht es Lehrkräften (ebenso wie professionellen Rettungskräften!) manchmal schwer herauszufinden, was ein erkranktes oder verletztes Kind eigentlich hat.**

dadurch erschwerte Diagnostik durch Helfer

**Durst:** Zumindest bei Schülern im Grundschulalter ist die Körperoberfläche im Verhältnis zum Körpergewicht größer als bei Erwachsenen (Atzbach und Schaumberg 2011). Daraus resultiert, dass Kinder dieses Alters über die Haut besonders viel Flüssigkeit verlieren. Bei hohen Temperaturen und länger andauernden Notfallsituationen, wie zum Beispiel einer Geiselnahme oder einem Großschadensereignis, kann es daher sein, dass diese Schüler sehr schnell ein starkes Durstgefühl entwickeln.

stärkeres Durstgefühl

**Für solche Fälle sollten in einer Schule immer einige Getränke eingelagert sein, beispielsweise Apfelschorle oder ein Früchtetee. Orangensaft, Milch und Kakao werden nicht von allen Kindern gut vertragen!**

**Bewegungseinschränkungen:** Werden Kinder bei einem Notfall festgehalten oder dürfen sie sich, etwa bei einer Geiselnahme, auf Anweisung des Täters nicht bewegen, ist das für sie besonders belastend (Levine und Kline 2005): Kinder haben grundsätzlich einen stärkeren Bewegungsdrang als Erwachsene. Auch haben sie in der Regel noch nicht gelernt, sich für einen längeren Zeitraum ruhig zu verhalten. Hinzu kommt, dass viele Kinder sich gerade in einer Notfallsituation bewegen möchten, um Erregung abzubauen. Je weniger sie sich bewegen können, desto erregter sind sie.

Bewegungsdrang nachkommen

Aus diesem Grund sollten Kinder sich in und nach einem Notfall möglichst viel bewegen können. Dass sie – beispielsweise in einem Nachsorgegespräch (s. KAP. 6.1.5) – kaum ruhig sitzen bleiben können, ist absolut verständlich und sollte ihnen nicht vorgeworfen werden!

Sensorische Empfindungen: Bei vielen Schülern treten in Notfällen ungewohnte sensorische Empfindungen auf. Unter Umständen wird ihnen schwindelig, übel oder „das Herz klopft ganz heftig“. Vor allem bei Verletzungen können auch Taubheitsgefühle und – unabhängig von den Außentemperaturen – ungewohnte Kälte- oder Wärmeempfindungen auftreten.

Missempfindungen, Schwindel und Herzklopfen

Viele dieser Empfindungen können bei sehr sensiblen Schülern Angst oder eine Panikattacke und eine Hyperventilation auslösen. In einigen Fällen übertragen sich solche Reaktionen dann auf andere, sodass das Geschehen im Sinne einer Massenhysterie eine zusätzliche Eigendynamik bekommt.

**Beispiel**

Beispiel für eine Massenhysterie ist die „Arjenyattah-Epidemie“, die am 21. März 1983 im Westjordanland aufgetreten ist: Zunächst klagte lediglich eine Schülerin über Atemnot und Schwindel. Kurze Zeit später meinten sechs weitere Schüler, ähnliche Symptome bei sich wahrzunehmen. Nach einigen Stunden wurden bereits 60 Schüler in ein Krankenhaus eingeliefert. Wenige Tage später ereigneten sich dann zwei weitere Vorfälle dieser Art, sodass letztlich alle Schulen im Westjordanland geschlossen werden mussten und insgesamt 949, überwiegend weibliche Personen ärztlich untersucht worden sind. Eine medizinische Ursache für die empfundenen Symptome konnte jedoch bei niemandem festgestellt werden.

**Externe physiologische Belastungen**

Kinder geruchsempfindlicher

**Gerüche:** Die Geruchswahrnehmung ist – zumindest bei jüngeren Schülern – offenbar intensiver als bei Erwachsenen. Unangenehme Gerüche können deshalb zusätzliche Ängste, Übelkeit, Kopfschmerzen oder schlichtweg Ablehnung auslösen. Dies gilt besonders, wenn die Gerüche unbekannt, scharf und stechend sind wie zum Beispiel der Brandrauch bei einem Feuer, der Geruch eines Desinfektionsmittels, eines besonders aufdringlichen Parfüms oder verbrannter Haut (De Kuiper 1999, Mannel 2003).

Allein das stark riechende Rasierwasser einer Lehrkraft, eines Schulpsychologen oder eines Schulseelsorgers kann dazu führen, dass derjenige keinen guten Kontakt zu betroffenen Schülern knüpfen kann!

**Lärm, Stille und Geräusche:** Auch Stille (Aussage einer Schülerin in einem persönlichen Gespräch mit dem Autor dieses Buches: *„Wir saßen wie erstarrt in der Klasse, und niemand hat einen Mucks von sich gegeben. Man hätte eine Stecknadel fallen hören können.“*) oder plötzlich auftretender Lärm, zum Beispiel das Martinshorn der eintreffenden Rettungskräfte, können als etwas sehr Unangenehmes erfahren werden (TAPN 2005). Geräusche von Knochenteilen, die bei Frakturen aneinander reiben, und das Würgen beim Erbrechen werden von Schülern als besonders schwer erträglich empfunden. Bei einem Verkehrsunfall vor einer Schule erlebten viele Kinder das Geräusch, als ein Mitschüler von einem Pkw erfasst und überfahren wurde, sogar als die größte Belastung des Notfalls (Karutz 2004a).

akustische Eindrücke werden stark erinnert

Solche akustischen Eindrücke werden oftmals sehr intensiv und nachhaltig abgespeichert. Sie werden „immer wieder gehört" und können auch lange Zeit nach der eigentlichen Notfallsituation noch eine sehr starke psychische Belastung darstellen!

**Hitze bzw. Kälte:** Die Temperatur kann für Notfallbetroffene ebenfalls eine Belastung darstellen (Karutz und Lasogga 2016). Kinder erleiden zum Beispiel rasch eine Unterkühlung, wenn sie bei einem Unfall für einige Minuten auf dem Boden liegen oder bei einem Feuer aus der Schule in Sicherheit gebracht wurden und längere Zeit ohne Jacke im Freien stehen müssen. Doch auch hohe Temperaturen, sowohl witterungsbedingte (z.B. durch Sonneneinstrahlung) als auch notfallbedingte (z.B. durch Wärmestrahlung eines Feuers), sind für Kinder belastend. Zu beachten ist in diesem Zusammenhang, dass Kinder generell weniger Ressourcen haben als Erwachsene, um Temperaturschwankungen zu kompensieren (Atzbach und Schaumberg 2011).

Kinder sind temperaturempfindlicher

Auch und gerade in einem Notfallgeschehen sollte darauf geachtet werden, dass Kinder einerseits keiner intensiven Sonneneinstrahlung ausgesetzt und vor hohen Temperaturen zu schützen sind – und dass sie andererseits womöglich rasch mit einer Decke gewärmt werden müssen!

### 3.1.2 Moderatorvariablen

Die in einem Notfall auftretenden, im vorangegangenen Kapitel dargestellten Belastungen führen bei Kindern und Jugendlichen zu ganz unterschiedlichen Reaktionen:

- Einige Schüler sind nach einem Notfall sehr aufgeregt, schreien, weinen oder reden sehr viel.
- Einige Schüler sind „starr vor Schreck", in sich gekehrt und still.
- Einige reagieren besonders ängstlich oder womöglich auch aggressiv.
- Einige bleiben, zumindest äußerlich, vielleicht auch recht gelassen und wirken „cool" oder „tapfer".

Verantwortlich dafür sind u. a. sogenannte Moderatorvariablen, die das individuelle Belastungserleben – stark vereinfacht formuliert – verstärken oder verringern können (ausführlicher siehe Bengel, Meinders-Lücking und Rottmann 2009). Je nachdem, welche Wirkung sie haben, bezeichnet man sie als protektive (also schützende, belastungsvermindernde) Variablen oder Risikovariablen, die zum Beispiel auch die Entwicklung negativer psychischer Folgeschäden begünstigen. Nachfolgend wird schematisch zwischen biologischen, soziografischen und psychologischen Moderatorvariablen unterschieden (s. a. TAB. 9).

protektive und Risikovariablen moderieren Belastung

Von den unzähligen Moderatorvariablen wird hier nur eine kleine Auswahl angesprochen. Zudem ist zu beachten, dass nicht alle Moderatorvariablen gleich stark wirksam sind: Wirkeffekte entstehen vielmehr aus hochkomplexen, bei Weitem nicht abschließend erforschten Wechselwirkun-

**TAB. 9:** Moderatorvariablen

| Biologisch | Soziografisch | Psychologisch |
|---|---|---|
| • Alter<br>• Geschlecht<br>• Gesundheit, Konstitution | • Familie<br>• Freunde<br>• kulturelle Prägung<br>• Medien | • Persönlichkeitsmerkmale<br>• Resilienz<br>• Kohärenz<br>• Erziehung<br>• Todes- und Suizidverständnis<br>• Coping- bzw. Bewältigungsstrategien |

gen der einzelnen Variablen untereinander (Bengel, Meinders-Lücking und Rottmann 2009).

#### 3.1.2.1 Biologische Moderatorvariablen

je jünger, desto gefährdeter

**Alter:** Je jünger ein notfallbetroffenes Kind ist, umso gefährdeter ist es, negative psychische Folgen zu entwickeln (Landolt 2012). Mitunter wird zwar die Ansicht vertreten, dass jüngere Kinder noch nicht überblicken können, was in einem Notfall eigentlich geschehen ist, und sie demnach nur relativ geringen Belastungen ausgesetzt sind. Dies trifft jedoch nicht zu: Zwar können jüngere Kinder ein Notfallgeschehen kognitiv nicht unbedingt in seiner ganzen Tragweite erfassen, doch nehmen sie das Verhalten, die Reaktionen und auch die Stimmen anderer Menschen in ihrer Umgebung sehr sensibel wahr. Dadurch spüren sie sehr rasch, dass „etwas nicht stimmt“, und sie realisieren eine Notfallsituation durchaus deutlich: *„Je kleiner ein Kind ist, desto intensiver liest es auch vom Gesichtsausdruck seiner Bezugspersonen ab, wie ernsthaft die Gefahr ist“* (Levine und Kline 2005, S. 118).

Kinder merken, „wenn etwas nicht stimmt“

Kinder im Grundschulalter sind grundsätzlich als vulnerabler einzuschätzen als ältere Kinder bzw. Jugendliche auf weiterführenden Schulen.

**Geschlecht:** Beim Umgang mit Emotionen und Schmerzempfindungen kann auch das Geschlecht eine Rolle spielen. Mädchen können körperliche Schmerzen häufig besser ertragen als Jungen. Außerdem werden Mädchen eher so sozialisiert, dass sie zum Beispiel weniger Hemmungen haben, ihre Emotionen zu zeigen, also zu weinen oder über ihre Emotionen zu sprechen als Jungen.

Gender-Sozialisation kann Reaktionen überlagern

Mädchen reagieren in Notfällen daher meist „sichtbarer“ emotional, während viele Jungen versuchen, den Anschein von „Coolness" zu bewahren und sich einige Mühe geben, sich „nichts anmerken zu lassen". Ein solches Verhalten sagt aber nichts über die tatsächliche psychische Belastung von Jungen aus!

**Gesundheit, Konstitution:** Sowohl die generelle Konstitution als auch die aktuelle gesundheitliche Verfassung von Betroffenen sind in einem Notfall von Bedeutung. Wer einen kräftigen Körperbau hat, durchtrainiert, leistungsfähig und auch ansonsten vollkommen gesund ist, wird einen Notfall – zumindest körperlich – sicherlich besser bewältigen können.

körperliche Fitness als Schutzfaktor

Demgegenüber wird das Risiko für die Entwicklung negativer Folgen nach einem Notfall durch chronische Erkrankungen wie Diabetes mellitus, eine Allergie oder auch vorübergehende gesundheitliche Einschränkungen wie eine akute Erkältungskrankheit sicherlich erhöht: Letztlich handelt es sich um Vorbelastungen, die von vornherein einige Ressourcen binden.

Auch die psychische Gesundheit ist hier relevant: Vorbestehende Beschwerden bzw. Störungen können die Bewältigung eines Notfalls zum Beispiel ebenfalls erschweren bzw. beeinträchtigen.

psych. Erkrankungen oder Förderbedarf als Risiken

**Zahlen, Daten, Fakten**

Der Anteil von Kindern und Jugendlichen mit psychischen Störungen an der Gesamtschülerzahl hat in den vergangenen Jahren zugenommen: von 0,6 % im Jahr 2007 auf 1,2 % im Jahr 2016. Mindestens 87.000 Schüler in Deutschland gelten demnach als „verhaltensauffällig" und weisen insbesondere im Bereich der sozial-emotionalen Entwicklung einen besonderen Förderbedarf auf (Breyton 2018b).

Im jährlich erhobenen „DAK-Präventionsradar" gaben 48 % der befragten Mädchen und rund ein Drittel der befragten Jungen an, „oft" oder „sehr oft" unter Stress zu leiden, was u.a. mit Kopf-, Rücken- und Bauchschmerzen einhergeht. Bei 23 % der an der Studie Teilnehmenden wurden depressive Symptome festgestellt. Befragt wurden insgesamt rund 9.300 Schülerinnen und Schüler der Jahrgangsstufen 5 bis 10 (Institut für Therapie- und Gesundheitsforschung 2019).

Schüler, die an einer Erkrankung leiden bzw. gesundheitlich – wie auch immer – vorbelastet sind, sollten nach einem Notfall besondere Aufmerksamkeit erfahren.

### 3.1.2.2 Soziografische Moderatorvariablen

Bindung an Bezugspersonen wichtig

Familie: Ein enger Zusammenhalt innerhalb der Familie eines notfallbetroffenen Schülers kann die Verarbeitung des Erlebten erleichtern. Besonders wertvoll und wichtig sind stabile Bindungen bzw. ist eine Bindung zu mindestens einer erwachsenen Bezugsperson (Juen, Warger und Nindl 2015).

**Zahlen, Daten, Fakten**

Die Familie kann für Kinder ein Zufluchtsort sein, der ihnen Halt und Geborgenheit vermittelt. Bei den meisten Kindern in Deutschland ist dies auch der Fall: Rund 90 % der in einer Studie befragten 3.448 Kinder im Alter von 8 bis 14 Jahren gaben an, sich in ihrer Familie „sehr“ oder sogar „zu 100 %“ sicher zu fühlen (Andresen, Wilmes und Möller 2019).

familiäre Sicherheit wirkt protektiv

Ein konfliktreiches, disharmonisches Familienleben mit unsicheren Bindungen stellt dagegen eine zusätzliche Belastung dar (Fischer und Riedesser 2009). Die folgenden Variablen können die Wahrscheinlichkeit ebenfalls erhöhen, dass sich bei Kindern und Jugendlichen nach Notfällen negative Folgen entwickeln (Egle, Hoffmann und Joraschky 2004):

Risikofaktoren in der Familie

- schlechte Schulbildung der Eltern,
- Kriminalität oder Dissozialität der Eltern,
- psychische Störungen eines Elternteils,
- mütterliche Berufstätigkeit im ersten Lebensjahr,
- früher Verlust der Mutter,
- uneheliche Geburt des Kindes,
- große Familien mit wenig Wohnraum,
- niedriger sozioökonomischer Status der Herkunftsfamilie.

**Zahlen, Daten, Fakten**

In einer Studie zu Kinder- und Familienarmut in Deutschland stellten Tophoven, Wenzig und Lietzmann (2015) fest, dass 2,58 Millionen Kinder unter 15 Jahren (24,2 % dieser Altersgruppe) in Familien aufwachsen, die armutsgefährdet sind oder Leistungen der Grundsicherung beziehen. Diese Kinder leben oftmals in beengten Wohnverhältnissen, haben z.B. keine geeignete Winterkleidung und sind im Hinblick auf Freizeitaktivitäten aus finanziellen Gründen eingeschränkt. Kinobesuche und Ausflüge können sie sich meist nicht leisten.

Wechselspiel von Belastungen und Moderatorvariablen entscheidend

Diese Variablen sollten – wie sämtliche Moderatorvariablen – allerdings nicht isoliert betrachtet und in ihrer Bedeutung auch nicht überschätzt werden. Es handelt sich immer um komplexe Wechselwirkungen, sodass ein Risikofaktor auch durch andere protektive Variablen kompensiert werden kann.

Allein aus dem Vorhandensein einzelner Risikofaktoren lässt sich nicht ableiten, welche Entwicklung bei einem Kind tatsächlich eintreten wird. Entscheidend ist immer die Gesamtbetrachtung von Belastungen und Moderatorvariablen in ihrem komplexen Zusammenspiel.

stabile Freundschaften wichtig; Qualität vor Quantität

**Freunde:** Wenn Kinder oder Jugendliche über dauerhafte und stabile Bindungen zu Freunden (Peers) verfügen, hilft ihnen das bei der Bewältigung des Notfalls. Unsichere oder fehlende Freundschaften stellen demgegenüber einen Risikofaktor dar (Fischer und Riedesser 2009). Dabei ist das Erleben der sozialen Unterstützung entscheidend, d.h. nicht die Zahl, sondern die Qualität von Beziehungen (Kaluza 2018). „*Social Support*" kann beispielsweise unterstützend, Mut machend und positiv verstärkend oder aber auch zurückhaltend, hilflos und sogar kränkend ausfallen (Dorfmüller 2005).

Im Hinblick auf die Bewältigung eines Notfalls kommt es also nicht so sehr darauf an, wie viele Freundschaften ein Schüler hat (und wie viele Menschen z.B. Anteil nehmen), sondern wie stabil, belastbar und hilfreich die vorhandenen Kontakte tatsächlich sind.

**Kulturelle und religiöse Prägung:** Notfälle werden auch in Abhängigkeit von der kulturellen und religiösen Prägung unterschiedlich erlebt. Kultur und Religion vermitteln beispielsweise, wie man mit Schmerz umgeht, wie man trauert und worin Ursachen eines Unglücks zu sehen sind. Ebenso kann die Bewertung einzelner Notfallsituationen kultur- und religionsabhängig variieren. Was von manchen als Wille Gottes aufgefasst und fatalistisch hingenommen wird, erfordert von anderen ein besonders engagiertes Handeln.

kultursensibles Notfallmanagement

Aus der jeweiligen kulturellen und religiösen Prägung heraus resultieren unterschiedliche Reaktionen von Betroffenen, was in Schulgemeinden durchaus zu Missverständnissen und Konflikten führen kann. Aus diesem Grund ist im Rahmen des Notfallmanagements oftmals auch Kultur- und Religionssensibilität bzw. interkulturelle Kompetenz gefordert (Schmidt et al. 2018).

**Medien:** Wie sich Mediendarstellungen auf das Erleben von Notfällen auswirken, ist nur schwer einzuschätzen. Eine pauschale Beurteilung ist nicht möglich, da die Auswirkungen unter anderem von der Häufigkeit und der Art des Medienkonsums abhängen. So ist es zum Beispiel nicht unerheblich, welche Sendungen sich ein Schüler im Einzelnen ansieht und welche Texte er liest. Denkbar ist, dass das medial erworbene Wissen die psychischen Belastungen während eines Notfalls verstärkt. Ein verletztes Kind, das im Fernsehen Berichte über schmerzhafte Behandlungen gesehen hat, befürchtet eventuell, solche Prozeduren könnten auch bei ihm durchgeführt werden. Das Lesen von Zeitschriftenbeiträgen hat unter Umständen eine ähnliche Wirkung. Berichte über Notfälle könnten auch desensibilisieren und zu einer emotionalen Abstumpfung führen.

Einfluss von Medien unklar

**Zahlen, Daten, Fakten**

Ein durchschnittlicher 18-Jähriger hat im Laufe seines Lebens 13.000 Stunden in der Schule und 25.000 Stunden vor dem Fernseher verbracht. Dabei hat er – statistisch errechnet – womöglich bis zu 32.000 Morde und 200.000 Gewaltakte gesehen. In Deutschland sehen jugendliche Schüler durchschnittlich vier Stunden fern am Tag, und in 58 % aller ausgestrahlten Fernsehsendungen ist mindestens eine Gewalttat zu sehen (Waldrich 2007).

Andererseits können sich Kinder aus Mediendarstellungen auch Wissen über angemessenes Verhalten in Notfällen aneignen, das sie dann in einem Notfall abrufen und das ihnen Sicherheit gibt. Darüber, wie häufig zum Beispiel in Fernsehsendungen auch Hilfeleistungen gezeigt werden, gibt es allerdings keine statistischen Erhebungen.

Die moderierende Wirkung von Medienberichten kann nicht abschließend beurteilt werden. Die Studienlage hierzu ist unübersichtlich und uneinheitlich!

### 3.1.2.3 Psychologische Moderatorvariablen

„Ich-Stärke“ und Intelligenz vorteilhaft

**Persönlichkeitsmerkmale:** Kinder und Jugendliche unterscheiden sich natürlich hinsichtlich bestimmter Charakteristika wie Extraversion, Selbstsicherheit usw. Protektive Persönlichkeitsmerkmale sind zum Beispiel eine optimistische, fröhliche Grundhaltung, emotionale Stabilität, Durchsetzungsfähigkeit, Selbstsicherheit und eine zumindest durchschnittliche Intelligenz (Egle, Hoffmann und Joraschky 2004; Juen, Warger und Nindl 2015). Demgegenüber wird die Wahrscheinlichkeit, dass ein Kind eine Notfallerfahrung nicht ohne Weiteres bewältigen kann, durch das jeweilige Gegenteil dieser Merkmale erhöht.

Darüber hinaus stellt generelle Angst bzw. Ängstlichkeit eines Kindes einen weiteren Risikofaktor dar (Hausmann 2016; Laucht 2003).

**Resilienz:** Einige Kinder sind *resilienter* als andere, d.h. sie sind besonders widerstandsfähig und können auch eine Notfallsituation vergleichsweise gut bewältigen. Andere Kinder sind besonders *vulnerabel*, d.h. sie erleben einen Notfall extrem belastend, und auch die Entwicklung psychischer Notfallfolgen ist bei ihnen wahrscheinlicher.

6 förderliche Kompetenzen

Sechs Kompetenzbereiche eines Kindes sind dabei besonders relevant: Die Selbst- und Fremdwahrnehmung, die Selbstwirksamkeit, die soziale Kompetenz, die Selbstregulation, die Problemlösungsfähigkeiten sowie die aktiven Bewältigungsstrategien (Rönnau-Böse 2017). Jeder dieser Bereiche kann individuell gefördert werden.

Resilienz auch von sozialen Beziehungen geprägt

Resilienz ist jedoch nicht allein von Persönlichkeitsmerkmalen abhängig, sondern wird außerdem stark von den Bindungen zu Bezugspersonen, sozialen Beziehungen außerhalb der Familie, der pädagogischen Qualität von und dem Klima in Bildungsinstitutionen sowie den Erfahrungen mit der Bewältigung kritischer Ereignisse beeinflusst (Fröhlich-Gildhoff und Rönnau-Böse 2011). In Tabelle 10 sind die

**TAB. 10:** Merkmale von Resilienz (nach Grotberg 2011)

| Ich habe ... | Ich bin ... | Ich kann ... |
|---|---|---|
| • vertrauensvolle Beziehungen<br>• Struktur und Regeln in meiner Umgebung<br>• positive Rollenvorbilder<br>• Ermutigung, autonom zu sein/zu werden<br>• Zugang zu Gesundheit, Bildung, Wohlstand und Sicherheit | • liebenswert und mein Temperament ansprechend<br>• sensitiv gegenüber anderen<br>• respektvoll gegenüber mir selbst und anderen<br>• autonom und verantwortungsbewusst<br>• erfüllt von Hoffnung, Glauben und Vertrauen | • mit anderen über Dinge sprechen, die mich belasten<br>• Wege finden, um Probleme zu lösen<br>• meine Gefühle und Impulse managen<br>• mein eigenes Ich und das Temperament anderer einschätzen<br>• vertrauensvolle Beziehungen aufsuchen und eingehen |

einzelnen Merkmale, die Resilienz von Kindern ausmachen, übersichtlich zusammengefasst.

**Je ausgeprägter die Resilienz eines Kindes ist, umso besser werden Notfallerfahrungen bewältigt werden können.**

**Kohärenz:** Nach Antonovsky (1997) trägt auch das Kohärenzerleben dazu bei, wie jemand mit einer belastenden Erfahrung, zum Beispiel einem Notfall, umgehen kann. Dieses Kohärenzerleben setzt sich zusammen aus drei Faktoren:

3 Faktoren prägen Kohärenzerleben

- *Verstehbarkeit (Comprehensibility)* bedeutet, dass einzelne Ereignisse strukturiert bzw. geordnet erscheinen und man im Leben insgesamt Zusammenhänge erkennen, verstehen und nachvollziehen kann.
- *Handhabbarkeit (Manageability)* bezieht sich darauf zu vertrauen, dass die eigenen Ressourcen

schon ausreichen werden, um die Widrigkeiten bewältigen zu können, mit denen man in seinem Leben konfrontiert wird.

- Mit *Sinnhaftigkeit (Meaningfulness)* ist schließlich gemeint, dass ein Engagement zur Lösung von Schwierigkeiten grundsätzlich sinnvoll und angebracht ist, d.h. dass es sich lohnt, Herausforderungen konstruktiv zu begegnen. Zudem bezieht sich dieser Aspekt darauf, auch in größten Unglücken zumindest irgendeinen Sinn erkennen zu können.

Bei einem stark ausgeprägten Kohärenzerleben erscheint die Welt im Wesentlichen demnach als in sich stimmig bzw. verstehbar, handhabbar und sinnhaft. Wer nur in geringem Maße Kohärenz erlebt, kapituliert und verzweifelt z.B. eher: Ein Unglück erscheint dann als völlig unverständlich, überfordernd und ergibt überhaupt keinen Sinn.

selbst...
-ständig
-behauptet
-bestimmt

**Erziehung:** Das erzieherische Verhalten von Eltern und anderen Bezugspersonen beeinflusst ebenfalls, ob und wie Kinder dazu in der Lage sind, Belastungen zu bewältigen. Günstig wirkt es sich aus, wenn Kinder generell viel Eigeninitiative zeigen können, gelernt haben, sich selbst zu behaupten und altersentsprechend selbstständig sind. Demgegenüber ist es problematisch, wenn Kindern zum Beispiel alle Entscheidungen abgenommen und sie übermäßig behütet werden. In diesem Zusammenhang sei auf das Phänomen der „erlernten Hilflosigkeit" (Seligman 2016) hingewiesen.

Drohung mit Arzt ist kontraproduktiv für Notfälle

Einige Eltern drohen ihren Kindern Bettruhe, die Gabe von Spritzen oder die Durchführung anderer Behandlungsprozeduren durch einen Arzt als Bestrafung für ein Fehlverhalten an. Es liegt auf der Hand, dass sich solche fragwürdigen Erziehungsmethoden in Notfällen, bei denen Injektionen, Infusionen usw. notwendig sind, zusätzlich belastend auswirken!

**Todesverständnis:** Auch das Todesverständnis bzw. altersspezifische Todesvorstellungen beeinflussen das kindliche Erleben eines Notfallgeschehens. Dies gilt wohlgemerkt nicht nur dann, wenn jemand verstorben ist. Vielmehr sind Todesvorstellungen auch dann von Bedeutung, wenn ein Kind – etwa aufgrund der subjektiven Einschätzung der Schwere einer Verletzung – sich selbst in Lebensgefahr vermutet oder den Tod eines anderen Notfallopfers befürchtet.

Vorstellung vom Tod wenig erforscht

Zu Todesvorstellungen von Kindern und Jugendlichen gibt es inzwischen viele umfangreiche Darstellungen, die jedoch durchweg nicht empirisch begründet sind. Wenn Todesvorstellungen bestimmten Altersstufen zugeordnet werden, sind die Altersangaben daher stets mit einiger Skepsis zu betrachten. Sie unterscheiden sich in den einzelnen Veröffentlichungen teilweise deutlich voneinander und sollten nicht als Dogma, sondern immer nur als grobe schematische Einteilung gesehen werden. Dies gilt auch für die folgenden Ausführungen und die Gliederung der TABELLE 11 (ausführlicher siehe Witt-Loers 2009, 2013 sowie Kern, Rinder und Rauch 2017).

**TAB. 11:** Entwicklung des Todesverständnisses von Kindern und Jugendlichen

| **Altersstufe** (Jahre) | **Einsicht in Aspekte des Todes** (+ = vorhanden, – = nicht vorhanden) | | | |
|---|---|---|---|---|
| | Irreversibilität des Todes (Der Tod ist unumkehrbar.) | Universalität des Todes (Jeder muss sterben.) | Non-Funktionalität (Alle Körperfunktionen hören auf.) | Kausalität des Todes (realistisches Verständnis verschiedener Todesursachen) |
| 0 – 3 | – | – | – | – |
| 3 – 6 | – + | – + | – | – |
| 7 – 11 | + | + | + | – + |
| ab 12 | + | + | + | + |

**Insbesondere ist zu beachten, dass das Todesverständnis immer auch stark davon abhängt, welche Erfahrungen ein Kind mit dem Thema „Tod" bereits gemacht hat und wie dieses Thema in der Erziehung aufgegriffen wurde. Diese individuellen Faktoren lassen sich in verallgemeinernden Darstellungen kaum berücksichtigen.**

Von Kindern in den ersten zwei bis drei Lebensjahren wird der Tod vor allem als Trennung empfunden. Wenn jemand, zu dem ein Kind bereits eine emotionale Bindung aufgebaut hat, plötzlich nicht mehr da ist, wird ein Kind darüber weinen und verzweifelt sein. Weil die Möglichkeiten, sich verbalsprachlich auszudrücken noch wenig entwickelt sind, kann Trauer nicht in Worte gefasst werden.

**Ein tieferes Todesverständnis ist bei Kleinkindern noch nicht vorhanden.**

häufig wird Tod als „Schlaf" verstanden

Bis zum sechsten oder siebten Lebensjahr – also etwa bis zur Einschulung – glauben viele Kinder noch, der Tod könne unter Umständen verhindert werden und sei womöglich reversibel, ein Verstorbener schlafe nur und könne auch wieder aufwachen. Daraus resultiert bei einigen Kindern auch der Gedanke, dass ein Verstorbener im Sarg Platzangst bekommen könnte oder ihm vielleicht langweilig ist. Magisches Denken erlaubt Kindern in diesem Alter zudem gedankliche Verbindungen zu Verstorbenen (*„Der Opa passt vom Himmel aus auf mich auf, und deshalb kann mir nichts passieren."*).

**Im Kindergartenalter können Kinder noch nicht verstehen, dass der Tod alle Körperfunktionen gleichermaßen betrifft. Auch die Einsicht, dass sie selbst sterben können, fehlt Kindern in diesem Alter noch.**

Zwischen dem siebten und elften Lebensjahr stellen Kinder sich den Tod häufig personifiziert vor, zum Beispiel als Skelett, Sensenmann oder Geist. Daraus kann ein gesteigertes Interesse an dem Thema (als Interesse am Unheimlichen, Gruseligen), aber auch stärkere Angst vor dem Tod resultieren. Viele Kinder dieses Alters verstehen bereits, dass der Tod endgültig ist. Sie vertreten aber häufig die Meinung, dass nur sehr alte Menschen sterben. Dass letztlich jeder Mensch jederzeit sterben kann, ist für sie nur schwer nachzuvollziehen. Das natürliche Lebensende wird von ihnen als Todesursache verstanden, nicht jedoch ein Unfall oder eine akute Erkrankung. Mitunter wird auch angenommen, dass Menschen früher sterben, wenn sie etwas Böses getan haben (Ennulat 2003). Der Tod kann also auch als Bestrafung für ein Fehlverhalten verstanden werden.

Berührungspunkte mit Thema Tod ausschlaggebend

Im Grundschulalter entwickeln Kinder ein umfassenderes Todesverständnis. Entscheidend ist hierbei, inwiefern sie mit dem Thema Tod – z.B. durch den Tod des Großvaters oder eines anderen Verwandten – in Berührung kommen.

Zwischen dem elften und zwölften Lebensjahr reift das kindliche Todesverständnis so weit, dass es dem eines Erwachsenen ähnelt. Kinder erkennen, dass der Tod (auch für sie selbst) unvorhersehbar, unabwendbar, irreversibel und allgemeingültig ist.

Kinder, die bereits eine weiterführende Schule besuchen, setzen sich zunehmend mit religiösen Vorstellungen eines Lebens nach dem Tod und mit Sinnfragen auseinander. Abhängig von Einflüssen aus der näheren Umgebung, speziell der Peer-Gruppe von Jugendlichen, kann sich allerdings auch eine besondere, mitunter problematische Faszination für Totenkulte, Mythisches und Jenseitiges entwickeln.

**Tab. 12:** Entwicklung des Suizidverständnisses von Kindern und Jugendlichen

| **Altersstufe** (in Jahren) | **Einsicht in Aspekte des Todes** (+ = vorhanden, – = nicht vorhanden) | | | |
|---|---|---|---|---|
| | Suizidabsicht | Suizidhandlung | Suizidmittel | Komplexe Suizid verursachende Mechanismen |
| 0 – 6 | – | – | – | – |
| 7 – 11 | – + | – + | – + | – |
| ab 12 | + | + | + | – + |

Suizidverständnis: In einem engen Zusammenhang mit dem generellen Todesverständnis kann außerdem das Suizidverständnis von Kindern und Jugendlichen als eine Moderatorvariable betrachtet werden. Es entwickelt sich ähnlich wie das Todesverständnis mit zunehmendem Alter, wobei ein tieferes Verständnis von Suizidabsichten, -handlungen, -mitteln und -verursachenden Mechanismen erst nach und nach vorhanden ist (Brian und Mishara 1999; s. a. Tab. 12).

Erst ab dem Grundschulalter ist für Kinder überhaupt vorstellbar, dass es Menschen gibt, die nicht mehr leben möchten. In diesem Alter ist auch ein erstes „Erahnen" möglich, dass die Selbsttötung wohl eine gewisse Sonderform des Todes darstellt. Dennoch bleiben konkrete Suizidhandlungen für die Kinder noch überwiegend unverständlich und unerklärlich.

**Beispiel**

Ein Grundschüler, dessen Vater sich von einem Zug hat überrollen lassen und der darüber auch informiert worden ist, erklärt die Suizidhandlung als Unachtsamkeit: Der Vater sei offenbar auf der einen Seite in den Zug eingestiegen und dann auf der anderen Seite wieder herausgefallen (Juen, Warger und Nindl 2015).

Auch Suizidmittel sind für Kinder im Grundschulalter nur eingeschränkt vorstellbar – meist resultierend aus dem, was Kinder in ihrem Alltag kennengelernt haben: Dass eine Pistole geeignet ist, um einen Menschen zu töten, lernen selbst Kinder beispielsweise durch Fernsehsendungen. Dass man sterben kann, wenn man aus großer Höhe herunterstürzt, ist ebenfalls bereits nachvollziehbar. Dass man sich aber auch mit Medikamenten umbringen kann oder eine Selbsttötung durch eine Strangulation möglich ist, wissen Kinder im Grundschulalter in der Regel noch nicht.

fehlendes Verständnis von Suizidmethoden

Die in Wirklichkeit hoch komplexen Mechanismen, die zu einem Suizid führen, werden zunächst eher „eindimensional“ bzw. monokausal verstanden: Jemand hat sich sehr geärgert, oder jemand war sehr traurig – und deshalb hat er sich womöglich umgebracht. Dass es psychische Erkrankungen geben kann und Suizide stets multikausal bedingt sind, bedarf gegebenenfalls erst einer entsprechenden Aufklärung (s. Kap. 7.4).

**Coping- bzw. Bewältigungsstrategien:** Die sogenannten Copingstrategien dienen dazu, mit Belastungen umzugehen und sie zu bewältigen. Allerdings gibt es wirksame und tatsächlich hilfreiche (funktionale) sowie wenig effektive bzw. sogar schädliche (dysfunktionale) Strategien.

Günstig ist eine aktive Auseinandersetzung mit der Umwelt, beispielsweise wenn ein Kind sich bemüht, gegen Schwierigkeiten anzugehen, und überlegt, was verändert werden müsste, damit es ihm besser geht. Kinder, die gelernt haben, mit unangenehmen Erfahrungen umzugehen und die wissen, wer ihnen in einem Notfall helfen kann oder wie sie sich selbst helfen können, bewältigen Notfälle in der Regel besser als andere.

aktiver Umgang mit Schwierigkeiten schult für Notfälle

Besonders hilfreich ist es, wenn ein Kind Vertrauen zu anderen Menschen hat, mit Bezugspersonen offen über seine Gefühle und Gedanken sprechen mag und wenn es ihm möglich ist, Hilfsangebote von anderen Menschen

hilfreich: inneres Erleben teilen können

anzunehmen (Hausmannc 2016; Matejcek 2009). Auch manche inneren Bilder (Imaginationen) von Kindern und einige kindlich-naive Erklärungsansätze können die Bewältigung von Notfallerfahrungen begünstigen. Ungünstige Copingstrategien sind demgegenüber Ausweichen, Verleugnen, Vermeiden und Resignation (Krüger, Brüggemann und Riedesser 2004). Problematisch ist außerdem natürlich auch, wenn Kinder oder Jugendliche nach einem Notfall zu Alkohol und Drogen greifen: Dadurch wird kein Problem gelöst, sondern lediglich ein neues geschaffen!

Alkohol- und Drogenkonsum verhindern

Kinder, die auf ungeeignete Bewältigungsstrategien zurückgreifen, sind besonders gefährdet, negative psychische Notfallfolgen zu entwickeln. Umgekehrt gilt: Kinder mit funktionalen Copingstrategien können eine Notfallerfahrung grundsätzlich durchaus bewältigen!

### 3.1.3 Situative Variablen

Neben den beschriebenen, personenbezogenen Moderatorvariablen beeinflussen bestimmte Merkmale der *Situation*, wie ein Notfall erlebt wird. Sie können ebenfalls belas-

**Tab. 13:** Situative Variablen

| präsituativ | perisituativ | postsituativ |
|---|---|---|
| • allgemeine schulische Situation<br>• psychische Vorbelastung bzw. Risiko-Gesamtbelastung<br>• unmittelbare Vorgeschichte | • Notfalltyp<br>• Dauer<br>• Wahrnehmbarkeit<br>• Gefährdung<br>• Verhalten von Helfern<br>• Anwesenheit und Verhalten von Bezugspersonen<br>• Abschluss eines Notfallgeschehens | • Auswirkungen eines Notfallgeschehens<br>• Rahmenbedingungen für Nachsorgemaßnahmen<br>• konkrete Reaktion des Umfeldes |

tungsverstärkend, aber auch belastungsmindernd wirken, je nachdem, wie der Einzelfall gelagert ist. Ebenso wie die personenbezogenen Moderatorvariablen dürfen auch diese situativen Variablen jedoch nicht isoliert, sondern immer nur in ihrem Zusammenwirken mit den jeweiligen Belastungen und den weiteren Moderatorvariablen betrachtet werden. Im Einzelnen lassen sich präsituative, perisituative und postsituative Variablen voneinander unterscheiden (s. TAB. 13).

### 3.1.3.1 Präsituative Variablen

Allgemeine schulische Situation: Das Erleben eines Notfalls hängt von vornherein auch davon ab, wie das Schulklima generell erlebt wird, was für eine Atmosphäre in den jeweils betroffenen Klassen herrscht und was für eine Beziehung zwischen Schülern und ihren Lehrkräften besteht.

Wahrnehmung der Schüler-Lehrer-Beziehung

**Zahlen, Daten, Fakten**

In einer Befragung von rund 6.000 Schülerinnen und Schülern wurde festgestellt, dass sich mehr als ein Viertel der Jungen (26,9 %) und Mädchen (28,9 %) durch die schulischen Anforderungen bereits im Alltag „einigermaßen stark" oder „sehr stark" belastet fühlt (HBSC-Studienverbund Deutschland 2015).

In einer anderen Untersuchung gaben 49 % der 1.555 befragten Jugendlichen im Alter von 12 bis 18 Jahren an, sich innerhalb der vergangenen Woche „1 – 2 Tage" gestresst gefühlt zu haben. Dabei ist das Stresserleben bei Mädchen deutlich ausgeprägter: 13 % berichteten, sogar an „5 – 7 Tagen" gestresst gewesen zu sein, bei den Jungen gaben dies nur 9 % an. Als schulspezifische Stressoren wurden v. a. Lehrkräfte, Klassenarbeiten, Ärger und Streitigkeiten, das frühe Aufstehen und Hausaufgaben genannt (Michels 2014).

Besonders nachdenklich stimmen einige Ergebnisse der Studie „Children's World" (Andresen, Wilmes und Möller

2019): Demnach gab rund die Hälfte der 3.448 befragten Kinder im Alter von 8 bis 14 Jahren an, sie hätten nicht den Eindruck, dass ihre Lehrer sich um sie kümmern und ihnen bei ihren Problemen helfen würden. Viele Jugendliche fühlen sich von ihren Lehrkräften offenbar auch nicht ausreichend ernst genommen: 43 % waren in den Interviews z.B. der Meinung, dass Lehrer ihnen „nicht zuhören" würden. Damit ist ausdrücklich nicht der Nachweis erbracht, dass dies tatsächlich so ist. Die Studie zeigt lediglich auf, was Schüler subjektiv wahrnehmen – aber gerade dies sollte durchaus beachtet werden!

Konflikte als Vorbelastung

Hoher Leistungsdruck im Unterricht sowie „schwelende" Konflikte in der Klassengemeinschaft stellen erhebliche Vorbelastungen dar und erhöhen die Vulnerabilität der Betroffenen (Krüger 2014). Demgegenüber kann ein guter Zusammenhalt der Schüler bzw. der Schulgemeinde insgesamt, vor allem aber eine vertrauensvolle, stabile Beziehung zwischen Schülern und Lehrkräften schützend wirken.

Schüler mit negativen Vorerfahrungen im Blick haben

Frühere kritische Ereignisse bzw. Risiko-Gesamtbelastung: Verständlicherweise sind psychisch vorbelastete Kinder besonders gefährdet, einen Notfall nicht angemessen verarbeiten zu können und negative psychische Notfallfolgen zu entwickeln. Umgekehrt wird die Bewältigung des Erlebten begünstigt, je weniger ein Kind durch frühere negative Erfahrungen vorbelastet ist (Fischer und Riedesser 2009; Juen, Warger und Nindl 2015).

Eine vorangegangene Scheidung der Eltern, frühere Todesfälle im sozialen Umfeld, sexueller Missbrauch, Schulschwierigkeiten sowie Erkrankungen der Eltern können die Risiko-Gesamtbelastung eines Kindes beispielsweise erheblich steigern. Besondere Entwicklungsphasen können ebenfalls ein zusätzlicher Risikofaktor sein. In der Pubertät wird ein Kind mit vielen Veränderungen konfrontiert, mit denen umzugehen es erst noch lernen muss. Ein Kind, das gerade die Schule gewechselt hat, steht vor der Herausforderung, sich neu einzugewöhnen, neue Freundschaften zu knüpfen usw.

Vorbelastungen aller Art binden Ressourcen, die für die Bewältigung einer Notfallerfahrung dann eben nicht zur Verfügung stehen. Schüler mit einer erhöhten Risiko-Gesamtbelastung bedürfen nach Notfällen daher einer besonderen Aufmerksamkeit.

Unmittelbare Vorgeschichte: Hier ist von Bedeutung, was kurz vor dem Eintritt eines Notfallgeschehens passiert ist bzw. stattgefunden hat. Schüler können zum Beispiel entspannt und ausgeruht oder schon von vornherein erschöpft und erregt mit einem Notfall konfrontiert werden. Mitunter können Notfälle auch aus vorbestehenden Konflikten resultieren usw.

**Beispiel**

Zwei 16-jährige Mädchen streiten sich in der Schule heftig, weil beide in den gleichen Jungen verliebt sind: Die eine Jugendliche wirft der anderen vor, ihren Freund „ausgespannt zu haben“. Die gesamte Klasse bekommt die lautstarke Auseinandersetzung mit. Nach dem Schulschluss läuft eines der beiden Mädchen, immer noch sichtlich verärgert und in einer emotionalen Ausnahmesituation, nun unachtsam auf die Straße. Es wird von einem Lkw erfasst und lebensbedrohlich verletzt. In der Folge macht sich die „Kontrahentin“ der Verletzten schwere Vorwürfe, weil der Unfall sicherlich nicht passiert wäre, hätte es den Konflikt im Vorfeld nicht gegeben. Auch einige Mitschüler machen ihr Vorwürfe. Selbst der Junge, um den es in dem Streit zwischen den beiden Mädchen ging, sieht sich mit Schuldzuweisungen konfrontiert: Schließlich habe er mit beiden Mädchen gleichzeitig geflirtet – so etwas gehöre sich nicht ...

Was unmittelbar vor dem Eintritt eines Unglücks stattgefunden hat, spielt für das Erleben des Geschehens sowie das Verhalten von Kindern und Jugendlichen in der Akutsituation eine große Rolle!

### 3.1.3.2 Perisituative Variablen

man made disaster vs. Naturkatastrophe

**Notfalltyp:** Notfälle, die von Menschen verursacht worden sind („man made disaster"), werden in der Regel belastender erlebt als Naturkatastrophen (Brüggemann und Riedesser 2006). In solchen Situationen wird unweigerlich die Frage aufgeworfen, warum jemand solch eine Tat begangen hat, wie jemand zu einer solchen Tat fähig sein kann usw. (s. Kap. 2.2.1).

**Beispiel**

Ein Grundschüler wird auf dem Weg von der Schule nach Hause von mehreren Jugendlichen überfallen. Als er der Aufforderung, sein Handy herauszugeben, nicht nachkommt, wird er brutal zusammengeschlagen und -getreten. Selbst als der Schüler bereits blutend und bewusstlos auf dem Boden liegt, hören die Angreifer nicht damit auf, ihn zu traktieren. Der Junge erleidet massive Kopfverletzungen, mehrere Knochenbrüche, innere Blutungen und trägt bleibende Schäden davon.

**Dauer:** Je länger ein Notfallgeschehen andauert, desto höher ist die Wahrscheinlichkeit, dass es zur Entstehung negativer psychischer Folgen kommt (Nader und Pynoos 1993).

**Beispiel**

Bei einem School Shooting verbarrikadieren sich Schüler mit ihrem Lehrer in ihrem Klassenraum. Bis sie von einem Spezialeinsatzkommando der Polizei befreit und in Sicherheit gebracht werden, vergehen zweieinhalb Stunden. In dieser Zeit sind immer wieder Angstschreie zu hören, viele Schüler weinen und haben Todesangst, dass der Täter doch in ihren Raum eindringen könnte.

nicht jeder Notfall ist für Kinder als solcher zu erkennen

**Wahrnehmbarkeit:** Ob Kinder durch ein Notfallgeschehen belastet werden, hängt auch davon ab, ob sie es überhaupt als solches wahrnehmen bzw. erkennen. In Studien, die nach Unglücken in Kernkraftwerken durchgeführt wurden, konnte zum Beispiel nachgewiesen werden, dass diese Ereignisse – wenn überhaupt – nur sehr selten zu negativen psychischen Folgen bei Kindern geführt haben. Vermutlich hängt das damit zusammen, dass Radioaktivität unsichtbar ist und ihre Wirkung nicht unmittelbar deutlich wird. Genetische Schädigungen und Krebserkrankungen treten erst lange Zeit nach dem Zwischenfall auf. Kinder, die die Wirkung von Radioaktivität nicht (er-)kennen, sind psychisch daher unter Umständen auch nicht belastet (Cornely und Bromet 1986, Handford et al. 1986). Der hier dargestellte Zusammenhang von Wahrnehmung und Belastung könnte auf einige andere Notfälle übertragen werden. Allerdings ist ebenso denkbar, dass gerade nicht direkt Wahrnehmbares zu besonderen Belastungen führt, weil es eben nicht „greifbar" ist, sondern Fantasien, Spekulationen und Mutmaßungen auslöst.

**Beispiel**

Nachdem ein Grundschulkind auf dem Weg von der Schule nach Hause verschwunden ist und man von einer Entführung ausgehen muss, kreisen die Gedanken seiner Mitschüler darum, was passiert sein könnte. Einige entwickeln die schrecklichsten Horrorfantasien zu einem vermuteten Tathergang. Andere überlegen, ob das Kind sich vielleicht nur verlaufen haben könnte und jetzt vielleicht großen Hunger hat.

**Verhalten von Helfern:** Auch das Verhalten der Helfer beeinflusst das Notfallerleben. In vielen Fällen wird das Eintreffen der Rettungskräfte sehr positiv und entlastend erlebt. In einem Interview berichtete eine Schülerin beispielsweise: *„Als wir das Martinshorn hörten, waren wir so erleichtert! Endlich kam Hilfe!"* (Karutz 2004a, S. 115). Wenn sich bei Notfällen jedoch mehrere, noch dazu fremde Personen, wie Feuerwehrleute, Polizisten oder Rettungsdienstmitarbeiter, auf die von einem Notfall betroffenen Schüler stürzen, kann auch das als eine Bedrohung erlebt werden und Angst auslösen (Hofmann 1999). Das gilt auch dann, wenn sich Menschen einem Kind nähern, die ihm doch eigentlich nur helfen möchten. Zumindest jüngere Kinder erkennen die Absicht von Helfern unter Umständen nicht, da sie noch keinen Perspektivwechsel vornehmen können (Glanzmann 2004).

behutsame Annäherung im akuten Geschehen

> Auch das Verhalten von Schulpsychologen, Schulseelsorgern oder psychosozialen Akuthelfern (Notfallseelsorge, Krisenintervention) wird nicht immer uneingeschränkt positiv erlebt. Einige Jugendliche fühlen sich z.B. schon bedrängt oder sind „genervt", wenn sie lediglich ein freundliches Gesprächsangebot erhalten.

**Anwesenheit und Verhalten von Bezugspersonen:** Ein großer Unterschied ist, ob Schüler eine Notfallsituation allein erleben oder ob eine vertraute, erwachsene Bezugsperson bei ihnen ist. In Anwesenheit solcher Personen – dazu gehören im Schulkontext auch und gerade die Lehrkräfte – fühlen Kinder sich auch in Notfällen relativ sicher und geborgen. Demgegenüber erleben Kinder Notfälle umso belastender, wenn niemand bei ihnen gewesen ist.

Anwesenheit von Bezugspersonen beim Notfall entlastend

**Beispiel**

In Studien, die kurz nach dem Zweiten Weltkrieg durchgeführt wurden, konnte festgestellt werden, dass Kinder, die Bombenangriffe gemeinsam mit ihren Eltern erlebt hatten, diese Erfahrung offenbar besser verarbeiten konnten als Kinder, die in guter Absicht von ihren Eltern getrennt und in ländliche Regionen bzw. dortige Kinderheime verschickt wurden, um vor den Luftangriffen geschützt zu sein (Fischer und Riedesser 2009).

Bezugspersonen sind Verhaltensvorbilder

Aber nicht nur die bloße Anwesenheit, auch das (Modell-) Verhalten der Bezugspersonen spielt eine Rolle. Vor allem jüngere Kinder orientieren sich bei ihrer Bewertung eines Notfallgeschehens am Vorbild der Erwachsenen in ihrer Umgebung: Ein erschrockener Gesichtsausdruck sowie schnelles und lautes Sprechen oder Schreien signalisieren zum Beispiel, dass etwas Besonderes geschehen sein muss und offensichtlich Gefahr droht. Die Angst eines Kindes kann dadurch erheblich zunehmen (Nader und Pynoos 1993).

Ruhe und Gelassenheit übertragen sich

Eine Lehrkraft, die selbst vor Angst zittert, wird ihre Schüler also kaum beruhigen können. Bleibt sie jedoch ruhig und gelassen, gibt es auch für ihre Schüler zunächst keinen Grund zur Beunruhigung (Riedesser 2003, Fischer 2011).

**Abschluss eines Notfallgeschehens:** Für Schüler, die Augenzeugen oder Zuschauer eines Notfalls geworden sind, spielt schließlich eine Rolle, ob das Geschehen am Unglücksort bis zu einem psychologischen Abschluss verfolgt werden konnte oder nicht. So gibt es einige Hinweise darauf, dass Notfälle zum Beispiel dann als besonders belastend erlebt werden, wenn die an einem Unglücksort zuschauenden Kinder und Jugendlichen plötzlich abgeschirmt werden und deshalb nicht mehr sehen können, dass die Betrof-

Kinder Hilfsmaßnahmen verfolgen lassen

fenen Hilfe erhalten haben. Umgekehrt kann es hilfreich sein, wenn Schüler ein Notfall- bzw. Einsatzgeschehen mitverfolgen können, bis beispielsweise Verletzte abtransportiert oder beschädigte Fahrzeuge abgeschleppt worden sind (Karutz 2004a, s. Kap. 5.5).

Unerledigte bzw. unterbrochene Handlungen werden in der Regel stärker erinnert als erledigte und zu Ende geführte. Diese Erkenntnis – der sogenannte Zeigarnik-Effekt (Zeigarnik 1927) – kann eine Begründung dafür sein, Kinder an Unglücksorten nicht pauschal vom Geschehen zu entfernen bzw. abzuschirmen, sondern sie aus einer gewissen Distanz heraus bis zu einem psychologischen Abschluss (in Begleitung!) weiter zuschauen zu lassen.

#### 3.1.3.3 Postsituative Variablen

Auswirkungen eines Notfallgeschehens: Natürlich ist es ein erheblicher Unterschied, ob ein Schüler nach einem Verkehrsunfall nur ambulant behandelt werden muss oder ob er seinen Verletzungen erliegt (Eckardt 2005). Ein Schüler, der den Tod seiner Mutter miterlebt hat, muss nicht nur das Ereignis an sich verarbeiten. Ihm wird die Mutter in der Zukunft fehlen; was unter Umständen noch viel schwieriger zu verkraften ist usw.

Auch andere Auswirkungen eines Notfalls beeinflussen die Bewältigung des Erlebten. Kinder, die nach einem Erdbeben ihren Wohnort wechseln mussten, zeigten zum Beispiel stärkere Belastungsreaktionen als Kinder, die den Wiederaufbau der Stadt miterleben konnten (Goenjian et al. 1997). Nicht zuletzt können längere medizinische Behandlungen, bestimmte Behandlungsprozeduren sowie erlittene körperliche Beeinträchtigungen mit starken psychischen Belastungen verbunden sein. Eine erneute, dann eventuell „kumulative“ Traumatisierung kann auf diese Weise begünstigt werden (Lackner 2004).

kumulative Traumata

**Beispiel**

Durch einen schweren Verkehrsunfall erleidet ein Schüler Verletzungen an der Wirbelsäule und ist von nun an darauf angewiesen, in einem Rollstuhl zu sitzen. Am Schuleingang, der bislang nicht barrierefrei gewesen ist, wird daraufhin extra eine Rampe gebaut. Die Klassenkameraden helfen in beeindruckender Weise, ihren Mitschüler durch das Schulgebäude zu schieben und ihm den Schulalltag zu erleichtern. Auf diese Weise ist der Verkehrsunfall mit seinen Folgen jedoch viele Jahre lang permanent allgegenwärtig.

Wie Schüler mit einem Notfall umgehen können, hängt stark davon ab, ob und inwiefern das Geschehene „Nachwirkungen“ hat.

Rahmenbedingungen für Nachsorgemaßnahmen: Kurz vor oder in den Ferien kann es sehr schwierig sein, Nachsorgemaßnahmen durchzuführen, weil einige Mitglieder der Schulgemeinde noch im Urlaub und somit nicht erreichbar sind. Auch andere besondere Umstände können Hilfsangebote beeinträchtigen, beispielsweise wenn sich ein Unglück mitten in den Abiturprüfungen ereignet hat. Nicht zuletzt sind auch die Größe sowie die Zusammensetzung von Schulklassen als Bewältigungsvoraussetzungen relevant.

große bzw. heterogene Klassen erschweren Nachsorge

In größeren Klassen ist es vermutlich schwieriger als in kleineren, jedem einzelnen Schüler mit individuellen Nachsorgemaßnahmen gerecht zu werden. Ähnliches gilt für Klassen mit sehr unterschiedlich entwickelten und reagierenden Schülern, unterschiedlichen sozialen Hintergründen usw.

Konkrete Reaktion des Umfeldes: Nicht zuletzt ist von Bedeutung, wie sich Menschen im Umfeld von Betroffenen nach einem Notfall verhalten. Manche Lehrkräfte reagieren auf Notfälle anscheinend überhaupt nicht und mei-

tabuisieren und ignorieren sind in jedem Fall ungünstig

nen, es wäre für Kinder das Beste, wenn man sie einfach in Ruhe lässt und wieder zur Tagesordnung übergeht (Landolt 2000). In Erfurt wurden beispielsweise kurz nach dem School Shooting schon wieder Klassenarbeiten geschrieben und auch bewertet. Mitunter wird ein Notfall auch gezielt tabuisiert. So erklärte eine Lehrkraft den erstaunten Schülern: *„Ich möchte nicht, dass darüber noch einmal gesprochen wird. Wir sprechen dieses Ereignis in meinem Unterricht niemals mehr an."* Andere Lehrkräfte integrieren notfallbezogene Erfahrungen von Schülern aufwendig in ihre Unterrichtsgestaltung und bemühen sich für die Betroffenen um intensive Hilfe.

traumasensibler Umgang ist hilfreich

Aber nicht nur die Reaktion der Lehrkräfte, sondern vor allem auch die der Eltern und der weiteren häuslichen bzw. familiären Bezugspersonen ist relevant: Wenn das Umfeld eines notfallbetroffenen Kindes insgesamt „traumasensibel" reagiert, hat dies eine schützende und hilfreiche Wirkung.

Stoßen Kinder nach einem Notfall jedoch auf Unverständnis, wirkt sich dies entsprechend ungünstig aus. Besonders problematisch ist es außerdem, wenn nach einem Notfall *keinerlei* Reaktion erfolgt und Schüler mit der Bewältigung des Erlebten vollkommen allein gelassen werden.

### 3.1.4 Reaktionen und Folgen

Das Zusammenwirken von Belastungsfaktoren, Moderatorvariablen und situativen Variablen kann eine Vielzahl unterschiedlicher psychischer bzw. psychosozialer Folgen nach sich ziehen. Kurz-, mittel- und langfristige Folgen können dabei voneinander unterschieden werden:

- Kurzfristige Folgen – möglich wären auch die Bezeichnungen „Primärfolgen" und „Reaktionen" –

treten unmittelbar nach dem Notfallereignis auf. Die jeweiligen Symptome klingen häufig nach Stunden, einigen Tagen oder wenigen Wochen wieder ab.

- Bei mittel- und langfristigen Folgen bleiben die bereits unmittelbar nach einem Notfall aufgetretenen Symptome entweder weiterhin bestehen, oder es entwickeln sich einige Zeit nach einem Notfall zusätzliche Symptome. Einige mittel- und langfristige Notfallfolgen resultieren z. B. erst aus

**Tab. 14:** Reaktionen und Folgen von Notfällen bei Kindern und Jugendlichen

| | Emotional | Kognitiv | Verhalten |
|---|---|---|---|
| **Eher kurzfristige Reaktionen bzw. Folgen** | • Angst<br>• Wut<br>• Traurigkeit<br>• Schuldgefühl<br>• Schamgefühl | • Gedanken<br>• Intrusionen<br>• Reaktion auf Hinweisreize<br>• Schreckhaftigkeit<br>• Konzentrationsstörungen<br>• kompensatorische Fantasien<br>• Dissoziation | • Erregung, Unruhe<br>• Erstarrung<br>• Regression<br>• Aggression<br>• Essverhalten<br>• Vermeidungsverhalten<br>• posttraumatisches Spiel |
| | Akute Belastungsreaktion/Akute Belastungsstörung | | |
| **Eher langfristige Folgen** | • Angst- bzw. Panikstörung<br>• Depression | • Veränderung von Grundüberzeugungen<br>• Einschätzung der eigenen Vulnerabilität | • soziale Isolation<br>• selbstverletzendes Verhalten<br>• kontrollausübendes Verhalten<br>• Sucht<br>• Zwangshandlungen<br>• Dissimulation |
| | Posttraumatische Belastungsstörung | | |
| | Anpassungsstörung | | |
| | Entwicklungsverzögerungen | | |
| | Auswirkungen auf Schülergruppen | | |

den vorangegangenen Reaktionen, sodass man sie als Sekundär- oder sogar Tertiärfolgen bezeichnen kann.

Die Abgrenzung kurz-, mittel- und langfristiger Folgen ist insgesamt aber eher schematisch zu verstehen und nicht immer eindeutig möglich (s. TAB. 14).

unverarbeitete Traumata erhöhen Risiko für Störungen

Häufig werden psychische Folgen von Notfällen auch mit der normalen Entwicklung von Kindern in Zusammenhang gebracht und als Anzeichen der einsetzenden Pubertät interpretiert, sodass die eigentlich notwendige Hilfe unterbleibt. Dies ist natürlich äußerst unbefriedigend, weil ein unverarbeitetes psychisches Trauma als Risikofaktor für die Entwicklung zusätzlicher psychischer Störungen im gesamten späteren Leben angesehen werden muss (Perkonigg et al. 2000).

„verspätete“ Notfallfolgen

Zudem sollte beachtet werden, dass die Symptome von Notfallfolgen insbesondere bei Kindern auch erst mit erheblicher Verzögerung auftreten können. Unmittelbar nach einem Notfall *„funktionieren“* manche Kinder erstaunlich gut (Lackner 2004, S. 22). Wenn zum Beispiel die Mutter eines Kindes ernsthaft erkrankt, übernimmt das Kind mitunter zusätzliche Aufgaben innerhalb der Familie. Symptome psychischer Notfallfolgen treten dann unter Umständen erst auf, wenn die Mutter wieder gesund ist und sich die übliche Alltagsroutine wieder eingestellt hat. Zeigt ein Kind direkt nach einem Notfall keine Symptome und scheint es vollkommen unverändert, ist das folglich keine Garantie dafür, dass sich zu einem späteren Zeitpunkt nicht doch psychische Notfallfolgen bemerkbar machen.

Nicht jeder Schüler entwickelt negative psychische Folgen. Viele Schüler können Notfälle durchaus gut bewältigen. Und nicht jedes Kind, bei dem bestimmte Symptome auftreten, ist deshalb tatsächlich traumatisiert.

**Zahlen, Daten, Fakten**

Nach der Ermordung einer Lehrerin in Meißen 1999 zeigten 33,3 % der untersuchten Schüler, die Augenzeuge der Tat gewesen sind, eine schwere und 27,7 % eine mittlere Belastung. Bei immerhin 38,9 % der untersuchten Schüler wurde jedoch nur eine leichte Belastung festgestellt (Pieper 2007b).

Die nachfolgend beschriebenen Folgen sind möglich, treten aber keineswegs zwangsläufig, nicht bei allen Schülern und auch nicht immer alle gemeinsam auf. Die Darstellung bietet somit nur einen Überblick über *potenzielle* Notfallfolgen. Sehr persönliche Erfahrungsberichte, die ebenfalls deutlich machen, wie unterschiedlich zum Beispiel der Amoklauf in Erfurt 2002 von einzelnen Betroffenen verarbeitet worden ist, enthält eine Veröffentlichung von Becker (2005).

#### 3.1.4.1 Kurzfristige Notfallfolgen

Als kurzfristige Notfallfolgen bzw. Reaktionen, die unmittelbar auf Notfallsituationen folgen, lassen sich emotionale, kognitive und körperliche Auswirkungen sowie Veränderungen des Verhaltens beobachten.

Die kurzfristigen Notfallfolgen sind individuell ausgesprochen unterschiedlich!

**Kurzfristige emotionale Notfallfolgen**

Angst: Ähnlich wie bei Erwachsenen ist auch bei Kindern Angst eine besonders häufige Folge von Notfällen. Es kann eher diffuse, aber auch sehr konkrete Angst auftreten – beispielsweise vor konkreten und unmittelbar absehbaren Notfallfolgen, aber auch vor einer befürchteten weiteren Eskalation der Lage oder vor der Ungewissheit, was nun

– nach einem Notfall – noch alles kommt und wie es jetzt wohl weitergeht.

Wut ist verschieden ausgerichtet

**Wut:** Notfallbetroffene Schüler sind häufig wütend. Sie richten ihre Wut auf verschiedene Dinge oder Personen: zum Beispiel auf Verursacher eines Notfalls bzw. (bei kriminellen Akten) den oder die Täter, auf Zuschauer, auf den aus ihrer Sicht verspätet eintreffenden oder nicht angemessen reagierenden Rettungsdienst, auf Medienvertreter oder auf sich selbst. Auch auf den Tod eines nahestehenden Menschen können Kinder sehr zornig reagieren, unter Umständen spielt dabei der Gedanke eine Rolle: *„Wieso hat der [Verstorbene] mich alleingelassen? Das ist so gemein!"* Ferner kann Wut dadurch verursacht werden, dass Kinder in einem Notfallgeschehen keinen Sinn erkennen können (*„Das ist so unnötig und so unsinnig gewesen! Das macht mich richtig wütend!"*).

Wichtig ist, Wut als eine Notfallfolge wahrzunehmen, in gewissem Maße dafür Verständnis zu zeigen und geeignete Wege zu finden, um sie abzubauen. Dass ein Schüler nach einer schwerwiegenden Notfallerfahrung wütend reagiert, ist ihm jedenfalls nicht vorzuwerfen!

**Traurigkeit und Trauer:** Wenn Schüler ein Notfallereignis miterleben, kann dies zu großer Traurigkeit und Niedergeschlagenheit führen. Unter Umständen verlieren Kinder die Fähigkeit, sich zu freuen und erscheinen abgestumpft. Sie können antriebslos oder häufig müde sein. Vor allem wenn ein nahestehender Mensch verstorben ist, fühlen sich viele Kinder einsam (8-jähriger Grundschüler nach dem Tod eines Klassenkameraden: *„Jetzt habe ich niemanden mehr, mit dem ich spielen kann!"*).

Traurigkeit und Trauer sind häufige Notfallfolgen. Sie treten aber keineswegs bei allen Kindern auf – und diese Reak-

**tionen dürfen vor allem auch nicht „eingefordert" werden! Im Übrigen trauern einige Kinder so, dass ihre Trauer nicht immer ohne Weiteres zu erkennen ist (Witt-Loers 2013).**

**Schuldgefühl:** Jüngere Kinder haben nach einem Notfall oft unbegründete Schuldgefühle. Sie fühlen sich für das Geschehene verantwortlich, obwohl sie dazu keinen Anlass haben. Zu erklären ist dies mit der kognitiven Entwicklung der Kinder bzw. der Eigenart des kindlichen Denkens. Kinder können die tatsächlichen Ursachen eines Notfalls häufig noch nicht erkennen. Suchen sie dann nach einer Erklärung für das Geschehene, bleibt ihnen oftmals nichts anderes übrig, als anzunehmen, dass sie das Unglück – wodurch auch immer – selbst verursacht haben (Lackner 2004, Zehnder 2012). Diese Denkweise wird als egozentriertes Denken bezeichnet: Der Betroffene erklärt das Erlebte aus sich selbst heraus und auf sich selbst bezogen (6-jähriger Grundschüler: *„Ich fand meinen Bruder immer doof. Bestimmt ist er deshalb angefahren worden."*). Die auf diese Weise entstehenden Schuldgefühle verursachen zusätzliche Angst, zum Beispiel vor einer Bestrafung für ein (vermeintliches) Fehlverhalten.

Schuldgefühl als Folge egozentrierten Denkens

Eine andere Erklärung für die Entstehung von Schuldgefühlen bei Kindern ist, dass es womöglich leichter ist, eigene Schuld zu ertragen, als sich eingestehen zu müssen, vollkommen handlungsunfähig und hilflos gewesen zu sein (Krüger 2012).

Darüber hinaus können Schuldgefühle entstehen, wenn ein Kind bei einem Unglück selbst unverletzt geblieben ist, während andere verletzt worden sind. Müller-Lange und Zippert (2013, S. 229-230) bezeichnen dies als *„Survival Syndrom"*; als *„das Leiden daran, selbst überlebt zu haben, während andere zu Tode kamen"*.

Survival Syndrom

**Auf Schuldgefühle sollte im Rahmen der Notfallnachsorge stets aufmerksam geachtet werden. Man darf sie nicht**

vorschnell „wegwischen", weil sie aus einem besonderen Grund resultieren. Für die Bewältigung einer Notfallerfahrung ist die intensive Auseinandersetzung mit Schuldgefühlen vielmehr wertvoll und wichtig (Paul 2016).

erhöhtes Schamempfinden bei Jugendlichen

Schamgefühl: Auch kleinere Kinder empfinden Scham. Es ist ihnen – genau wie Erwachsenen – daher unangenehm, wenn sie von Fremden entkleidet oder angefasst werden. Bei älteren Kindern oder Jugendlichen ist das Schamgefühl besonders stark ausgeprägt. So kann ein Kind, das in der Schule verunfallt, es zum Beispiel als sehr belastend empfinden, dass andere Kinder dabei zuschauen, wie es verletzt und hilflos auf dem Boden liegt. Für manche Kinder ist aber schon allein die Tatsache, überhaupt von einem Notfall betroffen zu sein, Anlass genug, sich zu schämen.

Schamgefühl kann sich also auch völlig unabhängig von körperlichen Verletzungen und dem Verhalten Dritter entwickeln.

**Kurzfristige kognitive Notfallfolgen**

Gedanken: Haben Kinder eine Notfallsituation miterlebt, sind ihre Gedanken meistens stark von dem Erlebten geprägt. Bedingt durch ihren kognitiven Entwicklungsstand können jüngere Kinder völlig unlogische Schlüsse ziehen oder Zusammenhänge missverstehen (6-jähriger Grundschüler: *„Mein Bruder ist gestorben, weil er mir bei den Hausaufgaben geholfen hat."*).

Grundschulkinder denken noch nicht so rational wie ältere Kinder bzw. Jugendliche.

sich aufdrängende Erinnerungen

Intrusionen: Erinnerungen an das Notfallgeschehen können sich Kindern immer wieder aufdrängen. Hierzu gehören vor allem Bilder, Stimmen (Schreie!), Geräusche (z. B.

Martinshörner) und Gerüche. Diese Erinnerungen können in vielfältiger Weise mit Schlafstörungen verbunden sein. Kindern, die einen Notfall miterlebt haben, gelingt es häufig nicht mehr einzuschlafen. Oder sie haben Alpträume und wachen nachts mehrfach auf.

Hinweisreize auch nach Jahren noch Trigger

**Starke Reaktion auf Hinweisreize:** Bestimmte visuelle oder akustische Eindrücke, die in irgendeiner Weise mit dem Notfall verknüpft sind, können heftige Reaktionen hervorrufen.

> Das Martinshorn eines herannahenden Rettungswagens, das Umkippen eines Stuhls, ein lauter Knall oder ein anderes Geräusch können beispielsweise noch Jahre später dazu führen, dass manche Schüler in Tränen ausbrechen und ein Notfallgeschehen erneut so deutlich vor Augen haben, als wäre es gerade eben erst geschehen.

Leistungsabfall als Warnsignal

**Konzentrationsstörungen:** Bei vielen Kindern treten nach einem Notfall Konzentrationsstörungen auf, die sich unter anderem auf ihre schulischen Leistungen auswirken. Häufig ist zu beobachten, dass Kinder, die einen Notfall miterlebt haben, dem Unterrichtsgeschehen nicht mehr so aufmerksam folgen können. Leistungsstörungen, die schon vor einem Notfall bestanden haben, werden gegebenenfalls nochmals verstärkt (Englbrecht und Storath 2005).

> Der plötzliche schulische Leistungsabfall eines Schülers sollte immer dahingehend reflektiert werden, ob er die Folge einer Notfallerfahrung sein könnte. Geschieht dies nicht, wird ein Schüler womöglich zu Unrecht als leistungsschwach bewertet. Tatsächlich ist er nicht grundsätzlich leistungsschwach, sondern leidet schlichtweg unter dem Erlebten. Dies sollte in einer angemessenen Weise Berücksichtigung finden!

**Kompensatorische Fantasien:** Mit bestimmten Vorstellungen versuchen manche Schüler, eine tatsächlich erlebte Notfallsituation bzw. ihre Folgen ungeschehen zu machen oder zumindest eine Wiederholung des Ereignisses in der Zukunft zu verhindern. Solche Fantasien stehen in einem engen Zusammenhang mit dem Bestreben, wenigstens im Nachhinein etwas tun zu können, anstatt dem Notfallgeschehen hilflos ausgeliefert zu sein.

gefühlte Hilflosigkeit durch Fantasien kompensieren

Eine typische kompensatorische Fantasie ist zum Beispiel die Vorstellung, als Superheld an demjenigen Rache üben zu können, der einen Notfall verursacht hat. Mitunter bilden sich auch Glaubenssätze, von denen ein Kind überzeugt ist, dass sie erneute Notfallsituationen verhindern, und die deshalb auch das weitere Leben eines Kindes bestimmen können.

Solche Glaubenssätze könnten z. B. lauten: *„Ich muss immer lieb und nett sein, damit den Menschen, die ich lieb habe, nichts Schlimmes geschieht."* oder *„Ich darf nicht fröhlich sein, sonst passiert wieder etwas Furchtbares."* (Beispiele zit. n. Lackner 2004, S. 32).

Erlebtes wird in einzelne Eindrücke aufgespalten

**Dissoziationen:** Bei Dissoziationen handelt es sich zunächst um einen Mechanismus des psychischen Eigenschutzes. Um die Reizüberflutung, die extreme Belastung und die besonders starke Erregung des Organismus in Notfällen zu überstehen, wird das Erleben des Geschehens „aufgespalten": Die Notfallsituation wird nicht mehr als Ganzes wahrgenommen und folglich nicht als Ganzes verarbeitet und in das Gedächtnis integriert (Lackner 2004).

Einzelne Sinneseindrücke, Empfindungen und Gefühle bleiben voneinander getrennt und sind dem Bewusstsein nicht zugänglich. Damit verbunden sind eine veränderte Zeitwahrnehmung (*„Das war wie in Zeitlupe."*), Depersonalisations- (*„Ich konnte mich selbst von außen sehen."*) und Derealisationserlebnisse (*„Das war wie in einem Film."*).

In Extremfällen entwickelt sich sogar ein partieller oder vollständiger Gedächtnisverlust, d.h. eine *dissoziative Amnesie:* Schüler können sich dann womöglich gar nicht mehr oder nur noch sehr eingeschränkt daran erinnern, was ihnen in einem Notfall eigentlich widerfahren ist (Lueger-Schuster und Pal-Handl 2004).

**Kurzfristige verhaltensbezogene Notfallfolgen**

Wachsamkeit, Übererregung und Rededrang

**Erregung, Unruhe:** Weil Notfälle einen psychischen Erregungszustand verursachen und große Mengen an Stresshormonen ausgeschüttet werden, ist es naheliegend, dass notfallbetroffene Kinder mit erhöhter Wachsamkeit (Hypervigilanz) reagieren. Sie weinen, schreien, laufen aufgeregt herum oder sind insgesamt sehr unruhig. Einige Schüler werden vom Notfallort vielleicht sogar spontan weglaufen, etwa um so rasch wie möglich in der Nähe einer Bezugsperson zu sein oder um sich instinktiv von dem Gefahrenbereich zu entfernen. Bei einigen Schülern wird auch ein starker Rededrang auftreten. Sie wollen dann sofort und ununterbrochen von dem Erlebten berichten.

Speziell in Schulen ist dabei auch die Möglichkeit einer „psychischen Infektion" zu beachten: Wenn ein Kind sehr erregt und unruhig ist, kann sich dies auf andere Schüler übertragen. Weint ein Schüler, weinen rasch auch viele andere usw. (s. Kap. 3.1.1).

Frozen Watchfulness

**Erstarrung:** Manche Kinder reagieren aber gerade nicht mit gesteigerter Aktivität. Sie sind in sich zurückgezogen, völlig still, bewegungsunfähig und auch in ihrer Gestik und Mimik regelrecht erstarrt. Sie wirken wie eingefroren (*Frozen Watchfulness*; Krüger 2012). Weil Kinder in diesem Zustand auch auf direkte Ansprache unter Umständen nicht reagieren, kann der Eindruck entstehen, dass sie keinerlei Anteil nehmen oder dass ihnen das Geschehene gleichgültig ist. Tatsächlich ist auch dieses Verhalten ein Schutzmechanismus, ohne den das Kind vom Erlebten überwältigt werden würde (Juen 2002).

Insofern wäre es auch eine Fehlinterpretation zu glauben, diese Kinder würden keine weitere Hilfe benötigen. Ganz im Gegenteil können gerade die apathisch wirkenden Kinder stärker belastet sein als schreiende oder weinende. Wenn ein Kind zumindest noch schreien oder weinen und dadurch auf sich aufmerksam machen kann, hat es offenbar noch gewisse Ressourcen, um auf das Geschehen Einfluss zu nehmen. Ein apathisch zurückgezogenes Kind kann demgegenüber so schockiert sein oder so große Angst haben, dass es nicht einmal mehr dazu in der Lage ist, Äußerungen von sich zu geben oder irgendetwas zu tun (Terr 1992, Karutz 2002b).

Apathie als Hinweis auf Schock

Je starrer, stiller und apathischer ein Kind auf einen Notfall reagiert, umso dringender bedarf es professioneller Hilfe durch psychosoziale Akuthelfer, Schulpsychologen, Schulseelsorger oder eine andere Fachkraft.

**Regression:** Auch der Rückfall auf eine vorangegangene Entwicklungsstufe kann durch das Miterleben eines Notfalls verursacht werden. So nässen manche Schüler nachts wieder ein, lutschen am Daumen oder sprechen in einer Babysprache. Eventuell erscheint ein eigentlich schon recht selbstständiges Kind auch zu Hause wieder sehr anhänglich, oder es möchte plötzlich wieder im Bett der Eltern schlafen (Eckardt 2005). Kinder im Grundschulalter können ihren Lehrkräften gegenüber plötzlich besonders anhänglich erscheinen und insgesamt ein verstärktes Bindungsverhalten zeigen.

Rückfall in frühere (kindliche) Phase

gesteigerte Anhänglichkeit

Riedesser (2003, S. 169) erklärt diese Symptome als Versuch eines Kindes, *„auf das sichere Fundament früherer, prätraumatischer Entwicklungsphasen zurückzukehren. Sie sind auch ein Appell an die Bezugspersonen, ihm Zuwendung und Aufmerksamkeit wie einem Kleinkind zu schenken"*.

**Aggression:** Einige Kinder werden sich Helfern gegenüber aggressiv bzw. aversiv (ablehnend) verhalten, zum Beispiel mit den Füßen strampeln oder um sich schlagen. Denkbar ist auch, dass notfallbetroffene Kinder ausgerechnet diejenigen beschimpfen, die ihnen helfen wollen. Wichtig ist, dass dieses Verhalten – ebenso wie die beschriebene (scheinbare) Teilnahmslosigkeit – nicht als unangemessen gewertet bzw. verurteilt wird. Es handelt sich um eine zulässige Reaktion auf das Erlebte, die aus dem hohen Erregungsgrad resultiert.

Aggression verstehen, nicht verurteilen!

Unangemessen wäre es, ein Kind auszuschimpfen oder in anderer Weise dafür zu bestrafen, dass es sich unmittelbar nach einem Notfall „frech" oder gereizt verhält.

**Essverhalten:** Nach Notfällen kann häufig beobachtet werden, dass sich das Essverhalten von Schülern verändert. Appetitlosigkeit kann dabei ebenso auftreten wie besonders großer Hunger. Einige Kinder verlieren nach Notfällen deutlich an Gewicht, andere nehmen deutlich zu. Beides sind mögliche Notfallfolgen.

**Vermeidungsverhalten:** Vielen Kindern ist es sehr unangenehm, wenn sie nach einem Notfall mit Hinweisreizen konfrontiert werden, die Erinnerungen an das Erlebte wachrufen. Aus diesem Grunde vermeiden sie es, einen Klassenraum aufzusuchen, in dem sie verunglückt sind oder Augenzeuge eines Notfalls wurden. Schüler, die einen Verkehrsunfall miterlebt haben, trauen sich möglicherweise nicht mehr auf die Straße oder vermeiden es zumindest, die Straße entlangzulaufen, auf der sich der Unfall ereignet hatte.

Hinweisreizen wird aus dem Weg gegangen

Aber nicht nur Orte, auch Personen und Gespräche, die an das Erlebte erinnern, werden unter Umständen vermieden. Ein Schüler besucht zum Beispiel ein bestimmtes Fach plötzlich nicht mehr, weil in eben diesem Unterricht ein Notfall eingetreten ist. In der Folge eines Notfalls verweigern Kinder möglicherweise auch andere Aktivitäten, etwa Verabredungen mit Freunden oder die Teilnahme an Arbeitsgemeinschaften, selbst dann, wenn ihnen diese Dinge früher große Freude bereitet haben (Lackner 2004).

> Auch die vollständige Schulverweigerung nach einem Notfall stellt eine Extremform von Vermeidungsverhalten dar!

zwanghaftes Nachspielen des Erlebten

**Posttraumatisches Spiel:** Eine weitere Notfallfolge bei Kindern ist das posttraumatische Spiel. Das bedeutet, Kinder spielen ein Unglück zwanghaft immer und immer wieder nach; realitätsgetreu oder symbolisch. Dabei werden meist Modellautos und Spielzeugfiguren verwendet. In manchen Fällen werden auch Rollenspiele inszeniert (Fischer 2011).

> Das Posttraumatische Spiel ist für die Bewältigung eines Notfalls wichtig: Im Spiel kommt zum Ausdruck, wie sehr Schüler das Erlebte beschäftigt. Es handelt sich zweifellos nicht um ein „schönes" Spiel. Dennoch sollte es nicht vorschnell unterbunden werden, weil es beispielsweise dabei helfen kann, ein Unglück zu begreifen, also kognitiv zu erfassen.

### Kurzfristige körperliche Notfallfolgen

Neben den emotionalen, kognitiven und verhaltensbezogenen Auswirkungen können durch das Miterleben einer Notfallsituation auch diverse körperliche Reaktionen auftreten. Einige Kinder zittern, sie haben Herzrasen (Tachykardie) oder ihnen wird schwindelig. Andere Kinder schwitzen oder frieren und klagen über Schüttelfrost oder Kopfschmerzen. Wieder andere Kinder sind durch das Erlebte sehr erschöpft und müde, sie schlafen am Ort des Geschehens eventuell sogar ein.

Häufig treten bei Kindern zudem Bauchschmerzen oder Übelkeit bis hin zum Erbrechen auf. Bei Mädchen entwickelt sich öfter als bei Jungen ein Hyperventilationssyndrom, das heißt eine beschleunigte und besonders flache Atmung, die unbehandelt zu Muskelkrämpfen führen kann (Hyperventilationstetanie).

Manche Kinder verlieren auch die Kontrolle über ihre Schließmuskeln und nässen oder koten ein. Dies ist natürlich in hohem Maße schambesetzt und den Betroffenen äußerst peinlich, wenngleich es als Reaktion auf einen Notfall absolut verständlich und keineswegs zu verurteilen ist (Lueger-Schuster und Pal-Handl 2004).

**Akute Belastungsreaktion bzw. Akute Belastungsstörung**

In einigen Fällen kann eine akute Belastungsreaktion bzw. eine akute Belastungsstörung auftreten.

**Begriffsklärung**

Die Bezeichnung *„Akute Belastungsreaktion"* wird in der International Classification of Diseases (ICD; Dilling, Mombour und Schmidt 2015), die Bezeichnung *„Akute Belastungsstörung"* im Diagnostic and Statistic Manual of Mental Disorders (DSM-5; Falkai et al. 2018) verwendet. Die Bezeichnung *„Akute Belastungsreaktion"* im ICD ist jedoch treffender, weil sie weniger stigmatisierend ist und berücksichtigt, dass es sich bei dieser Reaktion eben nicht um eine psychische „Störung" im eigentlichen Sinne handelt (Lasogga 2011).

Als Symptome sind zu nennen:

- eine Art von „Betäubung",
- eine gewisse Bewusstseinseinengung und eingeschränkte Aufmerksamkeit,
- Unfähigkeit, Reize zu verarbeiten,
- Desorientiertheit.

Als Folge können auftreten:

- ein weiteres Sichzurückziehen aus der aktuellen Situation,
- Unruhezustände,
- Überaktivität wie Fluchtreaktion oder Fugue (unerwartetes Weggehen) sowie
- vegetative Zeichen panischer Angst wie Tachykardie, Schwitzen oder Erröten.

Diese Symptome treten innerhalb von Minuten auf und gehen meistens innerhalb von Stunden oder zwei bis drei Tagen zurück. Die Beschreibung gilt allerdings überwiegend für Erwachsene und müsste für kleinere Kinder um einige Punkte wie zum Beispiel regressives und aggressives Verhalten, das Auftreten somatischer Beschwerden sowie das rasche Ab- und Wiederaufklingen einzelner Symptome ergänzt werden.

### 3.1.4.2 Mittel- und langfristige Notfallfolgen

auch nach Jahren können Belastungssymptome fortbestehen

Generell können alle Symptome, die bereits bei den kurzfristigen Folgen beschrieben wurden, auch über einen längeren Zeitraum bestehen bleiben.

**Zahlen, Daten, Fakten**

In einer Studie der Akademie Bruderhilfe wurden bei 38 % der Kinder, die einen Verkehrsunfall miterlebt hatten, auch nach vier Jahren noch verschiedenste Symptome psychischer Notfallfolgen beobachtet. 37 % dieser Kinder hatten noch immer Angst im Straßenverkehr, 30 % hatten Schlafstörungen, 21 % Konzentrationsschwierigkeiten. Häufige Alpträume und Unruhe gaben jeweils 16 % der untersuchten Kinder an. Ein Absinken der schulischen Leistung konnte ebenfalls bei 16 % der Kinder registriert werden. Aggressionen und Wutausbrüche traten bei 12 % der Kinder auf (Akademie Bruderhilfe 2002).

Darüber hinaus können noch einige weitere Notfallfolgen beschrieben werden. Sie treten in der Regel jedoch nicht unmittelbar nach einem Notfall auf, sondern entwickeln sich erst einige Zeit nach dem Ereignis oder lassen sich definitionsgemäß erst nach einigen Wochen als Notfallfolgen diagnostizieren. In einigen Fällen fällt es daher schwer, einen ursächlichen Zusammenhang zwischen bestimmten Auffälligkeiten im Schulalltag und dem Miterleben einer Notfallsituation zu erkennen.

Zusammenhang mit Notfallerleben ggf. verdeckt

**Beispiel**

Eine ansonsten recht leistungsstarke Schülerin der 5. Jahrgangsstufe fällt dadurch auf, dass sie dem Unterrichtsgeschehen kaum noch folgen kann. Häufig wirkt sie abwesend und scheint traurig in Gedanken versunken. Mit ihren Freundinnen spielt sie kaum noch, in den Pausen bleibt sie meist allein im Klassenzimmer zurück. Zugleich ist sie extrem schreckhaft und gereizt. Banale Anlässe reichen aus, um sie zum Weinen zu bringen. Die aufmerksame Klassenlehrerin erklärt sich diese Auffälligkeiten zunächst zwar mit der beginnenden Pubertät, deutlich beunruhigt sucht sie jedoch auch das Gespräch mit den Eltern des Kindes. Hier stellt sich heraus, dass das Mädchen vor etwa sechs Wochen auf dem Weg von der Schule nach Hause Augenzeugin eines tödlichen Verkehrsunfalls geworden ist. Über die schulpsychologische Beratungsstelle wird das Kind rasch an einen Kinder- und Jugendlichenpsychotherapeuten vermittelt, der eine Posttraumatische Belastungsstörung diagnostiziert.

### Mittel- und langfristige emotionale Notfallfolgen

**Angst- bzw. Panikstörung:** Angst, die zunächst nur in oder unmittelbar nach einem Notfallereignis empfunden wurde, kann sich im weiteren Verlauf als Angst- bzw. Panikstörung manifestieren. Häufig haben Kinder Angst davor, dass sich ein ähnliches Ereignis wiederholen könnte. In vielen Fällen entwickeln sie Angst vor der Angst, sodass ein Teufelskreis entsteht (Lackner 2004). Eine Generalisierung von Ängsten (z.B. Angst vor Tieren, vor dem Alleinsein oder vor Dunkelheit) ist ebenfalls zu beobachten.

Der Übergang von „einfacher" Angst zu einer krankheitswertigen Angst- bzw. Panikstörung ist fließend!

**Depression:** Einige Kinder und Jugendliche entwickeln nach Notfällen eine pessimistische Sicht auf die Zukunft. Sie sind anhaltend traurig, antriebslos und verlieren das Interesse an der Gestaltung konkreter Zukunftspläne. Möglicherweise sehen sie in ihrem Leben keinen Sinn mehr. Im Extremfall mündet eine Depression in Suizidgedanken (s. Kap. 7.4).

### Mittel- und langfristige kognitive Notfallfolgen

bisherige positive Lebenseinstellung bricht weg

**Veränderung von Grundüberzeugungen:** Unter Umständen stellen Kinder und Jugendliche nach Notfällen ihre bisherigen (positiven) Grundüberzeugungen über die Welt und sich selbst in Frage, oder sie negativieren sie (Janoff-Bulman 1992). Eventuell ist damit auch eine tiefe Verzweiflung und eine veränderte Einstellung zum eigenen Leben, zur eigenen Lebensführung und gegenüber anderen Menschen verbunden – ein Schüler hat nunmehr den Eindruck:

- *„Das Leben ist gefährlich."*
- *„Die Menschen sind böse: Ich kann niemandem mehr vertrauen."*
- *„Gott hilft mir nicht: Ich muss auf mich selbst aufpassen."*

Auch die grundsätzliche Einstellung zur Schule kann sich ändern. Nach einem Notfall in der Schule reift womöglich der Gedanke *„Hier bin ich nicht mehr sicher!"* usw.

Selbst die Entstehung einer generellen Schulangst eines Kindes kann eine negative psychische Notfallfolge sein (Nader und Pynoos 1993).

sich selbst als verwundbarer wahrnehmen

Einschätzung der eigenen Vulnerabilität: Möglicherweise hat ein Notfall für Schüler auch Modellcharakter. *„Es tritt etwas zuvor Unvorstellbares ein und damit erscheint nun alles nur denkbar Schlimme möglich“* (Lackner 2004). In diesem Zusammenhang sehen sich Kinder, die einen Notfall miterlebt haben, häufig selbst als verwundbarer bzw. gefährdeter an als früher.

Kinder, die eine schwere Krankheit bei einem nahestehenden Menschen miterlebt haben, schätzen oftmals z.B. ihre eigene Anfälligkeit für Krankheiten anders ein als zuvor (10-jähriger Schüler nach dem Tod seiner Mutter: *„Ich bekomme bestimmt auch einmal Krebs!“*).

**Mittel- und langfristige verhaltensbezogene Notfallfolgen**

Rückzug von Freunden und/oder Familie

Soziale Isolation: Kinder können sich nach einem Notfall von ihren Eltern und Freunden unverstanden fühlen, sodass sie sich zunehmend aus ihrem sozialen Umfeld zurückziehen. Unter Umständen werden auch langjährige und bewährte Freundschaften aufgekündigt. Das ist insbesondere dann der Fall, wenn ein notfallbetroffenes Kind nicht mit anderen über das Erlebte sprechen kann, weil es fürchtet, erst dadurch ausgegrenzt oder als anders abgelehnt zu werden.

Soziale Isolation eines Kindes oder Jugendlichen kann zu erheblichen Einschränkungen in der gesamten weiteren Lebensgestaltung führen!

Selbstverletzendes Verhalten: Mitunter zeigen Kinder nach Notfällen selbstverletzendes Verhalten. Sie reißen sich Haare aus, ritzen sich mit scharfen Gegenständen die Haut ein oder fügen sich absichtlich Verbrennungen zu, indem sie Finger in eine Kerzenflamme halten (Lackner 2004).

Nach Juen et al. (2008) kann dies mit einer durch dissoziative Mechanismen beeinträchtigten Körperwahrnehmung zusammenhängen. Selbstverletzendes Verhalten – oder auch ein gesteigertes Risikoverhalten – könnte dann ein Versuch sein, sich wieder zu spüren.

zwanghaftes Kontrollstreben kompensiert Ohnmachtserfahrung

**Kontrollausübendes Verhalten:** Kinder können sich nach einem Notfall extrem kontrollausübend verhalten. *„Nachdem sie sich [in der Notfallsituation] hilflos und ausgeliefert gefühlt haben, streben sie jetzt danach, alles und jeden in ihrem Umfeld zu kontrollieren"* (Fischer 2011, S. 122). Ein solches zwanghaftes Kontrollstreben kann dazu dienen, eine starke Ohnmachts- bzw. Hilflosigkeitserfahrung zu kompensieren (Lohmann 2017).

erhöhtes Suchtrisiko

**Sucht:** Vor allem Jugendliche können nach einer Notfallsituation eine Alkohol-, Nikotin-, Medikamenten- oder Drogenabhängigkeit entwickeln (Lackner 2004). Sedierende (beruhigende) Substanzen wirken einer anhaltenden Übererregung sowie Intrusionen entgegen und helfen zunächst dabei, sich zu entspannen.

Der Konsum von Beruhigungsmitteln erscheint manchen Schülern nach einem Notfall deshalb als eine verlockende Option!

**Weitere Zwangshandlungen:** Eckardt (2005) weist darauf hin, dass neben dem Suchtverhalten auch andere Zwangshandlungen auftreten können. Hat ein Kind in einem Notfall starkes Ekel- oder Schamgefühl empfunden, kann das zu zwanghaftem, besonders häufigem Händewaschen führen.

Jüngere Kinder haben eventuell auch magische Vorstellungen, nach denen sie durch das permanente Wiederholen bestimmter Verhaltensweisen (z. B. das mantraartige Wiederholen von Formeln oder Redensarten) ein Unglück rückgängig machen können (Eckardt 2005).

**Dissimulation:** Mitunter erscheinen Kinder nach Notfällen besonders lieb, heiter oder – vor allem in der Schule – besonders leistungswillig. Auf den ersten Blick sind keine negativen Notfallfolgen zu erkennen. Möglicherweise geben sich jedoch gerade diese Kinder die Schuld für das Geschehene und versuchen, mit ihrem Verhalten eine Art Wiedergutmachung zu erreichen. Denkbar ist außerdem, dass Kinder mit der Dissimulation (so tun, als ob alles in Ordnung wäre) versuchen, das Notfallereignis ungeschehen zu machen (Krüger, Brüggemann und Riedesser 2004) – offenbar ist dies eine durchaus häufig angewendete Strategie (Michels 2014).

„Wiedergutmachungsverhalten"

Wichtig ist, Dissimulation nicht als „Tapferkeit" oder „Stärke" eines Kindes fehlzuinterpretieren!

### Mittel- und langfristige körperliche Notfallfolgen

Einige Zeit nach einem Notfall können sich auch anhaltende körperliche Störungen entwickeln, die durchaus die Diagnosekriterien verschiedener Krankheiten erfüllen.

Typische posttraumatische Auffälligkeiten sind (nach Eckardt 2005) Hautausschläge, Verdauungsstörungen, Kopfschmerzen bzw. Migräne, Geschwüre und Infekte (Viruserkrankungen).

### Posttraumatische Belastungsstörung (PTBS)

In bestimmten Fällen wird eine Posttraumatische Belastungsstörung diagnostiziert. Im Diagnoseverzeichnis DSM-5 sind dafür folgende Kriterien genannt (ausführlicher bei Falkai et al. 2018):

A) Konfrontation mit tatsächlichem oder drohendem Tod, ernsthafter Verletzung oder sexueller Gewalt durch direktes Erleben, Miterleben solcher Ereignisse bei anderen Personen oder die Erfahrung, dass einem nahen Familienmitglied oder einem engen Freund ein traumatisches Ereignis zugestoßen ist.

B) Vorhandensein von Symptomen des Wiedererlebens (Intrusionen), die auf das oder die traumatischen Ereignisse bezogen sind wie z. B. wiederkehrende, sich unwillkürlich aufdrängende Erinnerungen, belastende Träume oder dissoziative Reaktionen, bei denen es sich anfühlt, als ob sich das oder die traumatischen Ereignisse wieder ereignen würden. Auf die Konfrontation mit bestimmten Hinweisreizen können auch deutliche körperliche Reaktionen auftreten.

**Betroffene vermeiden alles, was mit Erlebtem verbunden ist**

C) Anhaltende Vermeidung von Reizen, die mit dem oder den traumatischen Ereignissen verbunden sind. Dazu gehören u. a. Bemühungen, belastende Erinnerungen, Gedanken oder Gefühle, aber auch Personen, Orte, Gespräche, Aktivitäten, Gegenstände oder Situationen zu vermeiden, die sich auf das oder die Ereignisse beziehen oder eng mit diesen verbunden sind.

D) Negative Veränderungen von Kognitionen und der Stimmung in Zusammenhang mit dem oder den traumatischen Ereignissen. Dazu gehören u. a.
   1. die Unfähigkeit, sich an einen wichtigen Aspekt des oder der traumatischen Ereignisse zu erinnern,
   2. anhaltende und übertriebene negative Überzeugungen oder Erwartungen, die sich auf die

eigene Person, andere Personen oder die Welt beziehen,

3. anhaltende verzerrte Kognitionen hinsichtlich der Ursache und Folgen des oder der traumatischen Ereignisse, die dazu führen, dass der Betroffene sich oder anderen Schuld zuschreibt,
4. ein andauernder negativer emotionaler Zustand (z. B. Furcht, Entsetzen, Wut, Schuld oder Scham)
5. deutlich vermindertes Interesse oder verminderte Teilnahme an wichtigen Aktivitäten
6. Gefühle der Abgetrenntheit oder Entfremdung von anderen sowie
7. anhaltende Unfähigkeit, positive Gefühle zu empfinden (z. B. Glück, Zufriedenheit, Gefühle der Zuneigung)

E) Deutliche Veränderungen des Erregungsniveaus und der Reaktivität in Zusammenhang mit dem oder den traumatischen Ereignissen. Möglich sind z. B. Reizbarkeit, Wutausbrüche, riskante oder selbstzerstörerische Verhaltensweisen, übermäßige Wachsamkeit, übertriebene Schreckreaktionen, Konzentrationsschwierigkeiten oder Schlafstörungen.

F) Das Störungsbild (Kriterien B, C, D und E) dauert länger als einen Monat.

G) Das Störungsbild verursacht in klinisch bedeutsamer Weise Leiden oder Beeinträchtigungen in sozialen, beruflichen oder anderen wichtigen Funktionsbereichen.

H) Das Störungsbild ist nicht Folge der physiologischen Wirkung einer Substanz (z. B. Medikament, Alkohol) oder eines medizinischen Krankheitsfaktors.

### Zahlen, Daten, Fakten

Die Angaben zur Prävalenz der Posttraumatischen Belastungsstörung bei Kindern variieren stark. Sie schwanken in Abhängigkeit von der jeweiligen Untersuchungsmethodik und von der jeweiligen Notfallart. Bei Kindern, die Unfälle miterlebt hatten, wurden z.B. Prävalenzraten zwischen 6 und 50% festgestellt; bei Naturkatastrophen zwischen 5 und 91%. Nach Terrorakten sollen 10 bis 50% der Kinder eine Posttraumatische Belastungsstörung entwickeln (zit. n. Landolt 2012).

Nach einem Amoklauf an einer amerikanischen Schule zeigten 38% von 159 befragten Schülern „mittelschwere bis schwere Symptome" einer PTBS. Am stärksten betroffen waren Kinder, die tödlich Verletzte kannten und sich in der Nähe aufgehalten haben, als geschossen wurde (Pynoos et al. 1987).

bei Kindern tendenziell höheres Risiko für eine PTBS

Auch in einer Studie von Schwarz und Kowalski (1991) wurden Kinder und Erwachsene befragt, die ein School Shooting miterlebt hatten. 27% der Kinder und 19% der Erwachsenen zeigten dabei zumindest einzelne Symptome einer Posttraumatischen Belastungsstörung. Insgesamt waren die Kinder stärker belastet als die Erwachsenen, sie berichteten von signifikant mehr Symptomen und gaben signifikant häufiger an, dass das Ereignis für sie „extrem belastend" gewesen sei.

Nach dem Amoklauf in Erfurt zeigten 46% der Schüler, die an einem Nachsorgeprojekt der Unfallkasse Thüringen teilgenommen haben, das Vollbild einer Posttraumatischen Belastungsstörung. Neun Monate später wurde diese Diagnose immer noch bei 19,7% der am Nachsorgeprojekt teilnehmenden Schüler aufrechterhalten. Von den 43 Lehrkräften der Schule befanden sich zu diesem Zeitpunkt 32 entweder bereits in Therapie oder wurden als therapiebedürftig eingeschätzt (Scheithauer et al. 2008, Scheithauer und Bondü 2011).

Bei Mädchen wird eine Posttraumatische Belastungsstörung insgesamt häufiger festgestellt als bei Jungen; die Forschungslage hierzu ist allerdings nicht einheitlich (Fischer und Riedesser 2009; Juen, Warger und Nindl 2015).

Manchmal wird bei Kindern nach Notfällen anstelle einer Posttraumatischen Belastungsstörung – fälschlicherweise – auch eine Aufmerksamkeitsdefizitstörung (ADS) diagnostiziert, weil einzelne Symptome der Störungsbilder, wie zum Beispiel anhaltende Unruhe und Konzentrationsschwierigkeiten, durchaus ähnlich sind. Bei der folgenden Behandlung wird die eigentlich zugrunde liegende Problematik dann meist jedoch nicht beseitigt (Hofmann und Besser 2003).

Fehldiagnose ADS

Bei Kindern, die im Schulalltag psychische Auffälligkeiten zeigen, sollte daher grundsätzlich immer hinterfragt werden, ob das Miterleben einer Notfallsituation womöglich als Auslöser in Frage kommt.

**Anpassungsstörung**

Teilweise bzw. unter bestimmten Bedingungen sind die bisher beschriebenen mittel- und langfristigen Notfallfolgen auch als Symptom einer Anpassungsstörung (Dilling, Mombour und Schmidt 2015) zu betrachten. Unterschieden werden solche Anpassungsstörungen in Abhängigkeit von der jeweils vorrangigen Symptomatik wie zum Beispiel depressiven Symptomen, Angst oder Störungen des Sozialverhaltens.

Bei Jugendlichen können insbesondere aggressive oder dissoziale Verhaltensweisen Anzeichen einer Anpassungsstörung sein (Landolt 2012).

**Entwicklungsverzögerungen bzw. Entwicklungsstörungen**

Störungen der kognitiven, emotionalen, sozialen und psychomotorischen Entwicklung

Nach dem Erleben von Notfällen können bei Kindern auch Verzögerungen und Störungen der kognitiven, emotionalen, sozialen und psychomotorischen Entwicklung auftreten (Seiffge-Krenke 1994). Als eine mögliche Ursache nennt

Notfallbewältigung bindet Ressourcen

Hüther (2003) neurophysiologische Veränderungen im Gehirn. Eine weitere Erklärung für Entwicklungsverzögerungen ist, dass die Bewältigung eines Notfallgeschehens Ressourcen bindet: Zumindest vorläufig können die regulär anstehenden Entwicklungsaufgaben von einem Kind nicht oder nicht ausreichend bearbeitet werden.

**Auswirkungen auf Schülergruppen**

Zu den Folgen eines Notfalls, von denen einzelne Schüler mehr oder weniger stark betroffen sind, kommen unter Umständen noch Auswirkungen auf Schülergruppen, zum Beispiel die Klasse oder Jahrgangsstufe, hinzu. Teilweise sind diese Auswirkungen auch als Folge der zunächst nur bei einzelnen Schülern aufgetretenen Symptome zu verstehen (ausführlicher s. Krüger 2014):

individuelle Reaktionen als Belastung in der Gruppe

- Reagiert ein Schüler nach einem Notfall häufig gereizt oder aggressiv, wirkt sich das auch auf sein Umfeld aus.
- Schüler, die nach einem Notfall sehr starke Symptome oder keinerlei sichtbare Betroffenheit zeigen, können bei Klassenkameraden auf Unverständnis stoßen und isoliert werden.
- Übererregung eines Schülers, die sich durch starken Bewegungsdrang, häufiges Herumlaufen, Hantieren mit Gegenständen usw. zeigen kann, stört, nervt und verärgert andere Schüler usw.

Wenn Schüler sich nach Notfällen untereinander Schuld zuweisen, beinhaltet auch dies ein großes Konfliktpotenzial. Auf „kalte“ Konflikte, d.h. Streitigkeiten, die schon im Vorfeld eines Notfalls vorhanden waren, können Notfälle wie ein Katalysator wirken: Sie können zur Umwandlung in einen „heißen“, plötzlich eskalierenden Konflikt führen. Unbeholfenheit, innerhalb einer Klasse oder Jahrgangsstufe mit einem bestimmten Thema umzugehen, kann dieses

Eskalation vorbestehender Konflikte

Thema dann aber auch wieder tabuisieren, sodass es von nun an „mit deutlich erhöhter Temperatur weiter schwelt".

Das gesamte Kommunikations- und Sozialverhalten einer Schülergruppe kann sich nach einem Notfall erheblich ändern. Mitunter stellt man diese Veränderungen erst nach einiger Zeit, mit einigem Abstand fest, weil sie sich schleichend entwickelt haben.

### Ökonomische Folgen

Neben den psychischen Auswirkungen sind schließlich auch ökonomische Folgen von Notfällen in Schulen zu beachten.

#### Zahlen, Daten, Fakten

Die Unfallkasse Thüringen gibt an, nach dem Amoklauf in Erfurt von 2002 bis 2007 insgesamt rund 4,7 Millionen Euro für Nachsorgemaßnahmen aufgewendet zu haben. Davon entfallen etwa 2,5 Millionen Euro auf die ambulante und stationäre Behandlung der Opfer, etwa 880.000 Euro auf Versicherungsrenten und etwa 680.000 Euro auf Hinterbliebenenrenten. Umbau und Renovierung des Schulgebäudes haben weitere 10 Millionen gekostet, wobei diese Kosten vom Bund übernommen worden sind.

Nach dem Amoklauf in Winnenden hat die Unfallkasse Baden-Württemberg von 2009 bis 2012 insgesamt 725.000 Euro bezahlt: 510.000 Euro für traumapsychologische Therapiemaßnahmen, 90.000 Euro für ambulante und stationäre Behandlungen, 65.000 Euro als Verletzten- bzw. Sterbegeld sowie 60.000 Euro für Sachkosten (Unfallkasse Baden-Württemberg 2012).

Wohlgemerkt sind in diesen Auflistungen noch nicht einmal die Kosten enthalten, die bei Amokläufen durch die umfangreichen Polizei- und Rettungseinsätze sowie die anschließende Ermittlungsarbeit verursacht werden. Beispielsweise waren in Erfurt allein 973 Polizeibeamte im Einsatz (Pieper 2007a). Nach dem Amoklauf in Emsdetten waren 222 Einsatzkräfte der Feuerwehr und des Rettungsdienstes sowie etwa 600 Polizeibeamte vor Ort (Wilp und Albers 2007).

### 3.1.4.3 Positive Folgen

Entwicklung und Reifung nach Notfällen

Nicht unerwähnt bleiben soll, dass Notfälle für Kinder und Jugendliche auch mit einigen positiven Auswirkungen verbunden sein können: So ist nach Notfällen nicht nur ein Entwicklungsrückschritt möglich, sondern auch ein Entwicklungsschub. In einer Studie von Salter und Stallard (2004) wurden zum Beispiel bei 42 % der befragten Kinder, die Verkehrsunfälle miterlebt hatten, „Hinweise auf Reifeprozesse" festgestellt.

Im gleichen Zusammenhang weist Lackner (2004, S. 11) darauf hin, dass Notfälle mitunter eine Erfahrung sind, durch die Kinder *„an Tiefe gewinnen können. Manche Kinder sind nach einem traumatischen Ereignis innerlich stark gefestigt, haben an sozialer Reife und Verantwortungsgefühl gewonnen und zeigen eine tiefe Weisheit und Spiritualität"*.

Über Grundschüler, die mit der Entführung und Ermordung eines Klassenkameraden konfrontiert worden sind, schreibt die Grundschullehrerin Krol (2009, S. 1): *„Die arglose Weltsicht der Kinder hatte sich offenbar zu einer realistischeren Einschätzung der Welt weiterentwickelt."*

Manche Kinder und Jugendliche engagieren sich nach einem Notfall außerdem in einem sozialen Bereich, und schließlich können Notfälle auch den Wunsch auslösen, einen bestimmten (helfenden) Beruf zu erlernen.

posttraumatisches Wachstum

Diese vielfältigen positiven Folgen werden als „posttraumatisches Wachstum" (engl. „posttraumatic growth" (PTG; Tedeschi und Calhoun 1995) bezeichnet.

Bezogen auf das „Gesamtsystem Schule" lassen sich ebenfalls positive Notfallfolgen konstatieren: Berichtet wird bei-

Notfälle als Lernpotenzial für die Schulgemeinde

spielsweise von einer verbesserten Klassengemeinschaft (Kendall 2004), einem positiveren Schulklima und davon, dass Unglücke (nach Knape und Röthlein 2016, S. 14) „*Ausgangspunkt für einen […] positiven Turnaround*" sein können. In vielen Schulen findet, nachdem sich ein Notfall ereignet hat, die entsprechende Prävention eine stärkere Beachtung. Schulsanitätsdienste werden gegründet, Erste-Hilfe-Projekte durchgeführt, Streitschlichter ausgebildet usw. Bei Burgheim (2002, S. 10) heißt es in diesem Sinne: „*Krisen müssen nicht unbedingt furchtbar enden, sie können auch ausgesprochen fruchtbar sein!*"

Auf jeden Fall scheint es angebracht, bei Notfällen in Schulen nicht ausschließlich von der Entwicklung negativer Folgen auszugehen, sondern auch das Lern- und Entwicklungspotenzial solcher Ereignisse wahrzunehmen. Dieser Bereich ist bislang allerdings nur wenig erforscht (Meyerson et al. 2011, Landolt 2012, Exenberger 2017).

## 3.2 Lehrkräfte

Auch für Lehrkräfte können Notfälle sehr belastend sein. Viele Belastungen, Moderatorvariablen und situative Variablen, die in den Ausführungen zur Situation von Schülern beschrieben wurden, sind bei Lehrkräften ebenso oder in ähnlicher Weise gegeben. Um Wiederholungen zu vermeiden, werden sie hier nicht noch einmal aufgeführt. Im folgenden Abschnitt werden lediglich ergänzende Hinweise gegeben. Die Gliederung des Textes ist an das vorherige Kapitel 3.1 angelehnt. Erneut werden psychologische und physiologische (körperliche) Belastungen unterschieden. Anschließend werden einige ausgewählte Moderatorvariablen thematisiert. Viele der folgenden Ausführungen lassen sich auch auf andere Erwachsene übertragen, die einen Notfall in einer Schule miterleben, so zum Beispiel auf Schulso-

**Tab. 15:** Zusätzliche Belastungen von Lehrkräften

| Psychologisch | | Physiologisch | |
|---|---|---|---|
| **Individualpsychologisch** | **Sozialpsychologisch** | **Intern** | **Extern** |
| • fehlende Erfahrung, mangelnde Kompetenz<br>• Erwartungs- bzw. Handlungsdruck<br>• Kontrollverlust, Hilflosigkeit<br>• Informationsangebot<br>• Rollendiffusion | • Opfer<br>• soziale Hierarchie<br>• Medien | • Stress<br>• Schlafmangel, Müdigkeit | • Eigengefährdung |

zialarbeiter, Integrationshelfer, Hausmeister, Verwaltungskräfte oder das Küchenpersonal.

### 3.2.1 Belastungen

Über das bereits dargestellte Belastungserleben von Schülern hinaus können bei Lehrkräften in Notfällen noch einige zusätzliche Belastungen auftreten. Auf diese speziellen Aspekte wird nachfolgend hingewiesen (s. a. Tab. 15).

#### 3.2.1.1 Psychologische Belastungen

**Individualpsychologische Belastungen**

Fehlende Erfahrung, mangelnde Kompetenz: Auch für viele Lehrkräfte sind Notfälle etwas völlig Neues. Vorerfahrungen mit vergleichbaren Situationen fehlen häufig, und es ist keine Handlungsroutine vorhanden. Nach der Ermordung einer Lehrerin in Meißen 1999 äußerten die Kollegen beispielsweise *„starke Unsicherheitsgefühle"* im Umgang mit ihren (traumatisierten) Schülern (Pieper 2007b, S. 142). Nicht wenige Lehrkräfte haben regelrecht Angst davor, dass ihnen einmal etwas widerfährt, für das sie keine Strategie entwickelt haben!

viele Lehrer haben keinen „Masterplan" für Notfälle

**Zahlen, Daten, Fakten**

Insgesamt schätzen viele Lehrkräfte ihre eigene Kompetenz zur Bewältigung von Notfällen als eher gering ein. In einer Studie zur Psychischen Ersten Hilfe in Schulen äußerten 39,6 % der befragten Lehrer, dass sie sich *„sehr schlecht"* auf Notfälle vorbereitet fühlen. 37,7 % schätzten die eigene Vorbereitung *„schlecht"* ein und nur 5,7 % *„gut"*. Lediglich 0,9 % der Befragten waren der Meinung, *„sehr gut"* vorbereitet zu sein (Stoermer 2001).

**Erwartungs- bzw. Handlungsdruck:** Unabhängig davon, dass Lehrkräfte gerade keine professionellen Krisenmanager sind und sie in diesem Bereich üblicherweise auch nicht über umfangreiche Erfahrung verfügen, wird von ihnen bei einem Unglück in der Schule erwartet, dass sie Ruhe bewahren und selbstverständlich umgehend die richtigen Maßnahmen einleiten. Tun sie dies nicht, können sie damit rechnen, von Eltern oder den Medien kritisiert zu werden.

Diskrepanz zwischen Rollenerwartung und eigener Überforderung

Lehrkräfte befinden sich daher in einer ausgesprochen unangenehmen Zwangslage!

**Kontrollverlust, Hilflosigkeit:** Gerade Lehrer sind es gewohnt, Kontrolle zu haben und letztlich auch eine gewisse Macht auszuüben. Ihren Schülern geben sie Anweisungen, in der Regel bestimmen sie, wie der Unterricht verläuft usw. Viele Aspekte eines Notfallgeschehens können – wie bereits dargestellt – jedoch nicht oder nur in geringem Maße beeinflusst werden.

Gerade bei Lehrkräften kann das Gefühl von Hilflosigkeit in einem Notfall daher besonders ausgeprägt sein!

**Informationsangebot:** In Notfällen werden Lehrer einerseits mit unzähligen Informationen überschüttet: Schüler berichten aufgeregt, was passiert ist. Es wird etwas gerufen. Jemand zeigt auf etwas. Viele kommen angelaufen, wissen etwas und möchten es mitteilen usw. Dennoch ist in der Notfallsituation häufig nicht sofort erkennbar, was geschehen ist, wer betroffen ist und was als Erstes getan werden muss. Es herrscht ein unübersichtliches Chaos. Lehrer sind daher einerseits mit einem Informationsüberschuss, andererseits mit Informationsmangel konfrontiert.

Relevante Informationen von irrelevanten zu trennen, ist in einem Notfall definitiv keine einfache Aufgabe!

Lehrer sind plötzlich keine Lehrer mehr, sondern Notfallhelfer

**Rollendiffusion:** In einem Notfall sind Lehrer nicht als Unterrichtende, „Vermittler von Wissen" bzw. „Bildungspartner" gefordert, sondern zunächst einmal als „Notfallhelfer". Je nachdem, wie eine Lehrkraft ihre Aufgaben und Zuständigkeiten definiert, kann dadurch eine Rollendiffusion verursacht werden.

Zumindest teilweise setzt die Tätigkeit als „Notfallhelfer" ein anderes Verhalten, andere Handlungsziele und andere Fähigkeiten voraus als die übliche Unterrichtspraxis!

### Sozialpsychologische Belastungen

**Opfer:** Die Konfrontation mit den Opfern eines Notfalls ist ohnehin immer belastend. Bei Notfällen in Schulen kommt jedoch hinzu, dass Lehrkräfte die direkt Betroffenen häufig persönlich kennen. Anders als zum Beispiel bei einem Verkehrsunfall auf der Autobahn handelt es sich nicht um Fremde, sondern um mehr oder weniger vertraute Menschen aus dem eigenen beruflichen Umfeld.

persönliche Bekanntheit der (ggf. sehr jungen) Opfer

*Kinder,* die von einem Notfall betroffen sind, erscheinen hilfloser als Erwachsene. Lehrkräfte fühlen sich für ihren Schutz in ganz besonderer Weise verantwortlich. Dabei spielt aber nicht nur die berufliche Zuständigkeit eine Rolle. Kinder können bei Erwachsenen auch ein instinktives

Schutzverhalten auslösen, das man in der Tierwelt als „Welpenschutzmechanismus“ bezeichnet (Krüger 2012). Der Tod eines Kindes wird außerdem als unzeitgemäß empfunden: Dass jemand schon so jung sterben muss, entspricht nicht dem natürlichen Verlauf des menschlichen Lebens.

Eine sehr spezielle Situation kann sich dann ergeben, wenn das Kind einer Lehrkraft auf die Schule geht, an der diese unterrichtet. Tritt an der Schule eine Notfallsituation ein, ist die Lehrkraft in besonders hohem Maße persönlich betroffen: Entweder sie befürchtet, dass das eigene Kind direkt oder indirekt betroffen sein könnte, oder dies ist sogar tatsächlich der Fall (Nader und Pynoos 1993). Zu den Belastungen, die sich aus der Tätigkeit als Lehrkraft ergeben, können also auch noch die Belastungen hinzukommen, die speziell bei Eltern auftreten (ausführlicher siehe Karutz und Lasogga 2016).

Lehrer sind auch Mütter/Väter, Freundinnen/Freunde

Zu *Lehrkräften,* die von einem Notfall betroffen sind, bestehen mitunter nicht nur kollegiale, sondern auch freundschaftliche Kontakte. Die berufliche Verbundenheit, insbesondere aber die persönliche Nähe führen zu einer besonders starken Betroffenheit. Bei einigen Notfällen, etwa bei einem Attentat auf eine Lehrkraft in der Schule, wird womöglich der Gedanke hervorgerufen: *„Das hätte mir auch passieren können“*, oder ein Lehrer überlegt, wie er in diesem Notfall selbst reagiert hätte. Menschen übertragen das, was einem Kollegen widerfährt, oft auf sich selbst.

Die Konfrontation mit den Opfern eines Notfalls in der Schule ist für Lehrkräfte besonders belastend, weil es zwischen ihnen selbst und den direkt Betroffenen zahlreiche persönliche Bezüge gibt!

Soziale Hierarchie: Auch die Veränderung der *sozialen Hierarchie* kann ein Lehrer als belastend erleben, insbesondere dann, wenn er selbst verletzt und auf die Hilfe anderer angewiesen ist: Im Unterrichtsalltag sind es zum Beispiel

Lehrer als Notfallopfer

Lehrkräfte, die ihren Schülern Hilfestellung geben. In einem Notfall kann dieses Verhältnis umgekehrt werden.

Für manche Lehrkraft wird es sich – bei aller Wertschätzung und Dankbarkeit für die Hilfe – zumindest um eine äußerst ungewohnte, in gewisser Weise doch auch etwas unangenehme Erfahrung handeln!

Medien: Ebenso wie Schüler empfinden auch viele Lehrer die Berichterstattung über einen Notfall an ihrer Schule als sehr belastend. Dies gilt insbesondere dann, wenn Schuldzuweisungen und Vorwürfe erhoben werden oder am Verhalten von Lehrkräften Kritik geübt wird. Auch unsachliche bzw. verzerrende oder schlichtweg falsche Darstellungen sind für Lehrkräfte belastend (Schlagzeile einer Boulevard-Zeitung: *„Seine Lehrer haben ihn in den Suizid getrieben!“*).

Lehrer sind in den Medien oftmals pauschaler Kritik ausgesetzt, so auch in und nach einem Notfallgeschehen.

### 3.2.1.2 Physiologische Belastungen

Eigengefährdung: In einigen Notfällen sind auch Lehrkräfte einer realen Gefahr ausgesetzt, etwa bei einem School Shooting. Das subjektive Gefühl, gefährdet zu sein, kann sich jedoch auch unabhängig von einer tatsächlich gegebenen Gefährdung einstellen. Ein Lehrer kann zum Beispiel auch dann Todesangst empfinden, wenn er sich bei einem Amoklauf in der Schule weit entfernt vom Täter und außerhalb dessen Reichweite aufhält.

Gedanke: „Das hätte auch mich treffen können!“

Schon allein zu wissen, dass man bei einem Notfall selbst „hätte verletzt werden können“, kann eine Lehrkraft stark belasten!

**Stress, Schlafmangel, Müdigkeit:** Notfälle in Schulen verursachen einen erheblichen Organisations- und Arbeitsaufwand. Lehrkräfte müssen zum Beispiel an vielen zusätzlichen Besprechungen teilnehmen, Elternabende veranstalten, Informationsbriefe schreiben, Einzelgespräche führen, spezielle Nachsorgemaßnahmen wie etwa eine Gedenkveranstaltung vorbereiten usw.

Wenn so viele Aufgaben zu erledigen und Regenerationsphasen zu kurz sind oder insgesamt fehlen, finden viele Lehrer keinen ausreichenden Schlaf. Müdigkeit kann dann als wesentlicher Belastungsfaktor empfunden werden, und zwar umso intensiver, je länger die hohe Arbeitsbelastung anhält.

Die Belastungen, denen Lehrkräfte in und nach einem Notfall ausgesetzt sind, sind enorm und dürfen keinesfalls unterschätzt werden!

## 3.2.2 Moderatorvariablen

Über die in KAPITEL 3.1.2 bereits aufgeführten Moderatorvariablen hinaus können hier ebenfalls einige weitere genannt werden, die speziell bei Lehrkräften relevant sind

| **TAB. 16:** Ergänzende Moderatorvariablen bei Lehrkräften |
|---|
| • eigene Notfallerfahrungen |
| • individuelles Verständnis von Notfällen in Schulen |
| • berufliche Vorbelastung |
| • Berufszufriedenheit |
| • Kollegen |
| • Schulleitung |
| • Eltern |
| • Coping- bzw. Bewältigungsstrategien |
| • Aus- und Fortbildung |

(s. TAB. 16). Auf eine erneute Differenzierung in biologische, soziografische und psychologische Moderatorvariablen wird an dieser Stelle aus Gründen der Übersichtlichkeit verzichtet.

frühere Notfallerfahrungen prägen aktuelle Bewertung

**Eigene Notfallerfahrungen:** Durch das Miterleben einer Notfallsituation können bei einigen Lehrern Erinnerungen an eigene frühere Notfallerfahrungen wachgerufen werden. Das kann Belastungen durch einen aktuell aufgetretenen Notfall vermindern oder verstärken, je nachdem, welche Erinnerungen im Einzelfall getriggert werden.

Eigene Notfallerfahrungen können ein breites Spektrum umfassen: Von *„Das ist mir als Grundschüler auch einmal passiert, aber das hat damals auch schlimmer ausgesehen als es wirklich war.“* bis hin zu *„Ich hatte mein ganzes Leben lang Angst davor, so etwas noch einmal erleben zu müssen. Jetzt ist es passiert!“*.

**Individuelles Verständnis von Notfällen in Schulen:** Das Erleben einer Notfallsituation hängt unter anderem davon ab, welche Sichtweise von „Schule“ ein Lehrer hat. Für einige Lehrer sind Schulen vor allem Bildungsstätten, in denen gelehrt und gelernt wird, Kinder und Jugendliche finden dort Freunde und Gemeinschaft, sie wachsen und reifen dort. Zu solch einem überwiegend positiven, vielleicht sogar etwas naiven oder idealisierten Verständnis von Schule passen Notfälle jedoch nicht. Wenn dann in einer Schule ein Notfall eintritt, wird das als kognitive Dissonanz empfunden. Betrachtet ein Lehrer seine Schule demgegenüber ohnehin als Ort, an dem Gewalt nun einmal üblich ist, wird er von einer schweren Körperverletzung durch eine Rauferei beispielsweise nicht besonders überrascht sein.

In gleicher Weise wirkt sich die generelle Sicht auf Schüler aus. Werden Kinder eher als lieb und grundsätzlich unschuldig eingeschätzt, ist ein Notfall, bei dem Kinder verletzt werden, umso belastender. Eine andere Sichtweise verdeutlicht die folgende Aussage eines Schulleiters: *„Ach, wissen Sie, die Hälfte unserer Schüler ist der Polizei schon bestens bekannt. Mich wundert hier nichts mehr. Ich bin jeden Tag froh, wenn ich gesund nach Hause komme."*

Berufliche Vorbelastung: Sicherlich beeinflusst auch die berufliche Vorbelastung von Lehrkräften, wie Notfälle erlebt und verarbeitet werden. Zu diesem Thema sind in den vergangenen Jahren zahlreiche Studien durchgeführt worden, die an dieser Stelle nur sehr kurz angerissen werden können

**Tab. 17:** Belastungen von Lehrkräften im Schulalltag (zusammengefasst nach Schaarschmidt und Kieschke 2007, Wesselborg 2015)

| Tätigkeitsbezogene Belastungen | Arbeitsorganisatorische Belastungen |
|---|---|
| • Lärm<br>• ständige psychische und physische Präsenz<br>• ständige Reaktionsbereitschaft<br>• ständige Notwendigkeit, Beziehungen zu gestalten<br>• Umgang mit einer Vielzahl von Informationen<br>• Rolle als „Vollzugsbeamte", die über Zugang, Fortkommen und Abschlüsse entscheiden<br>• schwierige Schüler- und Elternklientel<br>• Arbeit in einem schwierigen sozialen Umfeld (z. B. an sog. Brennpunktschulen)<br>• unangenehmes, konfliktreiches Klassenklima<br>• Konflikte im Kollegium | • große Klassen<br>• fehlende räumliche und zeitliche Trennung von Arbeitsplatz und Freizeit bzw. Beruf und Privatsphäre<br>• Wahrnehmung von administrativen Zusatzaufgaben (z. B. Lernstandserhebungen, Mitwirkung an statistischen Erhebungen usw.)<br>• geringer Erholungswert der Unterrichtspausen (Pausen werden oftmals noch anstrengender erlebt als Unterricht!)<br>• fehlende Entlastungsstunden<br>• fehlende Supervision<br>• ständiger Zeitdruck<br>• längere wöchentliche Arbeitszeiten als viele andere abhängig Beschäftigte<br>• häufige Reformen und Neuerungen vonseiten der Bildungspolitik |

(ausführlicher siehe z.B. Wesselborg 2015). Die (Vor-)Belastungen von Lehrkräften resultieren dabei insbesondere aus der Lehrtätigkeit als solcher, aber auch aus problematischen arbeitsorganisatorischen Rahmenbedingungen, auf die Lehrkräfte selbst kaum Einfluss nehmen können. TABELLE 17 enthält hierzu eine orientierende Übersicht.

Aktuell kommen noch weitere Herausforderungen hinzu, die sich beispielsweise aus Migration, Inklusion, Digitalisierung, Lehrkräftemangel und zunehmender Schulgewalt ergeben (s. KAP. 2.2.1). Gerade in den letzten Jahren klagen Lehrkräfte verstärkt darüber, dass sie immer mehr als „Entertainer" verstanden werden und ihre Schüler zunehmend unerzogen, desinteressiert, respektlos und unaufmerksam sind (Wesselborg 2015). In immer stärkerem Maße müssen Lehrkräfte offenbar Erziehungsaufgaben übernehmen, die in den Elternhäusern ihrer Schüler kaum noch Beachtung finden.

gesell. Wahrnehmung bzw. Meinung über den eigenen Berufsstand

Darüber hinaus können gesellschaftliche Erwartungen an die Arbeit von Lehrkräften sowie das Ansehen des Berufsstandes in der Öffentlichkeit mögliche berufliche Vorbelastungen sein (man denke nur an die Interviewäußerung des damaligen Ministerpräsidenten und späteren Bundeskanzlers Gerhard Schröder: *„Ihr wisst doch ganz genau, was das [gemeint waren Lehrer] für faule Säcke sind!"*). Vor diesem Hintergrund überrascht es keineswegs, dass sich bei einem hohen Prozentsatz der Lehrkräfte in Deutschland erhebliche gesundheitliche Auswirkungen der beruflichen Belastung zeigen.

**Zahlen, Daten, Fakten**

In der Potsdamer Lehrerstudie (Schaarschmidt 2005) wurden vor einigen Jahren „arbeitsbezogene Verhaltens- und Erlebensmuster" von Lehrkräften wissenschaftlich analysiert. Demnach zeigten insgesamt 40,6 % der untersuchten Lehrkräfte die gesundheitlich unbedenklichen Bewältigungsmuster „G" („Gesund") oder „S" („Schonung"). Die

Mehrheit der Lehrkräfte – 59,4 % – wies jedoch die gesundheitlich bedenklichen Bewältigungsmuster „A" („Überforderung") bzw. sogar „B" („Burnout") auf.

Als Patienten sind Lehrkräfte überdurchschnittlich oft in psychologischen und psychotherapeutischen Praxen und Kliniken vertreten. Insbesondere klagen Lehrkräfte dort über akute Erschöpfungszustände, Nervosität, Reizbarkeit, Kopfschmerzen und Schlafstörungen. Auch vorzeitige Pensionierungen sind bei Lehrkräften häufiger als bei anderen Berufsgruppen (Wesselborg 2015).

der fordernde Schulalltag schmälert die persönlichen Ressourcen in einem Notfall

Die berufliche Vorbelastung von Lehrkräften ist enorm. Die persönlichen Ressourcen, die notwendig sind, um zusätzlich zum ohnehin stark fordernden Schulalltag auch noch eine Notfallsituation bewältigen zu können, sind daher schon von vornherein deutlich reduziert. Auf der anderen Seite soll nicht unerwähnt bleiben, dass es auch überaus zufriedene Lehrkräfte gibt, die in ihrem Alltag viel Anerkennung, Wertschätzung und Dankbarkeit erfahren. Wer seinen Beruf in dieser Weise erlebt, dürfte auch bei der Konfrontation mit einem Notfall deutlich im Vorteil sein.

Berufszufriedenheit: Eng verbunden mit der beruflichen Vorbelastung ist die Berufszufriedenheit. Lehrer, die sich in ihrer pädagogischen Freiheit permanent eingeengt fühlen, kein berufliches Vorankommen sehen und angesichts ihrer alltäglichen Erfahrungen im Schulkontext insgesamt frustriert sind, werden einen Notfall sicherlich noch belastender erleben als ihre zufriedeneren Kollegen.

Bei Lehrkräften, die ohnehin schon darüber nachdenken, ihren Beruf aufzugeben und „auszusteigen", kann eine Notfallerfahrung z. B. endgültig „das Fass zum Überlaufen" bringen.

Kollegen: Das allgemeine Klima im Kollegium kann ebenfalls ent- oder belastend wirken, je nachdem, wie der

für eigene Betroffenheit Raum finden und geben

Umgangston, das Vertrauen und die Offenheit der Kollegen untereinander ausgeprägt sind. Nach Englbrecht und Storath (2005) gelten insbesondere nicht funktionierende Kommunikationsstrukturen als eine schwere Zusatzbelastung. Wenn Lehrkräfte Angst haben, sich vor ihren Kollegen zu blamieren, sobald sie eigene Betroffenheit zeigen, ist dies ebenfalls ungünstig. In einer Fortbildung berichtete eine Lehrkraft beispielsweise sehr betroffen davon, dass sich ihre Kollegen regelrecht darüber amüsiert hätten, wie emotional sie auf den Unfalltod eines Jungen aus ihrer Klasse reagiert habe.

**Beispiel**

Es kann auch belasten, wenn Kollegen eine grundsätzlich andere Auffassung zum Vorgehen nach einem Notfall haben. Singer (2005, S. 46) gibt dazu ein eindrucksvolles Beispiel: *„Nach dem Suizid eines Schülers sitzen sich zwei Lehrer gegenüber. Der eine ruft, sichtlich aufgewühlt: Wir brauchen eine andere Schule, wir müssen andere Lehrer werden! Der andere erwidert: Hysterie ist das, was wir nun am wenigsten brauchen. Wir sollten schnellstmöglich zur Normalität zurückfinden!"* Aus solchen Meinungsverschiedenheiten können in emotional ohnehin stark aufgeladenen Notfallsituationen rasch größere Konflikte resultieren.

Wer im Alltag nicht harmoniert, wird es im Notfall meist ebenfalls nicht.

Nicht zuletzt sind Konkurrenzsituationen im Kollegium weitere Risikofaktoren, die die Bewältigung eines Notfalls erschweren. Umgekehrt wirken ein guter Zusammenhalt sowie ein angenehmes, von gegenseitiger Wertschätzung und Unterstützung geprägtes Klima im Kollegenkreis protektiv.

Auch im Hinblick auf ein funktionierendes, effektives Notfallmanagement sollte innerhalb eines Kollegiums stets auf eine gute Arbeitsatmosphäre und ein vertrauensvolles Miteinander geachtet werden.

**Schulleitung:** Das Verhalten der Schulleitung kann die psychische Belastung der Lehrer in einem Notfall wesentlich beeinflussen. Hilfreich ist es, wenn im Vorfeld Rollen und Aufgaben, die in einem Notfall übernommen werden müssen, klar verteilt worden sind. Unmittelbar nach einem Notfall kann die Schulleitung durch Verständnis, Rückendeckung und das Einräumen von Entlastungsstunden eine Lehrkraft unterstützen. Eine Schulleitung, die keinerlei Rücksichtnahme auf das Notfallerleben zeigt, völlig emotionslos, distanziert und kalt reagiert, verursacht hingegen eine zusätzliche Belastung.

**Beispiel**

In einer Fortbildung berichtete ein Lehrer beispielsweise, dass sein Schulleiter ihm ausdrücklich weitere Nachsorgemaßnahmen nach einem Schülersuizid untersagt habe, obwohl diese aus seiner Sicht dringend erforderlich gewesen sind. Ein anderer Schulleiter schilderte sein „Engagement" für einen nach einem Notfall stark belasteten Lehrer selbst mit den Worten: *„Ich habe ihm extra so viel Arbeit gegeben, damit er endlich wieder auf andere Gedanken kommt. Aber auch das hat nichts gebracht."*

Im Umgang mit komplexen Notfallsituationen sollten Schulleitungen nicht scheuen, Rat von psychosozialen Fachkräften einzuholen, die in diesem Bereich sehr erfahren sind. Eine entsprechende Beratung kann selbstverständlich auch vertraulich erfolgen, und ausdrücklich dient sie dazu, eine Schulleitung zu stärken und zu unterstützen!

**Eltern:** Je nachdem, wie gut oder schlecht das Verhältnis von Eltern und Lehrkraft zueinander ist, kann es zusätzlich belasten oder auch entlasten. Bestehen gegenseitiges Vertrauen und Offenheit, ist das für die Bewältigung einer Notfallsituation hilfreich.

**Zahlen, Daten, Fakten**

In der 2016 veröffentlichten Studie „Trust in Professions" über die Vertrauenswürdigkeit verschiedener Berufsgruppen gaben z. B. 82 % von 1.978 Befragten in Deutschland an, Lehrern „voll und ganz" oder zumindest „überwiegend" zu vertrauen. In der Rangliste unter den vertrauenswürdigsten Berufsgruppen stehen Lehrkräfte somit immerhin auf dem neunten Platz (Nürnberg Institut für Marktentscheidungen 2016).

Fehlt ein solches Vertrauen jedoch oder ist das Verhältnis von Eltern und Lehrkraft insgesamt angespannt, werden die durch den Notfall verursachten Belastungen nochmals verstärkt.

Vorwürfe von Eltern oder Kollegen sind stark belastend

Insbesondere ist dies der Fall, wenn Eltern einem Lehrer Vorwürfe machen und ihm die Verantwortung für das Geschehene geben (*„Wie konnte das Kind nur auf die Straße laufen? Herr Müller, der die Pausenaufsicht hatte, hätte das doch verhindern müssen!"*). Manchmal verbünden sich auch mehrere Eltern gegen eine Lehrkraft, wenn sie glauben, „einen Schuldigen gefunden" zu haben (Krüger 2012, Warger 2015). In einigen Fällen werden konkrete Beschwerden geäußert oder disziplinarische Konsequenzen gefordert. Das ist für eine Lehrkraft ausgesprochen unangenehm – unabhängig davon, ob eine tatsächliche (Mit-)Verantwortung für einen Notfall gegeben ist oder nicht: Wenn ein Fehlverhalten vorgelegen hat, werden ohnehin vorhandene Schuldgefühle sicherlich noch verstärkt. Sind die Vorwürfe einer Lehrkraft gegenüber sachlich jedoch unbegründet, fühlt diese sich zu Unrecht verurteilt.

Das Verhältnis zwischen Lehrkräften und Eltern beeinflusst ein Notfallmanagement enorm. Es kann sehr harmonisch und konstruktiv verlaufen oder aber Konflikte hervorrufen, die ohne Mediation von außen dann manchmal kaum noch aufzulösen sind.

**Coping- bzw. Bewältigungsstrategien:** Die Bewältigungsstrategien von Lehrkräften wurden in den vergangenen Jahren intensiv erforscht – nicht nur bezogen auf Notfälle, sondern auch im Hinblick auf den Schulalltag an sich. Gezeigt hat sich dabei, dass ein hoher Prozentsatz der Lehrkräfte problematische Strategien anwendet, die die gesundheitliche Situation eher zusätzlich beeinträchtigen als sie zu verbessern. Unter anderem wird darauf hingewiesen, dass der grundsätzlichen Eignung sowie der Entwicklung erforderlicher Kompetenzen für den Lehrerberuf von vornherein eine stärkere Beachtung gewidmet werden sollte (ausführlicher siehe Schaarschmidt, Kieschke und Fischer 2016). Im Schulalltag sind Distanzierungsstrategien sowie die Nutzung von Entspannungstechniken angebracht. Insbesondere tragen aber auch schulorganisatorische Regelungen (Pausenzeiten, Aspekte der Stundenplanung, Verbesserung des kollegialen Miteinanders usw.) dazu bei, dass mit Belastungen besser umgegangen werden kann (Schaarschmidt und Fischer 2013).

**Bewältigungsstrategien von Lehrern häufig dysfunktional**

Speziell nach einem Notfall können bei Lehrkräften ebenfalls funktionale Copingstrategien (z. B. einem Hobby nachgehen, mit vertrauten Menschen über das Erlebte sprechen, ein Tagebuch führen, Sport treiben usw.) von dysfunktionalen, eher schädlichen Strategien unterschieden werden (s. Kap. 3.1.2.3).

**Zahlen, Daten, Fakten**

Auf die Frage, wie Notfallerfahrungen verarbeitet werden, wurden in einer Befragung von 106 Lehrern verschiedener Schulformen und Altersgruppen folgende Antworten gegeben: 39,6 % gaben an, vor allem auf ein ausgeglichenes Privatleben zu achten. Für 37,7 % waren Gespräche mit Kollegen hilfreich. Ebenfalls 37,7 % trieben Sport. 30,2 % beschäftigten sich mit einem Hobby. 19,8 % führten Gespräche mit Familienangehörigen bzw. 13,2 % Gespräche mit Freunden. 12,3 % gaben an, dass sie ihre Arbeit gerne ausüben und die generelle Freude am Beruf bereits den Umgang mit dem Erlebten erleichtert. Für 10,4 % war auch ihre berufliche Routine hilfreich. Weiteren 10,4 % fiel es allerdings schwer abzuschalten, d. h. sie verfügten möglicherweise über keine ausreichend wirksamen Copingstrategien (Stoermer 2001).

Problematische Bewältigungsversuche sind ein gesteigerter Alkoholkonsum oder eine längerfristige Medikamenteneinnahme. Aus beidem kann sich eine Abhängigkeit entwickeln: Das ursprüngliche Problem wird nicht gelöst. Stattdessen kommt noch ein weiteres erschwerend hinzu!

Umgang mit Notfällen kaum Thema in Ausbildung

**Aus- und Fortbildung:** Nicht zuletzt beeinflusst die Aus- und Fortbildung von Lehrkräften, wie sie Notfälle erleben. Ungünstig ist, dass Notfälle im Lehramtsstudium weitgehend unbeachtet bleiben. Lehramtsanwärter bekommen meist weder in Seminaren noch durch ihre Betreuer im Referendariat Informationen zum angemessenen Verhalten in Notfällen vermittelt (Stoermer 2001). Auch wenn es in den meisten Bundesländern eigentlich eine klare Verpflichtung gibt, Erste-Hilfe-Kenntnisse regelmäßig aufzufrischen, liegt bei vielen Lehrern die letzte Ersthelferschulung schon viele Jahre zurück (Stum 2014).

Andererseits gibt es Schulen, die regelmäßig schulinterne Lehrerfortbildungen (SchiLF) zu Notfällen anbieten, in denen Supervision stattfindet, „pädagogische Tage" zu Notfällen veranstaltet werden usw.

eine fachliche Vorbereitung hilft in der Akutsituation

Dass eine Notfallsituation leichter bewältigt werden kann, wenn im Vorfeld bereits eine entsprechende fachliche Vorbereitung stattgefunden hat, versteht sich von selbst. Dass eine fehlende oder unzureichende Vorbereitung Belastungen in einem Notfall verstärkt, liegt ebenfalls auf der Hand.

### 3.2.3 Reaktionen und Folgen

Notfälle können bei Lehrern ebenso wie bei Schülern vielfältige psychische Folgen verursachen.

**Zahlen, Daten, Fakten**

In einem Diagnosescreening, das kurz nach dem School Shooting in Erfurt durchgeführt wurde, befanden sich 16 von 43 teilnehmenden Lehrern (bis auf drei nahmen alle Lehrkräfte der Schule an dem Diagnosescreening teil) aufgrund der bestehenden Symptomatik bereits in einer Psychotherapie. 16 weitere wurden als „therapiebedürftig" eingestuft. Im Mai 2007, also fünf Jahre nach dem Ereignis, wurden sechs Lehrkräfte noch immer therapeutisch behandelt (Scheithauer et al. 2008). Nach der Ermordung einer Lehrerin in Meißen zeigten 14,3 % der untersuchten Lehrer eine schwere, 14,3 % eine mittlere und 20 % eine leichte psychische Belastung (Pieper 2007b).

häufig Erschöpfung, diffuse Angst und Gefühl des Versagens

Notfallfolgen, die bei Lehrkräften besonders häufig auftreten, sind Erschöpfungszustände, eine diffuse Verunsicherung bzw. Angst (Schulleiter: *„Beim Betreten der Schule habe ich seit diesem Unfall immer ein ganz mulmiges Gefühl."*) sowie der Eindruck, pädagogisch versagt zu haben.

Manche Lehrer entwickeln – unabhängig davon ob das aus objektiver Sicht berechtigt ist oder nicht – Schuldgefühle: Sie machen sich Gedanken darüber, ob sie durch ihr eigenes Verhalten möglicherweise zu dem Notfall beigetragen haben, etwa durch eine nachlässige Wahrnehmung der Pausenaufsicht oder den nicht korrekten Umgang mit einem Schüler. Manche haben Angst vor möglichen Sanktionen, etwa einem Disziplinarverfahren. Im Extremfall fürchten sie den Verlust des Arbeitsplatzes, verbeamtete Lehrer außerdem den Verlust des Beamtenstatus. Diese Befürchtungen können wiederum Auswirkungen auf die Notfallnachsorge haben: „Lehrkräfte trauen sich evtl. nicht, über alle Dinge offen [...] zu sprechen, aus Angst vor juristischen Konsequenzen" (Krüger 2012, S. 92).

Berufsentfremdung

Eine Notfallfolge kann zudem sein, dass Arbeitsmotivation und Arbeitsleistung sinken. Ein Lehrer bereitet sich beispielsweise nicht mehr sorgfältig auf seinen Unterricht vor oder meldet sich häufiger krank. Es kann zu einer Berufsentfremdung kommen. Röthlein (2007) schätzt, dass etwa 10 bis 15 % der Lehrer an deutschen Schulen aufgrund Posttraumatischer Belastungsstörungen berufsunfähig werden. Etwa der gleiche Prozentsatz, so wird vermutet, wechselt nach einem Notfall zumindest die Schule.

Wie bei Schülern gilt aber auch bei Lehrern: Nicht jeder, der einen Notfall miterlebt, ist anschließend traumatisiert!

# 4 Prävention

Natürlich kann nicht jeder Notfall verhindert werden. Auch kann es an Schulen keine hundertprozentige Sicherheit geben. Gleichwohl ist notfallbezogene Prävention möglich. Zu beachten ist, dass der Begriff „Prävention" in der Literatur uneinheitlich verwendet wird. Teilweise ist von primärer, sekundärer und tertiärer Prävention die Rede – je nachdem, zu welchem Zeitpunkt und mit welcher Zielsetzung eine Maßnahme erfolgt.

(primäre) Prävention = Maßnahmen *vor* einem Notfall

Im vorliegenden Kapitel werden ausschließlich Maßnahmen der primären Prävention thematisiert. Es handelt sich dabei um Maßnahmen, die *vor* dem Eintritt eines Notfalls ergriffen werden. Theoretisch ist zu unterscheiden zwischen

Prävention = Notfälle verhindern und sich vorbereiten, um im Notfall richtig zu handeln

- Maßnahmen, die dazu dienen sollen, den Eintritt eines Notfalls zu *verhindern* (Vorbeugung) und
- Maßnahmen, die dazu dienen, sich auf den Eintritt eines Notfalls und das Handeln in dieser Situation *vorzubereiten* (Vorsorge).

Diese Unterscheidung ist in der Praxis aber kaum umzusetzen, weil Vorsorgemaßnahmen häufig auch eine vorbeugende Wirkung haben und umgekehrt (Nader und Pynoos 1993). Deshalb wird nachfolgend lediglich eine Differenzierung in

- psychologische,
- organisatorische und
- technische Aspekte

der primären Prävention vorgenommen (s. Tab. 18).

**Tab. 18:** Vorbeugende und vorbereitende Maßnahmen an Schulen

| Psychologische Prävention | Organisatorische Prävention | Technische Prävention |
|---|---|---|
| • Selbstklärung<br>• Resilienzförderung<br>• Notfälle als Unterrichtsthema<br>• Ausbildung<br>• Notfallübungen<br>• Risiko- bzw. Gefahrenanalyse<br>• Gefahrenradar | • schulisches Notfallteam<br>• Vernetzung<br>• Notfallpläne<br>• Schulsanitätsdienst<br>• zusätzliche Einsatzdienste<br>• spezielle Präventionsprogramme<br>• Aufsicht<br>• Regelungen und Absprachen<br>• Beratungsangebote<br>• sonstige Prävention | • Gebäudezustand<br>• Ausstattung<br>• Alarmsignale<br>• Kennzeichnungen<br>• Flucht- und Rettungswege<br>• Schülerbriefkasten<br>• sonstige technische Sicherheitsmaßnahmen |

Spezielle Hinweise, die nur im Hinblick auf einen einzelnen Notfalltyp relevant sind, werden in den entsprechenden Passagen des Kapitels 7 ergänzt.

*Formelle* Regelungen von Präventionsmaßnahmen finden sich in unzähligen kultusministeriellen Erlassen und Verwaltungsvorschriften der einzelnen Bundesländer, in Vorschriften der Berufsgenossenschaften, der gesetzlichen Unfallversicherung sowie der Normung.

## 4.1 Psychologische Prävention

eigene Ängste thematisieren

Selbstklärung: Wer mit Notfällen in Schulen konfrontiert werden könnte, sollte sich bereits im Vorfeld intensiv damit auseinandersetzen. Lehrer sollten zum Beispiel überlegen, vor welchen Notfällen sie besondere Angst haben, welche Aspekte dieser Notfälle besondere Betroffenheit verursachen und warum das so ist. Sie könnten über mögliche Notfallszenarien in der eigenen Schule nachdenken, sich darüber mit Kollegen austauschen und auf diese Weise versuchen *„zu begreifen, was ergreift"* (Karutz 2004b).

Außerdem sollten Lehrkräfte sich fragen, auf welche persönlichen Ressourcen sie zur Bewältigung einer Notfallsituation zurückgreifen können (Schwiebach 2006), welche Erfahrungen sie im Umgang mit Notfällen bislang gesammelt haben und welche Konsequenzen sie daraus ziehen. Wie haben sie die bisher miterlebten Notfälle bewältigt, welche besonderen Probleme und Folgen sind in der Vergangenheit aufgetreten, und was haben sie aus früheren Notfällen gelernt?

eigene Ressourcen gegenüberstellen

Neben der Beantwortung dieser Fragen setzt die persönliche Vorbereitung auf Notfälle auch eine intensive Reflexion des eigenen Verständnisses von Krankheiten, Verletzungen und Tod voraus. Diese Überlegungen kann man zusammenfassend als *„Selbstklärung"* bezeichnen (Englbrecht und Storath 2005).

**Beispiel**

Ein Beispiel dafür, wie wichtig eine selbstkritische Auseinandersetzung mit den Ursachen eigener Ängste sowie den eigenen Fähigkeiten sein kann: In einer Fortbildung äußerte eine Lehrerin, wie sehr sie sich davor fürchte, dass einem Kind in ihrem Sportunterricht etwas passieren könnte. Die Angst bezog sich vor allem darauf, dass sie völlig hilflos sein könnte und ja überhaupt nicht wisse, wie sie (medizinische) Erste Hilfe leisten soll. Wohlgemerkt: Ihre Erste-Hilfe-Ausbildung lag viele Jahre zurück. Daran, dass es sinnvoll sein könnte, die Erste-Hilfe-Kenntnisse aufzufrischen, hatte sie bislang nicht gedacht.

Resilienzförderung: Bei Schülern sollte ganz grundsätzlich und unabhängig von einem konkreten Notfall einiges unternommen werden, um ihre Resilienz zu fördern. Eine

Resilienz unabhängig von konkreten Ereignissen fördern

besondere Bedeutung kommt dabei den nächsten Bezugspersonen von Kindern und Jugendlichen zu, also den Eltern, aber durchaus auch Lehrkräften. Diese sollten (nach Rönnau-Böse 2017, S. 508) …

Das A und O: optimistische Grundhaltung, passgenaue Unterstützung und Ermutigung

- *„eine optimistische Grundhaltung vermitteln, die Probleme generell als Herausforderung und als Lernchance begreift [und nicht] als Heimtücke des Schicksals oder als Beleg für die Aussichtslosigkeit eigener Anstrengungen,*
- *herausfordernde, aber bewältigbare Anforderungen stellen und dabei individuell-passgenaue Unterstützung anbieten [sowie]*
- *Ermutigung aussprechen und Erfolgsrückmeldung geben".*

Resilienz kann gezielt gefördert werden

Jeder einzelne Bereich, der für die Entwicklung von Resilienz wichtig ist, d.h. die Selbst- und Fremdwahrnehmung, die Selbstwirksamkeit, die soziale Kompetenz, die Selbstregulation, die Problemlösungsfähigkeit sowie die Nutzung geeigneter Bewältigungsstrategien (s. KAP. 3.1.2.3) kann gezielt gefördert werden, dafür liegen inzwischen ausdifferenzierte und evaluierte Trainingsprogramme vor (Fröhlich-Gildhoff und Rönnau-Böse 2011).

**Notfälle als Unterrichtsthema:** Notfälle unabhängig von einem konkreten Anlass im Unterricht zu thematisieren, wird oftmals abgelehnt, oder es sorgt zumindest für einige Irritationen. Viele Erwachsene möchten solche „unangenehmen", beängstigenden Dinge lieber von ihren Kindern fernhalten, so lange es geht (Juen, Warger und Nindl 2015).

keine Scheu vorm Thema

Tatsächlich bieten die schulischen Lehrpläne jedoch vielfältige Möglichkeiten, Unglücke, Krisen, Katastrophen, Tod und Trauer altersentsprechend zu thematisieren (Barkowski 2006a). Zum gesamten Komplex „Notfall" liegen mittlerweile unzählige didaktisch aufbereitete Arbeitsmaterialien vor (s. Kap. 9.4).

Auf diese Weise lässt sich vermitteln, dass Notfälle sich nun einmal ereignen und dass sie letztlich Bestandteil des menschlichen Lebens sind. Lehrer können Schüler dazu ermutigen, sich über eigene Notfallerfahrungen auszutauschen, etwa über den Tod eines geliebten Haustieres, den Umzug eines guten Freundes in eine andere Stadt, den verloren gegangenen Teddybär, die Beschädigung des Lieblingsspielzeuges oder eine Bagatellverletzung, die sie sich beim Toben zugezogen haben usw. (ausführlicher s. Karutz 2011).

**Notfälle als Teil des Lebens vermitteln**

**Wenn es einem Kind gelingt, diese „alltäglichen" Notfälle zu bewältigen, ist es auch auf bedrohlichere Ereignisse besser vorbereitet.**

Im Unterricht kann gemeinsam über Notfallursachen und auch darüber nachgedacht werden, wie Notfälle vermieden werden können. Sinnvollerweise sollte angesprochen werden, welche Hilfsmöglichkeiten es gibt und welches Verhalten in einem Notfall angebracht ist.

In diesem Zusammenhang schlägt die Erziehungswissenschaftlerin Astrid Kaiser (2007) vor, Kindern eine spezielle „Katastrophenkompetenz" zu vermitteln. Unter anderem gehören dazu die Ausbildung eines stabilen Selbstkonzeptes, die Akzeptanz von Schwäche sowie die Fähigkeit zu flexiblem und historischem Denken, zu kritischer Distanz und zur Übernahme von Verantwortung. Außerdem sollen die Entwicklung der Sozialkompetenz und die praktischen Fähigkeiten, die für die Bewältigung von Notfällen erforderlich sind, gefördert werden. Das Aufgreifen von Notfällen im Unterricht ist manchmal allerdings eine Gratwanderung.

**Selbstkonzept + Sozialkompetenz + praktische Fähigkeiten**

**Einerseits soll ein Bewusstsein für Risiken und Gefahren geschaffen werden. Andererseits ist es nicht angebracht, Ängste zu schüren!**

So heißt es bei Lorenz (2007, S. 128): *„Insbesondere das Thema ‚Amoklauf an Schulen' sollte mit älteren Schülern auf der sachlich-kognitiven Ebene, unter Einbeziehung entsprechender Literatur, Medien und didaktisch gut aufbereiteter Unterrichtsmaterialien behandelt werden, weil der Gleichaltrigengruppe, den so genannten Peers, in dem multikausalen Bedingungsgefüge solcher Gewalttaten eine Schlüsselrolle zukommt"*. Demgegenüber empfiehlt das hessische Kultusministerium (2007), Amokläufe an Schulen ausschließlich bei konkreten Anlässen mit Schülern zu besprechen. Es könnte die Gefahr bestehen, dass Amok erst durch das Thematisieren im Unterricht als eine Möglichkeit zur Problemlösung ins Bewusstsein gerückt wird. In der Tat dürfte die konkrete Unterrichtsgestaltung entscheidend dafür sein, welche Wirkung mit der Behandlung des Themas erzielt wird.

Amoklauf als problematisches Thema

**Auf jeden Fall ist zu beachten, dass in einer Schulklasse Kinder sein können, die von ihren bisherigen Erfahrungen mit Notfällen noch immer hoch belastet sind.**

(noch) belastete Kinder identifizieren

Das Thematisieren von Notfällen im Unterricht könnte bei ihnen triggernd wirken und unter Umständen eine Reaktivierung des Erlebten hervorrufen. Bevor Notfälle im Unterricht thematisiert werden, sollte daher abgeklärt werden, ob mit entsprechenden Problemen zu rechnen ist. Krüger (2012) empfiehlt, dass den betroffenen Kindern und Jugendlichen die Möglichkeit gegeben wird, sich aus dem Unterricht herauszuhalten oder gegebenenfalls gar nicht an ihm teilzunehmen. Er regt auch an, zunächst grundlegende Informationen über psychische Notfallfolgen und den Umgang mit diesen Folgen zu vermitteln. Erst nach dieser

Einführung sollten Notfälle als das eigentliche Unterrichtsthema aufgegriffen werden.

**Ausbildung:** Das Sprechen und Nachdenken über Notfälle und deren mögliche Folgen im Allgemeinen stellt nur eine Form der psychologischen Prävention dar. Lehrer und Schüler sollten auch eine spezielle Ausbildung absolvieren. Wer gelernt hat zu helfen, wird sich in einem Notfall weniger hilflos fühlen als jemand ohne entsprechende Ausbildung (Karutz und von Buttlar 2017).

*Medizinische Erste Hilfe*. Erste-Hilfe-Lehrgänge werden in Deutschland von den unterschiedlichsten Organisationen angeboten: vom Arbeiter-Samariter-Bund, dem Deutschen Roten Kreuz, der Deutschen Lebens-Rettungs-Gesellschaft, der Johanniter Unfallhilfe, dem Malteser-Hilfsdienst und zahlreichen privaten Anbietern. In Schulen richtet sich die Erste-Hilfe-Ausbildung nach vielen Vorschriften, insbesondere nach dem siebten Sozialgesetzbuch (§ 21) sowie den Richtlinien der gesetzlichen Unfallversicherung.

> Mindestens 5 % der in einer Schule anwesenden Personen sollten eine entsprechende Erste-Hilfe-Ausbildung haben (Fleischhackl und Sterz 2006).

Erste-Hilfe-Ausbildung für Lehrer *und* Schüler

Vom Bundesamt für Bevölkerungsschutz und Katastrophenhilfe (BBK) wird sogar angestrebt, dass 10 bis 20 % aller Schüler im Alter von 10 bis 16 Jahren einen Erste-Hilfe-Lehrgang absolvieren (BBK 2009). Diese Ausbildung soll zudem in regelmäßigen Abständen – etwa alle zwei Jahre – wiederholt werden.

Speziell für die Vermittlung von Erste-Hilfe-Kenntnissen in Schulen wurden in den vergangenen Jahren auch bereits unzählige Konzepte und Arbeitsmaterialien entwickelt (s. Kap. 9.1.1). Seit 2005 werden Erste-Hilfe-Kurse für Schüler sogar vom Bundesinnenministerium finanziell gefördert (Lorenz 2005). Trotz intensiver Bemühungen ist es in

finanzielle Förderung möglich

noch immer nicht flächendeckend verpflichtend

Deutschland allerdings noch nicht gelungen, die Erste-Hilfe-Ausbildung flächendeckend, d.h. in allen Bundesländern als verbindlichen Unterrichtsinhalt in die Lehrpläne allgemeinbildender Schulen zu integrieren (Lipp und Scholl 2005).

**Beispiel**

Die Durchführung eines einzelnen Modellprojektes in der Grundschule beschreibt Scholl (2008): Die Kinder lernen dabei zunächst, den Rettungsdienst zu alarmieren und einfache Verbände anzulegen. Die Besichtigung eines Rettungswagens im Rahmen des Erste-Hilfe-Kurses hilft, Ängste vor medizinischen Geräten und den Helfern abzubauen. Ein Erste-Hilfe-Quiz wirkt motivierend. Nach Abschluss des Kurses erhalten die Kinder ein Zertifikat bzw. eine Urkunde.

Eine aktuelle Initiative („Kids save lifes“) bezieht sich darauf, Kinder speziell in der Durchführung von einfachen Wiederbelebungsmaßnahmen („Prüfen, Rufen, Drücken“) auszubilden und zu trainieren (Böttiger et al. 2017). Dies wird seit 2014 auch ausdrücklich von der Kultusministerkonferenz empfohlen: Ab der 7. Jahrgangsstufe sollen bundesweit mindestens zwei Unterrichtsstunden pro Jahr für dieses Thema aufgewendet werden. Der Deutsche Rat für Wiederbelebung hat auch bereits ein Curriculum veröffentlicht, nach dem Lehrkräfte fortgebildet werden können, um diesen Unterricht selbst zu übernehmen (Dirks et al. 2019). Umgesetzt wird aber auch diese Initiative in den einzelnen Bundesländern noch sehr uneinheitlich.

Curriculum zur Wiederbelebung

Zudem wäre es wünschenswert, „klassische“, rein medizinisch ausgerichtete Erste-Hilfe-Themen in einem übergeordneten Gesamtzusammenhang aufzugreifen, um nicht nur einzelne *Maßnahmen* zu vermitteln, sondern eine umfassendere notfallbezogene *Bildung* zu ermöglichen, die sich auf mehr bezieht als nur technische „Verrichtungs- bzw.

nicht nur „technische“ Aspekte vermitteln

Ausführungskompetenzen“ (ausführlicher s. z.B. Karutz 2018b; Karutz und Mitschke 2018).

**Beispiel**

Um eine *„mehrperspektivische Bearbeitung“* (Freese 2001, S. 197) zu ermöglichen, ist beispielsweise die Durchführung fächerübergreifender Projekte denkbar. So könnte im Biologieunterricht an weiterführenden Schulen über die Auswirkungen von Sauerstoffmangel im menschlichen Körper und im Religionsunterricht über die ethische Verpflichtung zur Hilfeleistung gesprochen werden. Im Kunstunterricht könnten Stilmittel und die Aussagekraft der bildlichen Darstellung von Unglücken und Katastrophen interpretiert werden, im Deutschunterricht literarische Beschreibungen persönlicher Notfallerfahrungen usw.

fächerübergreifende Projekte wünschenswert

*Selbsthilfefähigkeit in Großschadenslagen:* Im Hinblick auf Extremwetterereignisse (z.B. Starkregen, Überschwemmungen), Stromausfälle und Ähnliches können Kinder ebenfalls unterrichtet werden. Das Bundesamt für Bevölkerungsschutz und Katastrophenhilfe hat dazu u.a. das Programm „Max und Flocke Helferland“ entwickelt (Clemens-Mitschke, Preis und Straube 2018). Neben Malbüchern und einem Online-Spiel für Kinder und Jugendliche (www.max-und-flocke-helferland.de) liegt hier eine umfangreiche Sammlung von didaktisch aufbereiteten Unterrichtsmaterialien vor, mit denen die oben bereits genannte „Katastrophenkompetenz“ ebenfalls gefördert werden kann.

psychische Hilfe lässt sich ebenfalls vermitteln

*Psychosoziale Hilfe:* Auch das psychologisch angemessene Verhalten gegenüber Notfallbetroffenen sollte in Aus- und Fortbildungen gelernt und trainiert werden. Für Kinder hat das Deutsche Jugendrotkreuz im Landesverband Nordrhein zum Beispiel das Projekt „Sanis für die Seele“ konzipiert. Schüler lernen darin praxisorientiert mit vielen kleineren Übungen und Rollenspielen, wie Menschen in einem

Notfall reagieren und wie man einen verletzten Mitschüler „trösten“ kann.

Für Lehrkräfte gibt es ebenfalls eine Vielzahl unterschiedlicher Veranstaltungen, in denen psychologische bzw. psychosoziale und seelsorgerliche Aspekte von Notfällen in Schulen thematisiert werden. Ein sehr komplexes, an einzelnen Lernaufgaben ausgerichtetes Fortbildungsmanual wurde schon 2011 beispielsweise von Großmann und Glatzer vorgelegt. Ein weiteres Fortbildungsprogramm für schulinterne Krisenteams hat Munk-Oppenhäuser 2012 erarbeitet. In den letzten Jahren sind weitere aktuelle Konzepte entstanden:

**etablierte Fortbildungsmanuals**

- Das modular aufgebaute und wissenschaftlich evaluierte „NETWASS“-Programm wurde 2015 veröffentlicht (Scheithauer et al. 2015).
- Hoffmann und Roshdi (2016) bieten das insgesamt dreitägige Fortbildungsprogramm „Sichere Schule kompakt“ an.
- Eine Blended-Learning-Variante stellt „KomPass plus“ dar (Nagel und Dörr 2019): Dabei wird eine sechswöchige, durch ein Online-Portal gestützte Selbstlernphase mit insgesamt fünf Präsenzveranstaltungen kombiniert.
- Zudem liegt seit 2018 das aus mehreren Tagesseminaren bestehende Fortbildungskonzept „PÄDIA-FIT“ vor, das vom Autor des vorliegenden Buches verantwortet wird (s. TAB. 19).

Die Teilnehmerzahl sollte bei solchen Fortbildungen 15 bis 20 Personen möglichst nicht überschreiten. Sie sind sowohl schulübergreifend, d.h. für Lehrkräfte und Krisenteams mehrerer Schulen, als auch schulintern für ein einzelnes Kollegium denkbar.

**TAB. 19:** Fortbildungsangebote zum Notfall- und Krisenmanagement an Schulen (Auswahl)

| | **NETWASS (Scheithauer et al. 2015)** | **Sichere Schule kompakt (Hoffmann und Roshdi 2016)** | **KomPass plus (Nagel und Dörr 2019)** | **PÄDIAFIT (Karutz 2018a)** |
|---|---|---|---|---|
| **Module bzw. Inhalte** | • das Phänomen „schwere, zielgerichtete Schulgewalt“<br>• das NETWASS-Krisenpräventionsverfahren in vier Schritten<br>• Organisationsanalyse<br>• Fortbildung eines Beratungsteams<br>• Fortbildung und Sensibilisierung des Kollegiums<br>• Nachhaltigkeit | • aktueller Erkenntnisstand zu Amok und schwerer zielgerichteter Gewalt an Schulen<br>• die verschiedenen Grundformen von Gewalt<br>• Risikosignale identifizieren<br>• eine grundlegende Risikoeinschätzung vornehmen<br>• der Einfluss von Medien und Nachahmungseffekten<br>• Aufbau und Betrieb eines Krisenteams<br>• aktives Einbinden von Schülern und Eltern in die Prävention<br>• Vernetzungen innerhalb und außerhalb der Schule<br>• Zusammenarbeit mit anderen Berufsgruppen<br>• deeskalierendes Fallmanagement<br>• Vorbereitungen auf den Notfall<br>• Verhalten während eines Amoklaufs | • Hintergründe zu School Shootings<br>• psychologische Hintergründe<br>• der Weg zur Gewalt<br>• zwei Grundformen der Gewalt<br>• Einschätzung von Drohungen<br>• die Bystander-Studie<br>• Bedrohungsmanagement und Risikoeinschätzung<br>• Fallmanagement und Interviewführung<br>• Nachahmung und Medienbeeinflussung<br>• das schulische Krisenteam<br>• Vorbereitung auf eine Krise<br>• dynamisches Risiko-Analyse-System<br>• Schulentwicklung | • psychosoziale Notfallversorgung für Kinder und Jugendliche<br>• Notfälle in Schulen<br>• Gruppeninterventionen<br>• Großschadenslagen<br>• spezielle Interventionen (z. B. nach Suizid)<br>• kindgerechte Notfallvorsorge<br>• aktuelle Forschung<br>• Multiplikatorenschulung |
| **Dauer** | pro Modul zwischen 1 und 10 Stunden | insgesamt drei Seminartage | sechswöchige onlinegestützte Selbstlernphase und fünf Präsenztage | pro Modul 8 Stunden |

> **Wenn mehrtägige Lehrerfortbildungen aus organisatorischen Gründen nicht möglich sein sollten, könnten zumindest einzelne pädagogische Tage zum Thema „Notfälle und Krisen in der Schule“ veranstaltet werden.**

mehrere kompakte Einheiten günstig

Ohnehin sind mehrere kompakte Fortbildungen im Abstand von einigen Wochen empfehlenswerter als längere, dafür jedoch einmalige „Blockveranstaltungen“: Bei einer modular aufgebauten Fortbildung kann meist mehr Reflexion stattfinden. Zudem ist es möglich, zwischen den einzelnen Seminartagen bereits Unterrichtsinhalte umzusetzen oder zumindest ausführlich mit Kollegen über die gewonnenen Erkenntnisse zu diskutieren. Geachtet werden sollte in Fortbildungen darauf, dass nicht nur theoretisches Fachwissen vermittelt, sondern tatsächlich Handlungskompetenz aufgebaut wird. Aus diesem Grund sollten unbedingt auch praktische Übungen stattfinden, etwa in Form von Rollenspielen und konkreten Fallsimulationen (Schedlich und Hagenhoff 2012).

**Brandschutz:** Neben der medizinischen und psychologisch ausgerichteten Erste-Hilfe-Ausbildung sollten alle Mitglieder der Schulgemeinde Informationen zum vorbeugenden und abwehrenden Brandschutz erhalten. In Grundschulen kann die sichere Handhabung von Streichhölzern und Feuerzeugen vermittelt werden. Älteren Kindern (und den Lehrkräften) kann gezeigt werden, wie man mit einem Feuerlöscher umgeht usw. In allen Altersstufen sollte angesprochen werden, wie man sich bei einem Feuer in der Schule selbst in Sicherheit bringen kann. Auch für die Brandschutzerziehung wurden in den vergangenen Jahren viele Unterrichtsmaterialien erarbeitet (s. Kap. 9.4.1).

Verhalten im Brandfall ist Thema für alle Altersstufen

**Notfallübungen:** Nicht nur durch Ausbildungsveranstaltungen, auch durch Simulationen kann die Schulgemeinde auf Notfälle vorbereitet werden. So sehen Erlasse in sämtlichen Bundesländern vor, dass mindestens zweimal jährlich Alarmübungen durchzuführen sind. In einem Erlass aus Nordrhein-Westfalen heißt es beispielsweise: „*Die erste Alarmprobe sollte innerhalb von acht Wochen nach Beginn des Schuljahres und nach einem Unterricht über das Verhalten bei Feueralarm mit vorheriger Ankündigung durchgeführt werden; die zweite Alarmprobe soll ohne vorherige Ankündigung stattfinden*" (Innenministerium und Ministerium für Schule und Weiterbildung in Nordrhein-Westfalen 2000).

regelmäßige Alarmproben (ggf. mit Feuerwehr)

Mindestens einmal im Jahr soll zudem die Feuerwehr zu einer Alarmprobe eingeladen werden. Dabei sollen Notfallübungen durchaus realitätsnah ablaufen, d.h. die Übungen müssen auch variiert und mit einer gewissen Ernsthaftigkeit durchgeführt werden.

**Beispiel**

Zur Auswertung einer problematisch verlaufenen Brandschutzübung schreibt beispielsweise die Landesfeuerwehrschule Baden-Württemberg (2009, S. 3): „*Der angenommene Brandfall wurde durch Rauchgeneratoren simuliert. Die Lehrer brachten die Schüler aus dem Gebäude. Dabei liefen 50 % der Schüler durch den Übungsnebel. Im Ernstfall wäre dieser aber hochgiftiger Brandrauch gewesen und das falsche Verhalten hätte verheerende Folgen gehabt. Wie kam es zu dieser gefährlichen Situation? Bei genauerem Hinsehen können wir erkennen, dass nie etwas anderes geübt wurde als ‚Bei Ertönen des Alarmsignals gehen wir raus'. Genau so wurde das dann auch im Rahmen dieser Übung praktiziert.*"

Demnach muss es nicht nur darum gehen, bestimmte Verhaltensweisen als Automatismus zu verinnerlichen, sondern auch die Begründung für dieses Verhalten zu vermitteln. Schüler (und Lehrer) müssen nicht nur wissen, dass sie die Schule bei einem Feuer rasch verlassen müssen. Sie müssen insbesondere verstanden haben, dass es darum geht, dem Brandrauch zu entgehen. Wenn ein Fluchtweg ver-

Verhaltensweisen einüben und begründen

raucht ist, müssen sie zum Beispiel auf einen anderen ausweichen oder an einem Fenster im Gebäude auf Rettung durch die Feuerwehr warten (s. KAP. 7.5).

gespielte Notfallszenarien mit Schülern sind problematisch

In den USA werden in Schulen auch Notfallübungen durchgeführt, die weit über die in Deutschland üblichen Brandschutz- bzw. Räumungsübungen hinausgehen (Lippay 2005). Unter anderem wird trainiert, wie Kinder sich bei einem Amoklauf in der Schule verhalten sollen. Die Schüler lernen dabei spielerisch, sich hinter Wänden und Möbelstücken zu verschanzen, um sich etwa vor einem hungrigen Löwen zu verstecken, der sie auf keinen Fall entdecken darf. Solche Übungen sind allerdings umstritten: Durch gespielte Notfallszenarien könnte auch das Gegenteil des beabsichtigten Zieles erreicht werden, nämlich eine Zunahme von Ängsten sowie eine unangemessen gesteigerte Erwartung solcher Ereignisse.

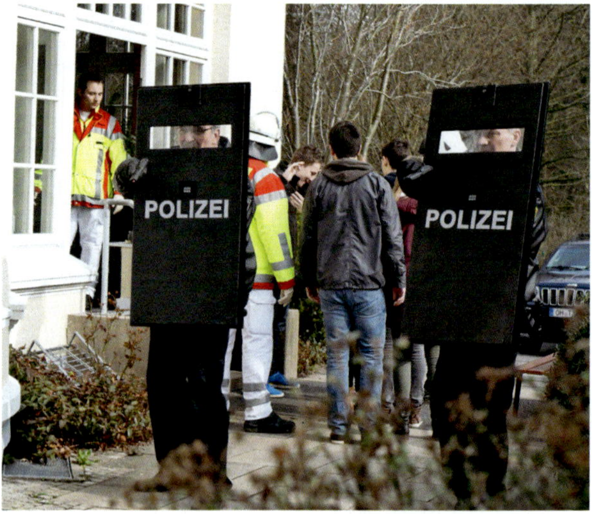


**ABB. 11** ▶ Polizei, Rettungskräfte und das Kollegium einer Schule trainieren das Verhalten bei einem Amoklauf (Foto: Landespolizei Schleswig-Holstein).

**Das Training des Verhaltens bei einem Amoklauf kann sicherlich von der Polizei und Rettungskräften gemeinsam mit einem Schulkollegium trainiert werden (s. ABB. 11) – ob es angebracht ist, Schüler in solche Übungen einzubeziehen, muss deutlich in Frage gestellt werden.**

Risiko- bzw. Gefahrenanalyse: In Schulen sollte – möglichst gemeinsam mit externen Fachleuten – systematisch darüber nachgedacht werden, welche Risiken und Gefahren tatsächlich drohen. Dabei ist zunächst einmal relevant ...

Welche Risiken und Gefahren drohen tatsächlich?

- welche Notfälle überhaupt möglich sind,
- welche Notfälle wie wahrscheinlich sind und
- welcher Notfall welchen Schaden verursachen würde.

**Anhand der Beantwortung dieser Fragen lässt sich klären, mit welchen Ereignissen sich die Schule überhaupt präventiv beschäftigen sollte.**

Wohlgemerkt kann dabei ausdrücklich auch die Thematisierung von sehr seltenen bzw. sehr unwahrscheinlichen Notfällen wie zum Beispiel einem School Shooting angebracht sein: Solche Ereignisse sind zwar einerseits sehr selten. Andererseits sind sie, wenn sie einmal auftreten, meist mit überaus dramatischen Auswirkungen verbunden. Aus diesem Grund sollten auch solche Ereignisse niemals völlig ausgeblendet werden, etwa nach dem Motto: *„Das passiert bei uns sowieso nicht!"*

seltene Ereignisse nicht ausblenden

Ferner sollten vorhandene Gefahrenquellen bzw. potenzielle Notfallursachen analysiert werden. Das können technische Defekte im Schulgebäude sein, aber auch schlecht zu überwachende Bereiche, bestehende Konflikte unter Schülern und Lehrkräften, persönliche Krisen usw. Folgende Fragen sind zu beantworten:

mögliche Gefahrenquellen und Notfallursachen erkennen

- Gibt es Schüler, die an Erkrankungen leiden, welche entweder zu einem Notfall führen oder in einem Notfall besondere Maßnahmen erfordern könnten wie z. B. Epilepsie oder Störungen der Blutgerinnung (Fleischhackl und Sterz 2006)?
- Gibt es Schüler, die psychische Auffälligkeiten oder Störungen aufweisen?
- Gibt es Schüler, die sich aus schulischen, familiären, gesundheitlichen oder anderen Gründen eventuell in einer Krisensituation befinden?
- Gibt es Schüler, die gemobbt werden?
- Gibt es Schüler, die anhaltende, immer wieder auftretende oder besonders heftige Streitigkeiten mit anderen Schüler oder Lehrkräften haben?
- Gibt es Schüler, die sozial isoliert sind bzw. denen von Lehrkräften und Mitschülern nicht genug Aufmerksamkeit geschenkt wird?

auf schlecht „erreichbare“ Kinder fokussieren

Natürlich reicht es nicht aus, solche Schüler lediglich zu erkennen. Für diejenigen, die als gefährdet eingeschätzt werden oder bei denen der Eindruck entsteht, dass von ihnen eine Gefahr ausgehen könnte, sollte selbstverständlich auch etwas getan werden. In einer Konferenz könnten Lehrkräfte zum Beispiel an einer Tafel hinter die Namen derjenigen Schüler Punkte aufkleben oder Kreuze machen, zu denen sie besonders guten Kontakt oder eine sehr intensive Beziehung haben. Dann wird vereinbart, dass man sich im Anschluss an die Konferenz verstärkt um die Kinder kümmert, die keine oder nur wenige Markierungen erhalten haben (Landscheidt 2006).

**Auch vor Schulausflügen sollte unbedingt eine sorgfältige Risiko- bzw. Gefahrenanalyse durchgeführt werden!**

Spezielle Gefahren können zum Beispiel von einzelnen mitreisenden Schülern oder durch die Nutzung von Verkehrsmitteln ausgehen, aber auch von der Art der angestrebten Aktivitäten, etwa bei einer Klassenfahrt zum Skifahren oder dem Ausflug in einen Hochseilgarten. Zu bedenken sind auch Gefährdungen durch besondere Witterungsverhältnisse wie Hitze, Kälte und Sturm. Sofern Übernachtungen an einem anderen Ort geplant sind, sollte außerdem die jeweilige Unterkunft im Vorfeld unter Sicherheitsaspekten überprüft werden (hygienische Verhältnisse, Flucht- und Rettungswege, Schutz vor unbefugtem Zutritt durch fremde Personen, Ausstattung mit Erste-Hilfe-Materialien usw.) (ausführlicher s. Heidrich und Lenkeit 2015).

Ausflüge mit besonderen Aktivitäten o. unbekannten Örtlichkeiten

**Gefahrenradar:** Im Hinblick auf ungewöhnliche, besorgniserregende Vorgänge in der Schule oder in ihrem Umfeld sollten Lehrkräfte generell aufmerksam sein (Kultur des Hinschauens und Aufeinanderachtens). Wenn sich Schüler in ihrem Verhalten verändern, stellt sich die Frage nach dem Grund dafür. Wenn sich fremde Personen im Schulgebäude aufhalten, sollten diese nach ihrem Anliegen gefragt werden.

Kultur des Hinschauens und Aufeinanderachtens

Werden unmittelbar verdächtige Beobachtungen gemacht, sollte gegebenenfalls die Polizei hinzugezogen werden!

Natürlich darf in diesem Zusammenhang auch nicht übertrieben werden:

- Ein Vater, der zur Sprechstunde eines Klassenlehrers kommt, ist kein Amokläufer,
- eine Mutter, die ihrer Tochter die vergessenen Turnsachen bringt, plant kein Bombenattentat.

Auf der anderen Seite kann es nicht schaden, freundlich, aber bestimmt lieber einmal zu viel als zu wenig nachzufragen und einfach vorsichtig zu sein. Es kann durchaus dazu

Aufmerksamkeit statt Alarmismus

geraten werden, das eigene Bauchgefühl als „Early Warning Sense", d. h. als ein internes Frühwarnsystem zu beachten.

> Wer den Eindruck hat, dass etwas nicht stimmt, sollte immer überprüfen, woran das liegt!

## 4.2 Organisatorische Prävention

Gründung eines Notfallteams ist obligatorisch

**Schulisches Notfallteam:** In jeder Schule sollte ein Notfallteam zusammengestellt werden, das – fachlich entsprechend weitergebildet – schon vor einem Notfall die jeweils notwendigen Hilfeleistungen erarbeiten und möglichst konkrete Handlungsanweisungen formulieren sollte.

> In fast allen Bundesländern ist die Gründung und die Arbeit solcher Teams mittlerweile sogar verbindlich vorgeschrieben.

Im Einzelnen sind die Aufgaben von Notfallteams in Tabelle 20 dargestellt: Unter anderem sollte eine Liste geführt werden, in der sämtliche relevanten Kontaktpersonen und Ansprechpartner aufgeführt sind. Auch sollte das Notfallteam verschiedene Musterbriefe verfassen, um die Schulgemeinde nach einem Notfall schnell über diesen informieren zu können (s. Kap. 9.1).

Eine weitere Aufgabe des Notfallteams besteht darin, die Schulgemeinde für Notfälle zu sensibilisieren (Barkowski 2006a). Mitunter sind auch juristische Fragen zu klären, etwa Weisungsbefugnisse in Notfällen, Versicherungs- und Haftungsfragen sowie Zuständigkeiten und Befugnisse handelnder Personen.

> Schon im Vorfeld sollte eine möglichst weitgehende rechtliche Absicherung erreicht werden: *Während* eines Notfalls ist dafür keine Zeit vorhanden!

**Tab. 20:** Aufgaben des Notfallteams einer Schule

| | |
|---|---|
| **Prävention** | • Sensibilisierung der Schulgemeinde für Notfälle als ein Thema, das jedes Mitglied der Schulgemeinde betrifft |
| | • Organisation und Durchführung von Präventionsmaßnahmen in der Schule, insbesondere von Notfallübungen und notfallbezogenen Unterrichtsprojekten (z. B. zur Gewaltprävention) |
| | • Erstellen von Notfallplänen, aus denen Aufgaben und Zuständigkeiten hervorgehen |
| | • Vernetzung mit den unterschiedlichsten internen und externen Helfergruppen bzw. -instanzen |
| | • Erstellen und regelmäßiges Aktualisieren einer Liste mit Ansprechpartnern für den Notfall |
| | • Erstellen bzw. ergänzen eines Notfallordners mit wichtigen Unterlagen (z. B. Lageplänen) für Einsatzkräfte |
| | • Verfassen von Musterbriefen bzw. Textbausteinen zur Information von Schülern und Eltern in verschiedenen Notfällen |
| | • Klärung rechtlicher Fragen im Hinblick auf Notfälle |
| | • Informieren der Schulgemeinde über die jeweiligen Notfallplanungen, z. B. mit regelmäßig aktualisierten Aushängen am Schwarzen Brett im Lehrerzimmer bzw. im Intranet der Schule |
| | • Durchführung von Fallkonferenzen zur Bedrohungsanalyse und Beratung der weiteren Vorgehensweise |
| **Intervention** | • Sammeln von Informationen über das Notfallgeschehen und zeitnahes Erstellen eines Lageberichts |
| | • Organisation, Koordination, Dokumentation und Evaluation der Hilfeleistung |
| | • Zusammenarbeit mit Einsatzkräften der Polizei, der Feuerwehr und des Rettungsdienstes sowie allen weiteren Beteiligten |
| | • Informieren der Schulgemeinde über die jeweilige Hilfeleistung |
| | • Informieren von Medienvertretern |
| **Nachsorge** | • Organisation, Koordination, Dokumentation und Evaluation sämtlicher Nachsorgemaßnahmen |
| | • Zusammenarbeit mit den unterschiedlichsten internen und externen Helfergruppen bzw. -instanzen |
| | • Überleitung vom „Krisenmodus“ einer Schule zurück in den Schulalltag |

Da die Schulgesetzgebung Ländersache ist und bei einer bundesweit ausgerichteten Betrachtung des Themas insgesamt 16 verschiedene Schulgesetze sowie unzählige, teilweise deutlich voneinander abweichende Erlasse und Dienstvorschriften beachtet werden müssten, können die Ausführungen zu juristischen Aspekten der Notfallnachsorge in Schulen an dieser Stelle nicht weiter präzisiert werden.

**Notfallteam ist zentraler Ansprechpartner**

Wenn sich ein Notfall ereignet hat, organisiert, koordiniert, dokumentiert und evaluiert das Notfallteam alle schulinternen Hilfsangebote. Es ist Ansprechpartner für Medienvertreter sowie Einsatzkräfte der Feuerwehr, der Polizei und des Rettungsdienstes. Bei einem Notfall sollte das Notfallteam so rasch wie möglich zusammenkommen, um das weitere Vorgehen zu beraten. Als Treffpunkt kann in den meisten Situationen das Lehrerzimmer, das Sekretariat oder ein Besprechungsraum dienen. Für bestimmte Fälle wie zum Beispiel ein Feuer in der Schule oder einen Amoklauf sollte allerdings auch ein alternativer, eventuell sogar vor der Schulgemeinde geheim gehaltener Ort außerhalb des Schulgeländes festgelegt werden. Er sollte im Idealfall unter allen Umständen sicher erreicht werden können und zudem möglichst geschützt liegen. Vielleicht lässt sich eine Absprache mit einer im Schulumfeld ansässigen Firma treffen, sodass bei Bedarf ein Büroraum dieser Firma vom Notfallteam genutzt werden kann. Wo sich das Notfallteam trifft, sollte insbesondere der Polizei im Vorfeld mitgeteilt werden.

**Treffpunkt für Ereignisfall festlegen**

Auch in Notfällen, die sich zwar außerhalb der Schulzeiten ereignen, aber die Schule betreffen, sollte mindestens ein Mitglied des Notfallteams für Lehrer, Schüler, Polizeibeamte oder psychosoziale Fachkräfte jederzeit erreichbar sein.

Das kann zum Beispiel über eine Rufbereitschaft sichergestellt werden. Im wöchentlichen Wechsel könnte ein Notfallhandy weitergegeben werden oder Ähnliches.

Rufbereitschaft organisieren

Potenzielle Mitglieder des Notfallteams sind die Schulleitung, Vertreter des Schulträgers, Vertrauens- oder Beratungslehrer, Schulpflegschaftsvorsitzende, Schulpsychologen und -seelsorger, Sicherheitsbeauftragte der Schule sowie Hausmeister. Wenn eine Schule viele ausländische Schüler hat, sollten insbesondere Lehrkräfte, die die jeweiligen Kulturen gut kennen bzw. selbst ausländischer Herkunft sind, im Notfallteam mitarbeiten. An weiterführenden Schulen könnten zumindest zeitweise auch Schüler- und Jahrgangsstufensprecher in die Arbeit des Notfallteams eingebunden werden.

Um effektiv arbeiten zu können, sollte ein schulisches Notfallteam nicht zu groß sein, denn es gilt auch hier das bekannte Sprichwort: „Viele Köche verderben den Brei!“ Als zweckmäßig und hilfreich hat sich herausgestellt, dass – je nach Schulgröße – 5 bis 10 Personen im schulischen Notfallteam mitarbeiten sollten.

5 – 10 Personen im Notfallteam

Im Vorfeld muss festgelegt werden, wer innerhalb des Notfallteams welche Aufgaben bzw. Funktionen übernimmt. Benötigt werden eine gesamtverantwortliche Leitung (Schulleitung und deren Stellvertretung), ein Pressesprecher, ein Ansprechpartner für die Einsatzkräfte, ein Ansprechpartner für die Eltern sowie jemand, der alle Maßnahmen des Notfallteams dokumentiert. Ein Mitglied des Notfallteams sollte für logistische Aufgaben zuständig sein, d.h. für die Beschaffung von Arbeitsmaterialien. Ein weiteres Mitglied sollte ausschließlich auf die Psychohygiene des Teams achten und zum Beispiel zu Ruhepausen anhalten, Getränke und Essen organisieren. Einige weitere Mitglieder des Notfallteams sollten „zur besonderen Verwendung“ zunächst ohne vorher festgelegte Aufgabe bleiben.

Aufgabenteilung vordefinieren

Bei der Aufgabenverteilung ist ferner zu beachten, dass die Schulleitung durch die Arbeit des Notfallteams auf keinen Fall entmündigt, sondern unterstützt und gestärkt werden soll.

Ausfallsicherung durch Doppelbesetzung

Nach Möglichkeit sollte das Notfallteam alle Funktionen doppelt besetzen. Dadurch bleibt es zum Beispiel auch bei einem krankheitsbedingten Ausfall eines Kollegen uneingeschränkt handlungsfähig. Ebenfalls sollte nicht ausgeschlossen werden, dass die Mitglieder des Notfallteams selbst von einem Notfall betroffen sein und aus diesem Grund nicht mitarbeiten könnten.

Nur wer ausreichend belastbar ist und sich selbst dazu in der Lage sieht, sollte im Notfallteam einer Schule mitarbeiten. Bei starken Vorbelastungen, etwa durch eigene Notfallerfahrungen oder eine persönliche Krisensituation (z. B. Ehescheidung, schwere Krankheit), sollte von der Mitarbeit eher Abstand genommen werden.

ggf. externe Expertise einbinden

Denkbar ist es, das Notfallteam bei Bedarf auch durch externe Fachleute oder Kollegen anderer Schulen zu ergänzen, beispielsweise durch psychosoziale Fachkräfte (Notfallseelsorge, Kriseninterventionsteam), Ärzte (Kinderarzt, Psychiater), Juristen sowie Vertreter der Polizei, des Jugendamtes, der Feuerwehr und des Rettungsdienstes. Dies verweist auf den nächsten Aspekt.

KKK-Regel: „In Krisen muss man Köpfe kennen!“

**Vernetzung:** Eine reibungslose Zusammenarbeit verschiedener Helfer bzw. Helfergruppen nach einem Notfall setzt voraus, dass die beteiligten Personen bzw. Personengruppen (s. Kap. 2.4) bereits miteinander vertraut sind (nach der bekannten „KKK“-Regel: *„In Krisen muss man Köpfe kennen!“)*. Ein erstes Treffen sollte deshalb nicht erstmalig während eines Notfalls stattfinden, sondern vorher: Bei einem solchen Treffen haben die verschiedenen Parteien die Möglichkeit, sich einander vorzustellen und sich in Ruhe über die eigenen Handlungsmöglichkeiten, -ziele und -methoden auszutauschen.

mit Helfern Kontakt halten

**Beispiel**

Ein Polizeibeamter kann in die Schule eingeladen werden, um das Notfallteam oder auch das gesamte Lehrerkollegium über die Vorgehensweise der Polizei bei einem Amoklauf oder die Polizeiarbeit insgesamt zu informieren. Ein Vertreter der örtlichen Feuerwehr oder des Rettungsdienstes könnte die Einsatztaktik bei einem Unfall oder einer Explosion beschreiben. Umgekehrt könnte den Einsatzkräften die Schule gezeigt werden, damit diese die Räumlichkeiten kennenlernen usw.

Dabei ist die Zusammenarbeit mit den unterschiedlichsten Helfergruppierungen nicht nur in der unmittelbaren Notfallsituation, sondern oftmals auch in der Zeit danach notwendig. Die Unfallkasse Thüringen schreibt in einem Erfahrungsbericht über die Maßnahmen nach dem Amoklauf in Erfurt beispielsweise, wie schwierig die Koordination der an der Nachsorge beteiligten Stellen gewesen sei, weil es keine geeigneten Absprachen oder Festlegungen von Zuständigkeiten gegeben habe. An der Erarbeitung des damaligen Nachsorgekonzepts waren neben der Schule bzw. dem Schulträger, der Polizei, diversen Experten und der Unfallkasse Thüringen als dem gesetzlichen Unfallversicherungsträger u. a. drei Landesministerien beteiligt – das Innenministerium, das Sozialministerium und das Kultusministerium. Hieraus ergab sich zunächst ein enormer Abstimmungsbedarf, der alle Beteiligten viel Kraft und Zeit gekostet hat.

Abstimmung im Ernstfall zeitraubend

An der längerfristigen Nachsorge nach dem Amoklauf in Winnenden waren neben dem Ministerium für Arbeit und Soziales auch die Kassenärztliche Vereinigung, die Bezirksärztekammer sowie die Landespsychotherapeutenkammer in Baden-Württemberg beteiligt, was ebenfalls einen erheblichen Koordinationsaufwand erfordert haben dürfte (Unfallkasse Baden-Württemberg 2012) usw.

idealerweise regelmäßige Netzwerktreffen

Verschiedene Experten schlagen vor diesem Hintergrund die Etablierung regelmäßig stattfindender Netzwerktreffen oder runder Tische vor, zu dem – auf lokaler Ebene – neben Vertretern der Einsatzorganisationen, der Notfallseelsorge bzw. eines Kriseninterventionsteams und der Schulpsychologie sowie der Schulseelsorge immer auch Vertreter des Jugendamtes, von Jugendzentren und -gruppen, Beratungsstellen sowie Selbsthilfeverbänden eingeladen werden sollten. Sie alle könnten an einer Notfallnachsorge beteiligt sein und sollten daher auch im Vorfeld in entsprechende Vorbereitungen einbezogen werden (Krüger 2014, Warger 2015, Hoffmann und Roshdi 2016).

**Klärungsprozesse unter allen Beteiligten im Vorfeld erleichtern die Nachsorgearbeit erheblich!**

Hilfsangebote nicht erst bei Bedarf ermitteln

Wenn man erst dann mit der Suche nach fachkundiger Hilfe beginnt, wenn sich bereits ein Notfall ereignet hat, ist meist Eile geboten und man nimmt möglicherweise Hilfsangebote von Personen an, die man überhaupt nicht kennt und deren Unterstützung man bei genauerer Prüfung lieber nicht in Anspruch genommen hätte. Besondere Vorsicht ist immer dann geboten, wenn sich vermeintliche „Experten" unaufgefordert, ohne offizielle Alarmierung, nach einem Notfall in der Schule melden und ihre Dienste anbieten. In Einzelfällen kann es sich auch um schlichtweg unseriöse Akteure handeln.

**Beispiel**

In Einzelfällen wurden nach Notfällen in Schulen methodisch höchst fragwürdige Verfahren angewendet. Über die Hilfsangebote nach dem Amoklauf in Erfurt berichtet z.B. Pieper (2007a, S. 111): *„Einige [Helfer] schlugen Aromathe-*

*rapie, Homöopathie und andere Heilverfahren vor, die wenig mit wissenschaftlich fundierten Interventionen nach Traumata zu tun haben.*" Vereinzelt wurden horrende Summen in Rechnung gestellt, ohne dass dies vorher so abgesprochen gewesen wäre. Nach einem Flugzeugabsturz versuchten Vertreter der Scientology-Sekte sogar, über Gespräche mit Betroffenen Mitglieder zu gewinnen. Gutzeit, Hemmert und Meißner (o.J., S. 24) empfehlen daher eindringlich, „*auf Scharlatane [zu] achten, die aus der Tragödie Kapital schlagen wollen*".

Notfallplan = Orientierung in Stresssituationen

**Notfallpläne:** Notfallpläne sollen regeln, wer in einem Notfall welche Aufgabe hat, welche Prioritäten zu setzen sind, worauf zu achten und woran zu denken ist: „*Sie sollen wie Wegweiser wirken, die helfen, den Weg in unbekanntem Gelände nicht zu verfehlen. Ziel ist, eine erste Orientierung zu geben, damit in hochgradig stresserzeugenden, chaotischen Situationen der Überblick erhalten bleibt, das Richtige in der richtigen Reihenfolge getan und möglichst nichts versäumt wird, was die effektive Bewältigung einer Krisensituation ermöglicht*" (Winther und Kommnick 2012, S. 38). Mindestens folgende Fragen sollten in einem schulischen Notfallplan aufgegriffen werden:

- Wer ist im Notfall wofür zuständig und verantwortlich?
- Welche Maßnahmen sollten in welchen Situationen und in welcher Weise durchgeführt werden?
- Welche weiteren Unterstützungsangebote stehen zur Verfügung, und wie sind diese zu erreichen?
- Wer muss wann und wie über das Geschehene informiert werden?
- Wie kann der Schulbetrieb aufrechterhalten oder ggf. in modifizierter Weise fortgeführt werden?
- Wie werden Mitglieder der Schulgemeinde identifiziert, die in/nach einem Notfall besondere Auf-

merksamkeit bzw. zusätzliche Unterstützung benötigen?

Notfallordner = gebündelte Information an bekanntem Ort

Die entsprechenden Antworten können in Form von Checklisten (s. Kap. 9.2), Algorithmen oder mit Hilfe eines Karteikartensystems gegeben werden. Weit verbreitet sind Notfallordner, in denen auf relativ wenigen Seiten die wichtigsten Handlungsempfehlungen mit einigen Hintergrundinformationen zusammengefasst sind. Einige Notfallordner, die den Schulen von den jeweiligen Kultusministerien zur Verfügung gestellt worden sind, können sogar kostenlos im Internet heruntergeladen werden:

- Baden-Württemberg: http://www.kultus-bw.de/krisenintervention
- Bayern: http://www.kibbs.de/newkibbs/index.php?var=10
- Berlin: https://www.berlin.de/sen/bildung/unterstuetzung/gewalt-und-notfaelle/notfallordner.pdf
- Rheinland-Pfalz: https://schulpsychologie.bildung-rp.de/krisenpraevention-und-intervention.html
- Saarland: http://www.saarland.de/56653.htm
- Schleswig-Holstein: https://www.schleswig-holstein.de/DE/Landesregierung/III/Service/Broschueren/Bildung/Notfallwegweiser.html

Notfallplan muss vertraut sein

Allerdings reicht es nicht aus, Notfallpläne zu erarbeiten und diese dann lediglich in einer Schublade liegen zu haben. Vielmehr müssen sie dem gesamten Lehrerkollegium und allen weiteren Mitarbeitern einer Schule – mit Einschränkungen auch den Schülern und ihren Eltern – *bekannt* gemacht werden: Ein noch so gründlich vorbereiteter Notfallplan ist wertlos, wenn niemand von ihm weiß und sich die Betroffenen erst während eines Notfalls mit ihm vertraut machen müssen.

**Beispiel**

Im Rahmen einer Fortbildungsveranstaltung wurde die Rektorin einer Grundschule nach dem Notfallordner gefragt. Antwort: *„Ja, den haben wir – aber wo?“* Selbst nach längerem Suchen konnte der Ordner nicht ausfindig gemacht werden, und auch keine andere Lehrkraft oder die Sekretärin der Schule wusste über den Aufbewahrungsort des Notfallordners Bescheid.

**Notfallplan darf keine Alibifunktion haben!**

Solange Notfallpläne lediglich eine Alibifunktion erfüllen (*„Wir haben den Ordner, also sind wir jetzt auch gut vorbereitet.“*), helfen sie nicht nur nicht. Sie können indirekt sogar schaden, indem sie ein unberechtigtes Sicherheitsgefühl vermitteln und eine intensivere, persönliche Auseinandersetzung mit dem Thema vielleicht sogar verhindern (Sturm 2014). Die Notfallpläne einer Schule sollten daher in Konferenzen und bei anderen Gelegenheiten in angemessener Weise vorgestellt werden und ab diesem Zeitpunkt zum Beispiel gut gekennzeichnet permanent im Lehrerzimmer ausliegen. Außerdem ist darauf zu achten, dass auch neue Lehrkräfte und andere Mitarbeiter einer Schule im Rahmen ihres Einarbeitungsprozesses in die aktuellen Notfallplanungen eingewiesen werden.

Nicht zuletzt müssen Notfallpläne regelmäßig überprüft und bei personellen, baulichen oder organisatorischen Veränderungen in der Schule aktualisiert werden.

Zusammenfassend schreiben Winther und Kommnick (2012, S. 53) daher treffend: *„Man sollte sich […] nicht der Täuschung hingeben, allein […] [das] Vorhandensein [eines Notfallplans] sei [bereits] die Lösung aller Probleme im Krisen- oder Notfall. Ein einzelner Notfallplan für ein konkretes Notfallgeschehen ist kein Ersatz für die Klein- und Kärrnerarbeit des Alltags, für die Zeit und das Engagement, die zusätzlich für das Auseinandersetzen mit sowie das Trainieren und Automatisieren von Handlungsprozessen nötig ist.“*

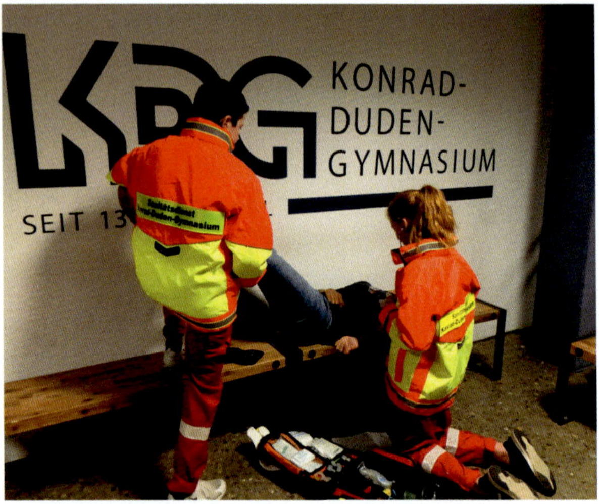


**Abb. 12** ▶ Schulsanitätsdienst bei einem Übungseinsatz (Foto: Markus Großkamp)

**Schulsanitätsdienst:** Seit einigen Jahren werden vielerorts Schulsanitätsdienste aufgebaut. In Nordrhein-Westfalen besteht zum Beispiel bereits an jeder fünften weiterführenden Schule eine solche Einrichtung (Posse 2006). Dabei werden Kinder und Jugendliche an ihren Schulen zu Sanitätern ausgebildet, um verletzten oder akut erkrankten Mitgliedern der Schulgemeinde Hilfe zu leisten (Kraut 2011). Auch dies ist eine Präventionsmaßnahme.

Schulsanitäter als erste „Profis" vor Ort

Schulsanitätsdienste tragen dazu bei, dass Verletzte oder akut Erkrankte weniger stark an körperlichen Spätfolgen leiden. Schon vor dem Eintreffen des Rettungsdienstes beginnen sie mit einer umfassenden Hilfeleistung (s. Abb. 12). Die Schüler, die sich in einer solchen Gruppe engagieren, lernen außerdem, Verantwortung zu tragen und mit anderen in einem Team zusammenzuarbeiten. Durch die Mitarbeit im Schulsanitätsdienst steigern sie außerdem ihre soziale Kompetenz. Mitunter wird in Schulsanitätsdiensten auch ein Beitrag zur Werteerziehung, zu „berufspropädeutischem

Lernen“ sowie zur Gewaltprävention gesehen. Es wird vermutet: „*Hände, die helfen, schlagen nicht*“ (Glasow 2000, S. 60). In einer Evaluation von 180 Schulsanitätsdiensten, bei der insgesamt 2.195 Personen befragt worden sind, vertraten Schulleitungen, betreuende Lehrer und Eltern von Schulsanitätern darüber hinaus die Auffassung, dass Schulsanitätsdienste das Schulklima insgesamt positiv beeinflussen (Posse 2006).

positive Effekte über Notfallsituation hinaus

Prinzipiell ist die Einrichtung solcher Schulsanitätsdienste sogar schon in Grundschulen möglich. Natürlich müssen die Ausbildungsinhalte und Aufgaben der Schulsanitäter dem Alter der Schüler angepasst werden. Der Unterricht wird üblicherweise von einer Hilfsorganisation durchgeführt. Für die weitere organisatorische und pädagogische Begleitung eines Schulsanitätsdienstes sind unterschiedliche Modelle denkbar. Teilweise werden Schulsanitätsdienste als Arbeitsgemeinschaft einer Schule geführt oder als Jugendgruppe in eine Hilfsorganisation eingebunden. Teilweise werden auch Kooperationsvereinbarungen zwischen einer Hilfsorganisation und einer Schule bzw. einem Schulträger geschlossen (Kraut 2011).

Beim Aufbau eines Schulsanitätsdienstes ist zu empfehlen, dass sowohl innerhalb der Schule als auch vonseiten der Hilfsorganisation jeweils ein fester Ansprechpartner für diese Einrichtung zuständig ist.

Entscheidend ist, dass das Lehrerkollegium den Schulsanitätsdienst akzeptiert. Wenn Lehrer nicht hinter dieser Einrichtung stehen, werden Schulsanitäter von ihnen nicht alarmiert und in der Folge auch von Mitschülern nicht ernst genommen. Akzeptanz seitens des Lehrerkollegiums (und der Schüler) kann wiederum nur dann erreicht werden, wenn die Schulsanitäter fachkompetent sind und aufgrund ihrer Kompetenz offiziell mit der medizinischen Hilfeleistung in Notfällen beauftragt werden.

Akzeptanz im Kollegium ist Voraussetzung

**Für Schulsanitäter ist es extrem frustrierend – und es steht auch den Zielen des Schulsanitätsdienstes entgegen –, wenn sie trotz ihrer umfangreichen Ausbildung und ihres Engagements lediglich die Verbandkästen in der schuleigenen Sporthalle auffüllen dürfen und in Notfallsituationen letztlich doch nicht in die Hilfeleistung einbezogen werden.**

Erlebnispädagogik ermöglicht wertvolle Erfahrungen

**Zusätzliche „Einsatzdienste“:** Über die Einrichtung eines Schulsanitätsdienstes hinaus beschreibt Ferenschild (2004) die Integration weiterer Einsatzdienste in den Alltag einer Schule. Basierend auf der erlebnispädagogischen Konzeption von Kurt Hahn sollen das humanitäre Verantwortungsbewusstsein und das Engagement für die Gesellschaft auch durch die Mitarbeit in einer schulinternen Jugendfeuerwehr oder in einem nautischen Dienst, d. h. im Bereich der Wasserrettung, gefördert werden. Dabei wird betont, dass es sich bei solchen Einsatzdiensten nicht um *„von Pädagogen ausgedachte Sandkastenspiele“* (Ferenschild 2004, S. 35) handelt, sondern um den tatsächlichen Einsatz im Ernstfall.

**Alarmierungen der Einsatzdienste müssen daher Vorrang vor allen anderen Unterrichtsveranstaltungen haben.**

**Spezielle Präventionsprogramme:** Speziell zur Gewaltprävention wurden in den vergangenen Jahren unzählige Konzepte erarbeitet. Das Angebot ist inzwischen allerdings so vielfältig, dass man es kaum noch überschauen kann. Auch unterscheiden sich die theoretischen Begründungen, inhaltlichen Schwerpunkte, methodischen Vorgehensweisen und die Dauer der Maßnahmen deutlich voneinander. So gibt es Programme, die vorrangig auf die Förderung gewaltpräventiver Kompetenzen von Lehrkräften abzielen, etwa das „Konstanzer Trainingsmodell“ (Tennstädt et al. 1994) oder die „Schulinterne Lehrerfortbildung zur Gewaltprävention“ (Miller 1995).

Andere Konzepte, wie das „School-Based Violence Prevention Curriculum“ (Farrel und Meyer 1997), das Programm „Dealing with Conflict“ (Bretherson, Collins und Ferretti 1993) oder das „Think First Curriculum“ (Larson 1992), richten sich vorrangig an Schüler. Einige dieser Präventionsprogramme werden von Schulen gemeinsam mit außerschulischen Partnern, wie den Jugend-, Sport- und Sozialämtern, der Polizei sowie der Jugendgerichtshilfe umgesetzt. Mitunter werden auch die Eltern einbezogen.

Speziell zur Gewaltprävention in Grundschulen wurden u.a. das Programm „Faustlos“ (Schick und Cierpka 2008) sowie das „Verhaltenstraining für Schulanfänger“ (Petermann et al. 2006) entwickelt. Für ältere Kinder bzw. Jugendliche liegen seit Längerem das Konzept „Erwachsen werden“ (Hoinkes und Willms 2005) sowie das „fairplayer-manual“ (Scheithauer und Bull 2008, www.fairplayer.de) vor.

Zudem gibt es diverse „Mehr-Ebenen-Konzepte“, die nicht nur bei den betroffenen Personen(-gruppen) ansetzen, sondern auch zu organisatorischen bzw. strukturellen Veränderungen in der Schule anregen (Olweus 2002). Schließlich ist auf die Ausbildung von Mediatoren und Streitschlichtern sowie die Durchführung von Selbstbehauptungs- oder Selbstsicherheitskursen hinzuweisen.

Vielfalt an Präventionsprogrammen, Ansätze vergleichen

Eine ausführliche Übersicht über die unterschiedlichsten Ansätze zur Gewaltprävention enthält eine Veröffentlichung von Schick (2010); bislang vorliegende Programme zur Suizidprävention stellt Bründel (2015) in einem Überblick vor. Um sexueller Gewalt vorzubeugen, werden ebenfalls spezielle Präventionsmaßnahmen durchgeführt. Die einzelnen Konzepte sind jedoch auch in diesem Bereich höchst unterschiedlich gestaltet – und teilweise sogar kontraproduktiv (May 2008). Eine Liste der verschiedenen Programme findet sich unter: https://www.gruene-liste-praevention.de.

Wirksamkeit umstritten

Hingewiesen werden muss darauf, dass die Wirksamkeit vieler Präventionsprogramme längst nicht erwiesen ist.

Bei Landscheidt (2006, S. 13) heißt es dazu: *„Vorschläge, wie Schulen Gewalt begegnen können, gibt es in kaum zu überblickender Zahl. Im krassen Widerspruch dazu steht die absolute Wirkungslosigkeit der meisten Vorschläge."*

Besonders zu kritisieren sind einmalige Aktionen mit eher oberflächlichem „Event-Charakter", wie z.B. der Besuch eines bestimmten Theaterstücks oder die Durchführung eines einzelnen Projekttages, sofern diese nicht in ein längerfristig angelegtes Programm integriert sind!

**Aufsicht:** In der gesamten Unterrichtszeit, vor allem aber in den Pausen müssen Lehrkräfte die Schüler beaufsichtigen. Zudem sollten sanitäre Anlagen, Keller und andere weniger stark frequentierte Räume und Flure sowie Gebüsche im Umfeld eines Schulgebäudes regelmäßig inspiziert werden. Astor, Meyer und Behre (1999) konnten schon vor einigen Jahren eindeutig nachweisen, dass gewalttätige Auseinandersetzungen speziell in solchen „unowned places" auftraten, d.h. in Bereichen, in denen Erwachsene üblicherweise nicht anwesend sind und für die sich aufsichtführende Lehrkräfte häufig nicht verantwortlich fühlen.

„unowned places" beachten

Die sorgfältige Wahrnehmung der Aufsichtspflicht sollte jedoch nicht als Überwachung missverstanden werden!

Dadurch könnte unter Umständen sogar ein Klima des Misstrauens begünstigt werden, das wiederum bestimmte Notfälle wahrscheinlicher macht. Vielmehr sollte es darum gehen, als verantwortliche Lehrkraft Präsenz, Nähe und Interesse an den Pausenaktivitäten der Schüler zu zeigen.

Präsenz, Nähe und Interesse

**Regelungen und Absprachen:** Zur Prävention von Notfällen können bestimmte Absprachen hilfreich sein. So könnte zum Beispiel verabredet werden, dass ein Schüler, der zur Toilette gehen möchte, von einem weiteren Schüler begleitet wird. Auch könnte ein bestimmtes Zeitfenster festgelegt werden, in dem die Kinder zurück sein müssen. Vereinbarungen dieser Art sind nicht nur für den regulären Unterricht, sondern vor allem auf Schulausflügen und Klassenfahrten sinnvoll. Im Vorfeld von Exkursionen sollte auch besprochen werden, wie sich Schüler verhalten sollen, wenn sie den Anschluss an ihre Gruppe verloren haben usw.

**Beratungsangebote:** Professionelle Beratung in Schulen kann ebenfalls dazu beitragen, Notfälle zu verhindern. So stehen vielerorts Schulsozialarbeiter und Schulpsychologen oder Beratungslehrer zur Verfügung, die bei Lernstörungen, Ängsten und in Konfliktsituationen helfen. Auch Lehrer können von der Beratung profitieren. Ihnen wird von Schulpsychologen Supervision, Coaching und Fortbildung angeboten, etwa im Hinblick auf den Umgang mit besonders heterogenen Schülergruppen, verhaltensauffälligen Kindern und Motivationsschwierigkeiten.

Experten im schulischen Raum

Schulpsychologen unterliegen der Schweigepflicht. Ihre Inanspruchnahme erfolgt stets freiwillig und ist für die Klienten kostenlos.

Die Anstellung von Schulpsychologen ist aber nicht in allen Schulgesetzen der deutschen Bundesländer verankert. Vielfach wird bemängelt, dass es zu wenig Stellen für Schulpsychologen in Deutschland gibt.

### Zahlen, Daten, Fakten

2018 waren bundesweit insgesamt 1.518 Schulpsychologen tätig. Im Durchschnitt ist damit ein Schulpsychologe für 7.077 Schüler zuständig. Die Versorgungssituation ist in den einzelnen Bundesländern allerdings sehr unterschiedlich. So gibt es in Bremen einen Schulpsychologen für 4.413 Schüler, während in Niedersachsen lediglich ein Schulpsychologe für 15.062 Schüler verfügbar ist (Seifried 2018).

mehr Schulpsychologen wünschenswert

Insgesamt wurden in den vergangenen zehn Jahren zwar zahlreiche neue Stellen für Schulpsychologen eingerichtet. Eine Versorgungsquote von 1:1.000, die international empfohlen wird, ist in Deutschland jedoch längst noch nicht erreicht (Dunkel 2016).

Neben den Beratungsangeboten durch professionelle Fachkräfte wie Schulpsychologen und Sozialarbeiter gibt es auch die Möglichkeit der Beratung durch besonders geschulte Gleichaltrige bzw. Peers (Weinhardt et al. 2005).

**Beispiel**

Der Arbeitskreis Leben (AKL) in Freiburg betreibt beispielsweise eine Internetseite (s. Kap. 9.3.2), auf der Peerberater im Alter von 16 bis 23 Jahren ehrenamtlich tätig sind. Hauptamtliche Mitarbeiter begleiten sie dabei. Neben dem Online-Beratungsangebot werden auf der Homepage auch Suizidalitäts- und Depressionstests für Kinder und Jugendliche angeboten. In einem Trauerforum als „virtuelle Selbsthilfegruppe" können sich junge Hinterbliebene nach Suiziden in ihrem Umfeld austauschen. In einer Infothek werden zusätzliche Informationen zu Essstörungen, selbstverletzendem Verhalten und Aggressionen bereitgestellt. Die Rückmeldungen zu der Beratung durch Gleichaltrige sind überwiegend positiv. Auf die Frage *„Hattest Du den Eindruck, dass Dein Berater Dir zuhört und verstanden hat, um was es Dir geht?"* antworteten 72 % der Befragten mit *„ja"* und *„eher ja"*. 83 % der Befragten würden das Beratungsangebot durch Peers weiterempfehlen (Stich 2008).

humanere Schulen

**Sonstige Prävention:** Im weiteren Kontext können auch die Medien-, Verkehrs-, Sexual- und Gesundheitserziehung als notfallbezogene Präventionen betrachtet werden. Zudem gibt es etliche Bestrebungen, für eine insgesamt humanere Schule zu sorgen. Dazu gehören (nach Spanhel und Hübner 1995, Lorenz 2007, s. a. Nissen 2019) u. a. folgende Aspekte:

*Schaffung eines einheitlichen Grundwerte- und Normensystems:* Regeln für das Miteinander in der Schule sollen nicht nur angeordnet, sondern als Klassen- bzw. Schulkodex von Lehrern, Schülern und Eltern gemeinsam erarbeitet werden. Konsequenzen von Regelverstößen müssen nachvollziehbar begründet und von allen Lehrkräften in gleicher Weise eingehalten werden. Im Lehrerkollegium sollte es zudem einen berufsethisch-pädagogischen Konsens geben.

**Schulkodex als Wertebasis für Schüler und Lehrer**

*Verbesserung der Beziehungen von Lehrkräften und Schülern:* Angestrebt werden sollte ein vertrauensvolle Atmosphäre, in der gegenseitige Evaluation bzw. ein gegenseitiges Feedback möglich und ein Zusammengehörigkeitsgefühl vorhanden ist. Auftretende Probleme sollten jederzeit offen angesprochen werden können, und auf Kritik sollten stets konstruktive Reaktionen erfolgen. Die Kommunikationskultur ließe sich des Weiteren dadurch fördern, dass man miteinander statt übereinander spricht.

**vertrauensvolle Atmosphäre und Offenheit**

Namentliches Grüßen wirkt der Anonymität in der Schule entgegen!

Lehrkräfte sollten für die Bedürfnisse ihrer Schüler Zeit haben und sich um deren soziale, emotionale und schulische Probleme kümmern. Nach Möglichkeit sollte es eine individuelle Lernförderung geben. Darüber hinaus sollte jeder Schüler in der Schule mindestens eine erwachsene Bezugsperson haben.

Geschätzt werden Lehrer von ihren Schülern vor allem dann, wenn sie fachlich kompetent, im Umgang mit ihnen humorvoll und fair sind und wenn sie Interesse an ihnen zeigen, ohne eine angemessene Distanz zu unterschreiten (Landscheidt 2006).

Gemeinschaftserlebnisse ermöglichen

*Ermöglichung von sozialem Lernen:* Die Unterrichtsmethodik sollte ebenso schülerzentriert wie schüleraktivierend sein. Auch sollte sie positive Gemeinschaftserlebnisse ermöglichen, etwa durch Teamaufgaben, Rollenspiele und Diskussionsrunden. Bestehende Freiräume sollten Möglichkeiten zum Spiel und zur Entspannung bieten. Nach Robertz (2007a) ist sogar ein Schulfach „soziales Lernen" zu diskutieren.

wer geht, wird würdig verabschiedet

*Entlassungskultur:* Ferner sollte es an Schulen eine „Entlassungskultur" geben. Schüler, die die Schule befristet oder dauerhaft verlassen, sollten würdig verabschiedet werden. Ihre Eltern sind routinemäßig zu informieren. Wenn erkennbar ist, dass die Entlassung von der Schule (etwa nach einem Schulverweis) mit besonderen Problemen verbunden ist bzw. eine Krisensituation auslösen oder verstärken könnte, sollten auf jeden Fall Fachkräfte hinzugezogen werden.

## 4.3 Technische Prävention

Genereller Gebäudezustand: *„Schulgebäude oder Teile davon, die in einem schlechten Zustand sind, ziehen Schwierigkeiten geradezu an"* (Landscheidt 2006, S. 13). Auch ergonomisch ungünstige Sitzgelegenheiten fördern aggressives Verhalten. Aus diesen Gründen sollte besonders auf die fachgerechte Instandhaltung des Schulgebäudes und die Ausstattung mit funktionsfähigem, schülergerechtem Mobiliar geachtet werden (Blaumeiser 2003). Sehr detaillierte Checklisten, mit denen die technische Sicherheit einer Schule bzw. eines Schulgebäudes überprüft werden kann, wurden vor einigen Jahren beispielsweise von der Unfallkasse Sachsen entwickelt und sind dort auch kostenlos erhältlich (s. https://www.uksachsen.de/schule oder www.sichere-schule.de).

technische Sicherheit und Instandhaltung sind Prävention

**Ausstattung:** In Schulen müssen verschiedene Geräte und Materialien vorhanden sein, die für die Hilfeleistung in einem Notfall benötigt werden. Dazu gehören insbesondere Feuerlöscher und andere Löschgeräte entsprechend der DIN 14096 (Brandschutzordnung) sowie eine medizinische Erste-Hilfe-Ausstattung nach DIN 13157 (kleiner Betriebsverbandkasten, s. Kap. 9.4.5). Die gesetzliche Unfallversicherung schreibt zudem vor, dass es in jeder Schule mindestens einen Sanitätsraum geben muss. Dieser Raum sollte ebenerdig und für den Rettungsdienst gut erreichbar sein. Er sollte mit einer Liege bzw. Krankentrage und einem Waschbecken mit fließend kaltem und warmem Wasser ausgestattet sein. Fleischhackl et al. (2006) fordern darüber hinaus, dass jede Schule über einen Automatisierten Externen Defibrillator (AED) verfügt.

Sanitätsmaterial und -raum

Im Lehrerzimmer oder Sekretariat sollte ferner ein „psychologischer“ Notfallkoffer bereitstehen, in dem Kerzen und Teelichter, ein Feuerzeug, ein Kreuz, geeignete Musik, Taschentücher, einige Kuscheltiere (für Grundschulkinder) sowie eine Sammlung von geeigneten Arbeitsmaterialien, wie zum Beispiel Liedtexte und Gedichte, enthalten sind (Rüttinger 2006a, Petermann 2011; s. Kap. 9.4.6). Für Todesfälle könnte auch ein Kondolenzbuch und ein schwarzer Bilderrahmen vorgehalten werden.

psychologischer Notfallkoffer

**Die gesamte Ausstattung für Notfälle muss natürlich jederzeit auf ihre Vollständigkeit und Funktionsfähigkeit hin geprüft und gegebenenfalls gewartet werden.**

Auch auf Klassenfahrten und Schulausflügen gehört eine spezifische Ausstattung für Notfälle in das Gepäck, etwa ein Verbandkasten oder eine Erste-Hilfe-Tasche. Einige Kinder benötigen regelmäßig Medikamente, die in ausreichender Menge mitzuführen sind. Eine verantwortliche Person sollte jederzeit ein Handy dabeihaben und die vor Ort geltenden

Notrufmöglichkeit und Sanitätsmaterial bei Ausflügen sicherstellen

Notrufnummern kennen, um bei Bedarf sofort professionelle Hilfe alarmieren zu können.

techn. Anlagen zur Alarmierung und Warnung

**Alarmsignale:** In jeder Schule sollten technische Möglichkeiten zur Alarmierung, zur Warnung und zur Information der Schulgemeinde vorhanden sein. Hierzu gehören eine Brandmeldeanlage bzw. Rauchmelder auf den Fluren, in den Klassenräumen und den Toiletten, eine Mikrofon- bzw. Rundspruchanlage und vor allem die Möglichkeit, unterschiedliche Alarmsignale auszusenden.

eindeutige Alarmsignale für Brand und Amok

Die Alarmierungssignale müssen sich von Pausensignalen unterscheiden und selbstverständlich allen Mitgliedern der Schulgemeinde bekannt sein! Zudem sollte es mindestens zwei verschiedene Alarmsignale geben: Eines, das signalisiert: *„Achtung, es brennt! Das Schulgebäude umgehend verlassen!“*, und ein weiteres für den Fall eines Amoklaufs bzw. School Shootings. In diesem Fall sollte das Alarmsignal anweisen: *„Achtung, Gefahr! Umgehend sichere Räume aufsuchen und sich dort einschließen bzw. verbarrikadieren!“* (s. Kap. 7.7.3).

Im Kollegium einer Schule könnten außerdem bestimmte Codewörter vereinbart werden, nach deren Durchsage festgelegte Maßnahmen zu ergreifen sind (Hemmert und Röthlein 2016), so zum Beispiel:

- „Code blau“ für einen medizinischen Notfall,
- „Code orange“ für einen Unfall im Chemieunterricht,
- „Code rot“ für eine Amoktat,
- „Code grün“ für eine Entwarnung usw.

**Beispiel**

Lehrkräfte in Winnenden wurden offenbar mit dem abgesprochenen Hinweis darauf, dass *„Frau Koma kommt“* („Koma“ ist die umgekehrte Buchstabenfolge des Wortes

„Amok"), gewarnt, und konnten daraufhin die Türen zu den Klassenzimmern verschließen.

Im Hinblick auf einen Stromausfall ist entweder eine Notstromversorgung oder eine handbetriebene Alarmierung (etwa mit einer sogenannten Kurbelsirene oder einer Glocke) sicherzustellen!

**Kennzeichnungen:** Von Bedeutung ist auch die sorgfältige Kennzeichnung von Flucht- und Rettungswegen mit eindeutigen Symbolen und Hinweisschildern. Entsprechende Gestaltungsvorgaben enthält die DIN 4844.

eindeutige Kennzeichnung von Wegen und Räumen

Darüber hinaus kann auch die Kennzeichnung der Schulräume *von innen* hilfreich sein. Ein Schild mit der jeweiligen Raumnummer sollte nicht nur auf dem Flur, sondern ebenso *im* Raum angebracht werden.

Sollte eine Schulklasse, etwa durch ein Feuer oder die Gefährdung bei einem Amoklauf, in einem Unterrichtsraum eingeschlossen sein, ist den betreffenden Schülern und Lehrern die Raumnummer möglicherweise nicht oder, bedingt durch die große Aufregung, nicht mehr präsent!

**Beispiel**

Bei dem Amoklauf in Erfurt bereitete es den Betroffenen sogar Schwierigkeiten, die Schüler in einem Klassenraum durchzuzählen (Pockel 2005). Dies zeigt, wie notwendig die Kennzeichnung von Klassenräumen sein kann. Schüler und Lehrer können sich auf diese Weise jederzeit räumlich orientieren und Rettungskräfte, etwa per Mobiltelefon, über ihren Aufenthaltsort informieren.

Berücksichtigt werden diese Überlegungen in speziellen Kennzeichnungskonzepten wie dem „Einheitlichen Orientierungssystem Schule" (EOS) (Polizeipräsidium Aalen

gute Sicht- und Erkennbarkeit von Schildern

2010), dem Gütersloher Modellprojekt (Kreispolizeibehörde Gütersloh o.J.) oder dem „Farbleitsystem für Schulen" (FLS) (Pavlovic 2019). Diese Konzepte wurden basierend auf den Erfahrungen mit den Amokläufen in den vergangenen Jahren erarbeitet. Sie stellen einerseits eine hervorragende Sicht- bzw. Erkennbarkeit der einzelnen Schilder und Beschriftungen sicher (s. Abb. 13 und 14). Andererseits können sie mit relativ geringem Arbeits- und Kostenaufwand auch in älteren Schulgebäuden nachgerüstet werden. Bislang hat sich allerdings keines dieser Kennzeichnungssysteme bundesweit durchsetzen können. Für die Mitglieder einer einzelnen Schulgemeinde ist das unproblematisch. Für Rettungskräfte, die in diversen Schulen zum Einsatz kommen und sich überall sehr schnell zurechtfinden müssen, sollte jedoch zumindest innerhalb einer Gemeinde bzw. eines Kreises darauf geachtet werden, dass schulübergreifend identische Kennzeichnungssysteme zur Anwendung kommen.

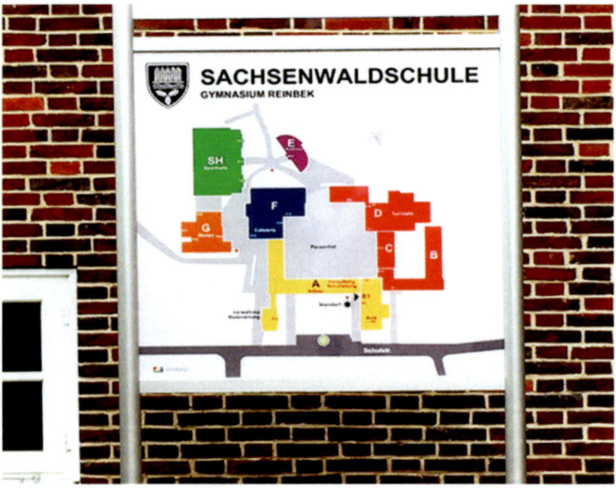


**Abb. 13** ▶ Kennzeichnung unterschiedlicher Bereiche einer Schule (hier nach dem „Farbleitsystem Schule") (Foto: Dejan Pavlovic)

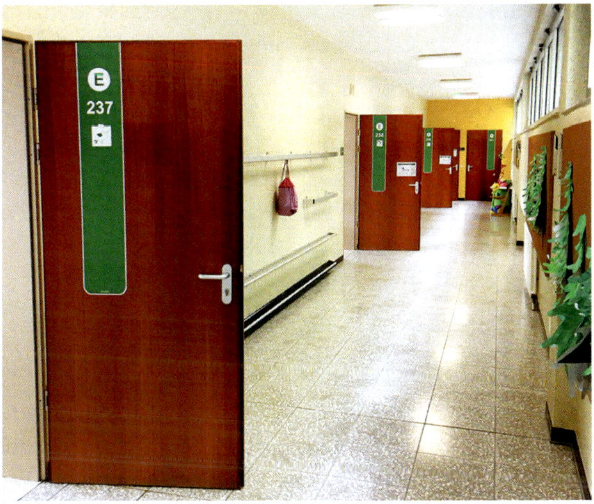

**Abb. 14** ▶ Kennzeichnung innerhalb eines Schulgebäudes (Foto: Dejan Pavlovic)

**Flucht- und Rettungswege:** Flucht- und Rettungswege dürfen niemals eingeengt oder versperrt werden, Türen an Flucht- und Rettungswegen müssen immer nach außen öffnen und dürfen nicht abgeschlossen sein. Außerdem ist zu beachten, dass die umfangreiche Dekoration der Flure einer Schule mit Bildern oder Bastelarbeiten aus Papier zwar schön anzusehen ist, gleichzeitig jedoch eine erhebliche Brandlast darstellen kann! Gleiches gilt für Garderoben auf den Fluren. Die dort aufgehängten Kleidungsstücke könnten in Brand geraten, sodass der Weg aus dem Schulgebäude versperrt wäre.

Fluchtwege freihalten

Bei der Festlegung von Fluchtwegen und Sammelpunkten sollten mit Hinblick auf den Gebrauch von Schusswaffen mögliche Schussfelder bedacht werden. Bei einem Amoklauf in der Schule könnten andere Sammelpunkte sinnvoll sein als bei einem Feuer, weil sie geschützter zu erreichen sind und, womöglich hinter Mauern und Ähnlichem, auch eine bessere Deckung bieten.

sichere Sammelpunkte festlegen

Aufmerksamkeit vieler Augen nutzen

**Schülerbriefkasten:** Um Schülern zu ermöglichen, verdächtige Beobachtungen und persönliche Besorgnis auch anonym zu melden, könnte ein Schülerbriefkasten oder ein Kontaktformular auf der Internetseite einer Schule eingerichtet werden (Landscheidt 2006). Auf diese Weise bräuchte kein Schüler Angst zu haben, als „Petze" bezeichnet zu werden. Zudem dürfte dieser Meldeweg für Hinweise auf einen sich anbahnenden Notfall für viele Schüler mit einer niedrigeren Hemmschwelle verbunden sein als das persönliche Gespräch mit einem Lehrer.

**Sonstige (technische) Sicherheitsmaßnahmen:** Sinnvoll ist es sicherlich, überall im Schulgebäude auf eine ausreichende Beleuchtung zu achten. Vor allem in dunklen Bereichen wie Zuwegen und Fahrradständern sollten Lampen durch Bewegungsmelder automatisch eingeschaltet werden. Zudem sollten Büsche und Sträucher im Umfeld der Schule bzw. auf dem Schulhof soweit zurückgeschnitten werden, dass das Schulgelände permanent gut zu überblicken ist (Hessisches Kultusministerium 2007).

Kameras etc. in Deutschland umstritten

Auch einige weitere technische Vorrichtungen könnten für zusätzliche Sicherheit sorgen (ausführlicher siehe Polizei Hamburg 2011, ZWEI 2012). Wenngleich in den USA viele solcher Vorrichtungen längst üblich sind, ist deren Einsatz in Deutschland umstritten (Hehne 2007). Durch die Montage von Überwachungskameras, Alarmknöpfen, Rundspiegeln an schlecht einsehbaren Stellen, Türen mit speziellen Sicherheitsschlössern, elektronischen Türöffnern, Waffendetektoren im Eingangsbereich usw. könnte – genau wie durch die bereits dargestellten Notfallübungen – auch ein gegenteiliger Effekt erreicht werden. Statt das Sicherheitsgefühl zu stärken, wird womöglich für Beunruhigung bzw. eine Zunahme von Bedrohungsgefühlen gesorgt („*Wenn hier überall Kameras montiert werden, machen die das sicher nicht ohne Grund.*") (Bannenberg 2010).

**Insgesamt ist die Zweckmäßigkeit vieler technischer Sicherheitseinrichtungen im Schulalltag fraglich. Ob es beispielsweise tatsächlich möglich ist, jeglichen unbefugten Zutritt ins Schulgebäude z.B. durch Schließanlagen zu verhindern, sei dahingestellt.**

Technik allein führt nicht zum Erfolg

Möglicherweise zeigt sich in einer solchen, technischen „Aufrüstung" von Schulen ohnehin nur das, was Teusch (2008) als „technologische Fixierung" bezeichnet: Gerätschaften zu beschaffen und aufzubauen, ist immer relativ leicht. Zudem ist es sichtbar und vermittelt – oberflächlich betrachtet – Verantwortlichen relativ rasch das gute Gefühl, auf jeden Fall „etwas getan zu haben". In Lehrerfortbildungen oder in die Verbesserung von schulpsychologischen und schulseelsorgerlichen Beratungsangeboten – d.h. in *Bildung* an sich, zu investieren, könnte zwar weitaus sinnvoller sein. „Beratung" ist aber – anders als ein Waffendetektor, ein Alarmtaster im Klassenraum usw. – nicht unmittelbar sichtbar, und ihr „Effekt" stellt sich meist auch nicht augenblicklich ein. Insofern werden technische „Innovationen" fast immer psychologischen bzw. psychosozialen gegenüber vorgezogen. Darin besteht ein generelles Problem.

## 4.4 Kritische Aspekte von Prävention

Argumente gegen Vorsorge?

Abschließend soll nicht verschwiegen werden, dass einige Schulleitungen und Lehrkräfte notfallbezogener Prävention generell kritisch gegenüberstehen. Möglicherweise spielen dabei Verdrängungsmechanismen eine Rolle, etwa nach dem Motto: *„Ich brauche das nicht, an meiner Schule passieren solche Notfälle nicht!"* (Robertz 2007a). Mitunter wird Prävention auch mit dem Argument kritisiert, dass durch Vorsorgemaßnahmen erst Ängste geschürt würden. Oder es wird befürchtet, dass die eigene Schule ganz allgemein durch Präventionsmaßnahmen mit Gewalt in Verbindung gebracht wird.

Prävention als Einstellungsfrage

Einige Lehrer sehen Prävention nicht als ihre Aufgabe an und verstehen sich eher als Vermittler von Wissen. Dies scheint insbesondere an mittleren und höheren Schulformen der Fall zu sein (Hoffmann 2010). Ferner vertreten einige Lehrkräfte die Ansicht, dass Notfälle sich ohnehin nicht verhindern lassen. Daraus wird dann fatalistisch gefolgert, dass Prävention insgesamt unsinnig sei. Zu diskutieren ist – nach Seidler (2009, S. 206) – außerdem, ob bestimmte Präventionsmaßnahmen nicht auch zu einer *„Gewöhnung an die Allgegenwart der Möglichkeit von Gewalt"* führen können. Beispielsweise könnte die Schwelle zur Anwendung von Gewalt durch (einige) Präventionsstrategien womöglich sogar *abgesenkt* werden.

Prävention muss angemessen sein

Diese kritischen Anmerkungen stellen den Sinn und Nutzen von Prävention nicht grundsätzlich in Frage. In der Tat sind jedoch Bedenken angebracht, wenn Prävention unangemessen durchgeführt bzw. übertrieben wird.

Auch bei der Planung und Durchführung von Präventionsmaßnahmen ist insofern ein vernünftiges Augenmaß zu beachten!

# 5 Intervention

Wenn ein Notfall eingetreten ist, muss aufbauend auf der durchgeführten Prävention rasch gehandelt werden. Die im folgenden Abschnitt beschriebenen Maßnahmen beziehen sich daher auf die Hilfeleistung *in* oder *unmittelbar nach* einem Notfallgeschehen, d.h. auf die ersten Stunden nach dem jeweiligen Ereignis. Die Textgliederung erfolgt schematisch-chronologisch, d.h. die einzelnen Hinweise sind so angeordnet, wie sie prinzipiell auch in der Praxis zu beachten sind (s. TAB. 21). Es handelt sich jedoch um Vorschläge und Anregungen. Entscheidungen über die Durchführung der Interventionen im Einzelfall müssen natürlich von der verantwortlichen Lehrkraft, der Schulleitung oder dem Notfallteam der Schule getroffen werden.

Intervention = Maßnahmen in oder direkt nach Notfallsituation

Je nach konkreter Situation vor Ort kann auch eine abweichende Reihenfolge der einzelnen Maßnahmen erforderlich sein!

**TAB. 21:** Maßnahmen unmittelbar während einer Notfallsituation

- Ruhe bewahren
- Überblick verschaffen
- Einsatzkräfte alarmieren
- Erste Hilfe leisten
- Schüler in die Hilfeleistung einbeziehen
- mit Augenzeugen und Zuschauern umgehen
- Informationen vermitteln
- Schüler nicht allein lassen
- Bezugspersonen einbeziehen
- Schutz und Sicherheit vermitteln
- angemessen auf die Nutzung von Mobiltelefonen reagieren

## 5.1 Ruhe bewahren

Vom Eintritt eines Notfallgeschehens an orientieren sich Kinder und Jugendliche an den anwesenden Erwachsenen:

Verhalten von Lehrkräften = Modell für Schüler

- Wenn Lehrkräfte hektisch werden, überträgt sich dies auf die Schüler.
- Gelingt es Lehrkräften jedoch, selbst Ruhe zu bewahren, werden ihre Schüler allein schon dadurch beruhigt (s. KAP. 3.1.3.2).

Merkt ein Lehrer, dass er sehr aufgeregt ist oder starke Angst empfindet, sollte er daher zunächst einmal Methoden der „psychologischen Selbsthilfe" (Karutz 2013) anwenden.

In vielen Notfallplänen steht lediglich, dass man Ruhe bewahren soll – es wird aber nicht aufgezeigt, was man tun kann, damit dies auch tatsächlich gelingt! Solche oberflächlichen Hinweise sind daher als bloße Worthülsen zu betrachten, die kaum weiter helfen!

Erregung ≠ Handlungsunfähigkeit

**Bewertung von Stress:** Das Empfinden starker Erregung muss nicht zwangsläufig darauf hinweisen, dass man nur noch eingeschränkt handeln kann oder gar handlungsunfähig ist. Erregung trägt zunächst dazu bei, dass die Leistungsfähigkeit steigt. Die Ausschüttung von Stresshormonen sorgt dafür, dass die Muskulatur besser durchblutet wird, dass man aufmerksamer wahrnimmt und rascher reagieren kann. Anspannung ist also nicht von vornherein negativ zu bewerten. Sie ist etwas durchaus Positives. Erst bei extremer Erregung sinkt die Leistungsfähigkeit.

Nach dem Yerkes-Dodson-Gesetz ist ein mittlerer Erregungsgrad ideal (s. ABB. 15)!

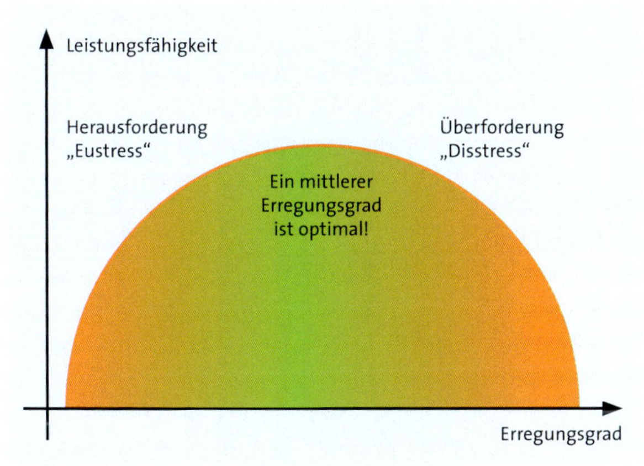


**Abb. 15** ▶ Yerkes-Dodson-Gesetz (nach Yerkes und Dodson 1908)

Wichtig: Positivformulierungen!

Positive Selbstinstruktion: Man kann sich selbst sagen, wie man reagieren soll. Diese Anweisungen kann man leise vor sich hin flüstern oder auch nur im Geiste formulieren, sodass sie niemand mitbekommt. Beispiel: *„Okay, ich werde die stabile Seitenlage hinbekommen!"* oder *„Hey, ruhig. Das schaffst Du!"* Wichtig ist, dass diese Selbstinstruktionen positiv formuliert werden, also nicht: *„Oh je, ist das ekelhaft. So viel Blut. Ich werde mich aber nicht übergeben!"*

Negativformulierungen erhöhen die Wahrscheinlichkeit, dass gerade das unerwünschte Verhalten gezeigt wird!

Positive Vorerfahrungen: Es kann auch hilfreich sein, sich für einen kurzen Augenblick an frühere Notfallsituationen zu erinnern, die man gut bewältigt hat (*„Bei dem Unfall vor fünf Jahren bin ich ganz ruhig geblieben. Das schaffe ich jetzt auch wieder!"*). Lehrer haben auch durchaus Routine im Umgang mit unvorhergesehenen Situationen, mit denen sie sehr plötzlich konfrontiert werden.

**Solche positiven Erfahrungen sollte sich jede Lehrkraft vergegenwärtigen: Schon dies kann eine stärkende, beruhigende Wirkung entfalten!**

**Regeln:** Wenn man sehr aufgeregt ist und nicht weiß, mit welcher Maßnahme man anfangen soll, kann man sich einfache Regeln wie die hier beschriebenen Hinweise zur Intervention noch einmal vergegenwärtigen.

**Es gilt: Immer eines nach dem anderen! Also „Ruhe bewahren", „Überblick verschaffen", „Einsatzkräfte alarmieren" usw.!**

eingeübte Entspannungsmethoden greifen auch im Notfall

**Atmung und Entspannung:** Bei starker Anspannung helfen auch einfache Atemübungen sehr effektiv. Man konzentriert sich darauf, drei oder vier tiefe Atemzüge auszuführen, oder man wendet eine Entspannungstechnik an wie die progressive Muskelentspannung.

**Solche Verfahren können in einer akuten Notfallsituation enorm hilfreich sein, sie setzen allerdings eine entsprechende Schulung und ein regelmäßiges Training voraus!**

**Rationalisieren:** Die Belastung von Lehrern hängt häufig auch davon ab, wie sich die notfallbetroffenen Schüler verhalten. Die Konfrontation mit verletzten Kindern, die sehr laut schreien und weinen, kann zum Beispiel als sehr belastend erlebt werden. Vielleicht ist in diesem Zusammenhang der Hinweis hilfreich, dass solche starken Reaktionen aus medizinischer Sicht – nüchtern betrachtet – zumindest als Zeichen einer ausreichenden Sauerstoffversorgung zu bewerten sind.

**Wer laut schreien kann, atmet auf jeden Fall noch ausreichend. Auch diese Erkenntnis kann möglicherweise etwas beruhigen!**

**Distanzieren:** Wenn man merkt, dass die eigene Handlungsfähigkeit durch eine starke Belastung beeinträchtigt wird, kann die Anwendung von Distanzierungstechniken wie zum Beispiel das gedankliche Durchgehen des kleinen Einmaleins, das leise Aufsagen von Zungenbrechern („Fischers Fritze fischt frische Fische, frische Fische fischt Fischers Fritze."), das bewusste Benennen von Gegenständen in der Umgebung oder das Rückwärtszählen (bei 1.000 angefangen) sinnvoll sein.

Distanzierung, z.B. durch gedankliche „Ablenkung"

Selbst das leise Summen oder Singen eines vertrauten Liedes kann dabei helfen, handlungsfähig zu bleiben!

## 5.2 Überblick verschaffen

Zu Beginn der Hilfeleistung sollte man sich einen Überblick über die Situation verschaffen. Dies gilt für Lehrer, die direkt am Ort des Geschehens sind, aber auch für die Mitglieder des Notfallteams und die Schulleitung. Rasch muss geklärt werden:

erste Fragen beim Notfall

- Was ist passiert?
- Wo ist der Unglücksort?
- Wer ist betroffen?
- Was ist – in welcher Reihenfolge – nun zu tun?

Dabei muss auch auf Kinder geachtet werden, die sich eventuell schon vom Notfallort entfernt haben, d.h. weggelaufen sind. Gegebenenfalls können die anwesenden Kinder darüber Auskunft geben, wer das Ereignis noch miterlebt hat. Auch muss erkundet werden, ob aktuell noch eine akute (Eigen-)Gefährdung droht, die die Handlungsoptionen einschränken könnte.

weitere Betroffene oder Gefahren?

**Beispiel**

Bei einem School Shooting besteht auch für die herbeieilenden Helfer eine erhebliche Eigengefährdung. Sie könnten durch Schüsse verletzt oder sogar getötet werden. Bei einem Feuer besteht die Gefahr der Brandausbreitung. Von einem schwer erkrankten Schüler geht eventuell eine akute Ansteckungsgefahr aus. In einigen Fällen könnte auch eine Panikreaktion auftreten usw.

## 5.3 Einsatzkräfte alarmieren

Je nachdem, welcher Notfall eingetreten ist, müssen die entsprechenden Einsatzkräfte alarmiert werden, d.h. der Rettungsdienst, die Feuerwehr und/oder die Polizei. Dabei ist zu beachten, dass lediglich zwei Notrufnummern bundesweit einheitlich sind:

- Notruf 110: Polizei,
- Notruf 112: Feuerwehr und Rettungsdienst.

eintreffende Rettungskräfte einweisen

Da Schulgebäude und Schulgelände häufig recht groß und unübersichtlich sind, sollten die anrückenden Einsatzkräfte möglichst schon an einer Zufahrt oder an der Straße vor der Schule in Empfang genommen und von einer ortskundigen Person direkt zum Ort des Geschehens geführt werden.

Ortsangabe gehört zur Notfallmeldung

Bei Notrufversuchen mit einem Mobiltelefon ist ferner zu beachten, dass man nicht unbedingt in der geografisch, sondern unter Umständen auch in der funktechnisch nächstgelegenen Leitstelle landet. Im Gespräch mit dem diensthabenden Leitstellendisponenten sollte man daher stets angeben, von welchem Ort aus man gerade anruft (Karutz und von Buttlar 2017). Insbesondere bei einem Unglück während einer Klassenfahrt kann dies von großer Bedeutung sein.

## 5.4 Erste Hilfe leisten, Schüler in die Hilfeleistung einbeziehen

In vielen Notfällen kann schon vor dem Eintreffen der Rettungskräfte mit einer (medizinischen) Hilfeleistung begonnen werden:

- Bewusstlose müssen in die stabile Seitenlage gebracht werden.
- Bei starken Blutungen gilt es, rasch einen Druckverband anzulegen.
- Bei einem Herz-Kreislauf-Stillstand sind Wiederbelebungsmaßnahmen angebracht usw.

Sofern dies ohne Gefährdung möglich ist, sollten auch Schüler in die Durchführung der jeweiligen Maßnahmen einbezogen werden. Indem man ihnen konkrete Aufgaben erteilt, können Gefühle von Ohnmacht und Hilflosigkeit vermindert werden. Die Selbstkontrolle wird gestärkt, *„Helfen hilft den Helfern“* (Englbrecht und Storath 2005).

**Wer hilft, hat Kontrolle!**

Schüler können zum Beispiel Materialien herbeiholen, die für die Hilfeleistung benötigt werden. Bei einem medizinischen Notfall können sie unter anderem Türen aufhalten, damit ein Notfallpatient rasch zum Rettungswagen getragen werden kann. Möglicherweise könnten ältere Kinder bzw. Jugendliche den Auftrag bekommen, auf jüngere Kinder zu achten und darauf aufzupassen, dass kein Kind wegläuft usw.

**kleine Aufträge, große Wirkung**

**Beispiel**

Über den Amoklauf am Gutenberg-Gymnasium in Erfurt 2002 wird berichtet, dass ältere Schüler sich umgehend um jüngere gekümmert haben, obwohl sie selbst sehr betroffen gewesen sind. Sie haben geholfen, Betreuungsstellen aufzusuchen, haben einfache Erste-Hilfe-Maßnahmen durchgeführt oder haben auf die kleineren Kinder aufgepasst, bis ihre Eltern eingetroffen waren (Alt 2019).

Hilfsaufträge genau adressieren

Zu beachten ist, dass man bei Bedarf stets einzelne Schüler gezielt anspricht und konkrete Aufgaben erteilt, etwa: *„Hanna, Du läufst jetzt bitte ins Sekretariat und sagst Bescheid, dass der Rettungsdienst alarmiert wird!"* oder *„Max, Du holst jetzt rasch den Verbandkasten aus dem Büro des Hausmeisters!"*

Wenn man nur etwas pauschal in eine Schülergruppe ruft *(„Kann hier mal einer mit anfassen?")*, fühlt sich meist niemand verantwortlich, den Auftrag zu übernehmen. Dies bezeichnet man auch als „Verantwortungsdiffusion" (Schwind 1998).

Hilfe als positive Leistung herausstellen

Wenn Schüler sich in einer Notfallsituation hilfreich verhalten haben, sollten sie anschließend gelobt werden (*„Du hast ganz toll mitgeholfen. Das hast Du wirklich gut gemacht."*). Dafür gibt es mehrere Gründe: Einerseits soll Schülern bewusst gemacht werden, dass sie selbst etwas zur Bewältigung der Situation beigetragen haben. Andererseits trägt ein Lob dazu bei, dass Schüler sich auch weiterhin in der erwünschten Weise verhalten. Das Lob wirkt somit als positive Verstärkung.

## 5.5 Mit Augenzeugen und Zuschauern umgehen

Bei jedem Notfall in einer Schule finden sich Zuschauer ein. Wenn Schüler erfahren, dass sich ein Notfall ereignet hat, eilen viele gleich zum Ort des Geschehens. Zudem gibt es häufig Schüler, die den Notfall als Augenzeuge miterlebt haben. Auch auf ihre Anwesenheit sollte man angemessen reagieren.

Zuschauen immer unterbinden?

Ob man sie zuschauen lässt oder vom Notfallort entfernt, kann jedoch nicht pauschal entschieden werden. Für das Entfernen spricht, dass es Verletzten und anderen direkt Betroffenen sicherlich unangenehm ist, wenn sie den Blicken von Zuschauern ausgesetzt sind. Außerdem können Rettungsarbeiten durch diese behindert werden. Ein weiteres Argument sind die Belastungen, denen auch Zuschauer bei einem Notfall ausgesetzt sind. So werden sie zum Beispiel mit dem Anblick von Verletzungen konfrontiert.

**Wenn zuschauende Schüler sich die Augen zuhalten, apathisch oder offensichtlich sehr geschockt und verängstigt sind, sollten sie vom Notfallort entfernt werden.**

Beobachten von Hilfeleistung kann entlasten

Allerdings kann es für einige Zuschauer auch unangenehm sein, wenn sie das Notfallgeschehen *nicht mehr* beobachten können. Das Abschirmen verhindert möglicherweise den entlastenden Anblick einer fachkundigen Hilfeleistung. In diesem Zusammenhang könnte auch der Zeitpunkt des Abschirmens von Bedeutung sein. Wenn Schüler den Notfall zum Beispiel schon als Augenzeugen miterlebt haben und sie erst dann entfernt werden, könnte dies zum bereits erwähnten Effekt einer „unterbrochenen Handlung" führen (s. Kap. 3.1.3). Schüler können sich außerdem Fantasien über den Fortgang des Notfallgeschehens machen, die eventuell noch schlimmer sind als die Realität. In bestimmten Fällen kann man also durchaus begründen, Schüler bei einem Notfall zunächst weiterhin zuschauen zu lassen (Karutz 2017c).

Unterbinden des Zuschauens begründen

Entscheidet man sich dafür, das Zuschauen in einem Notfall zu unterbinden, sollte das nachvollziehbar begründet werden. Zuschauende Schüler sollten also nicht einfach nur weggeschickt werden. Günstiger ist es, ihnen eine kurze Erklärung zu geben, verbunden mit einem konkreten Auftrag und einem Ausblick auf das weitere Vorgehen, etwa wie folgt: *„Hier wird jetzt viel Platz gebraucht, damit der Rettungsdienst arbeiten kann. Geht bitte in Euren Klassenraum und wartet dort auf Herrn Meier. Was hier geschieht, berichte ich Euch in der nächsten Stunde. Ihr könnt mich dann auch alles fragen, was Ihr wissen wollt."* Mit diesem Hinweis gelangt man zum nächsten Aspekt der Hilfe:

## 5.6 Informationen vermitteln

Fast immer verursachen Notfälle ein starkes Informationsbedürfnis. In der Regel sind alle Mitglieder der Schulgemeinde sehr daran interessiert zu erfahren, was sich im Einzelnen zugetragen hat, wer verletzt worden ist, welche Verletzungen verursacht wurden usw.

Die Vermittlung von Informationen ist in einem Notfall daher von besonderer Bedeutung. Sie trägt nicht nur dazu bei, Fakten zu klären und Gewissheit zu geben. Sie wirkt auch der Entstehung von Gerüchten entgegen (Wolf 2000).

Thematisiert werden sollte insbesondere, *dass* geholfen wird und *wie* es geschieht. Vorrangig sollte dabei *„das Vertrauen in die Fähigkeiten der Einsatzkräfte [...] betont werden"* (Larsen und Larsen 2001). Mitgeteilt werden könnte zum Beispiel: *„Dem Robin wird jetzt geholfen. Der Rettungsdienst tut alles, was möglich ist. Auch ein Notarzt ist schon bei ihm. Robin ist in guten Händen!"*

Maßnahmen verständlich machen

Wenn Helfer Maßnahmen durchführen müssen, die zunächst zusätzliche Schmerzen verursachen, sollte auch das erläutert werden (Beispiele: *„Jetzt bekommt Felix eine Spritze. Das tut zwar auch noch einmal weh, aber in einigen Minuten lassen die Schmerzen dann nach. In der Spritze ist ein Medikament gegen die Schmerzen."* oder *„Wenn das Bein jetzt in die Schiene gelegt wird, sieht das zwar unangenehm aus. Es hilft aber, das Bein ganz ruhig zu halten, damit es gleich nicht mehr so sehr wehtut."*).

Gegebenenfalls müssen solche Informationen mehrfach wiederholt werden, weil sie bedingt durch die starke psychische Erregung in einem Notfall nicht immer sofort verstanden werden (Utpatel 2003). Der verwendete Sprachstil sollte dem Alter der Schüler angepasst, aber stets „ausreichend ernsthaft und keineswegs primitiv" sein (Städtler-Mach 1998).

Fragen wahrheitsgemäß beantworten

Zudem sollte man auf alle Fragen offen und ehrlich antworten. Problematisch könnte es sein, wenn bestimmte Fragen noch nicht endgültig beantwortet werden können, weil zum Beispiel noch nicht alle Spuren ausgewertet worden sind oder bestimmte Untersuchungsergebnisse noch nicht vorliegen. In diesen Fällen sollte man wahrheitsgemäß antworten, wie der aktuelle Wissensstand ist. Bezogen auf ein School Shooting etwa: *„Es gibt einzelne Hinweise auf einen zweiten Täter, denen die Polizei intensiv nachgeht. Mehr kann ich dazu leider auch nicht sagen."*

nicht beschönigen

Sachverhalte dürfen weder beschönigt noch verschwiegen werden, auch wenn man meint, die Betroffenen damit zu schützen. Schüler spüren sehr schnell, wenn jemand ihnen gegenüber nicht ehrlich ist. Sie verlieren dadurch das Vertrauen zu den Personen, die ihnen eigentlich helfen wollen.

nur gesicherte Informationen verbreiten

Zu empfehlen ist ferner, dass nur gesicherte Informationen weitergegeben werden und dass diese Aufgabe ausschließlich Personen übernehmen, die dazu offiziell autorisiert sind wie zum Beispiel die Mitglieder des Notfallteams der Schule. Diese sollten zur Kennzeichnung ihrer Funktion beispielsweise eine farbige Warnweste tragen. Auf diese Weise sind sie auf dem Schulgelände als Ansprechpartner erkennbar, der aus erster Hand informiert ist und daher auch verlässliche Auskünfte erteilen kann.

Die Vermittlung von Informationen sollte aber nicht nur im direkten Umfeld des Notfallgeschehens oder aufgrund spontaner Anfragen Einzelner, sondern organisiert und strukturiert erfolgen. Nach einer zeitnah einzuberufenden Dienstbesprechung, in der zunächst das Kollegium der Schule über das jeweilige Ereignis informiert wird, sollten mehrere Mitglieder des Notfallteams alle betroffenen Klassen oder Kurse persönlich aufsuchen. Gegebenenfalls ist auch eine Jahrgangsstufenversammlung oder sogar eine Versammlung der gesamten Schulgemeinde zu erwägen.

## 5.7 Schüler nicht allein lassen, Bezugspersonen einbeziehen

Schüler bei einem Notfall nicht einfach nach Hause schicken

In und unmittelbar nach einem Notfall sollten Schüler nicht allein gelassen werden. Deshalb ist es auch unangebracht, Schüler aufgrund eines Notfalls einfach nach Hause zu schicken. Langer (2008) bezeichnet ein solches Vorgehen als *„pädagogisch und psychologisch unverantwortlich"*. Möglicherweise treffen die Kinder zu Hause niemanden an. Dann wären sie mit ihren Sorgen und Ängsten allein.

Grundschulkinder werden häufig von sich aus die Nähe zu ihren Lehrern suchen, weil sie zu ihnen Vertrauen haben und sich bei ihnen geborgen fühlen. Ältere Kinder bzw. Jugendliche möchten vielleicht lieber unter sich bleiben. Erwachsenen gegenüber können sie eher skeptisch eingestellt sein. Bei Notfällen in weiterführenden Schulen kann man zum Beispiel beobachten, dass sich Jugendliche rasch in Gruppen auf dem Schulhof zusammenfinden und sich gegenseitig trösten.

Schülergruppen, die sich nach einem Notfall spontan gebildet haben, sollten möglichst nicht voneinander getrennt bzw. aufgelöst werden.

Bezugspersonen einbinden

Gegebenenfalls muss organisiert werden, dass Schüler von ihren Eltern oder anderen erwachsenen Bezugspersonen abgeholt werden (Zehnder 2012). Zu diesem Zweck sollten die Kinder selbst gefragt werden, wer informiert werden soll, etwa der Vater *oder* die Mutter – vorausgesetzt, beide Elternteile sind überhaupt dazu in der Lage, unverzüglich zur Schule zu kommen. Wenn keine Wahlmöglichkeit besteht, ist die Frage natürlich hinfällig.

Für solche Situationen sollte schulintern bereits im Vorfeld bekannt gegeben werden, wohin Erwachsene, die ihre Kinder abholen, kommen sollen. Üblicherweise ist das

Sekretariat einer Schule die geeignete Anlaufstelle. Bei einigen besonderen Situationen wie einem Feuer oder einem Amoklauf kann die Abholung der Kinder aber auch an einem etwas entfernt liegenden Ort (z.B. an einer benachbarten Turnhalle, einem Sportplatz usw.) vereinbart werden. Dort empfiehlt sich dann die Einrichtung einer improvisierten Eltern-Anlaufstelle (Karutz & Armgart 2015).

Anlaufstelle für Eltern benennen

Jüngeren Schülern geben, bis die Eltern eingetroffen sind, vorübergehend auch Kuscheltiere Halt. Sie können die Nähe von Bezugspersonen jedoch nicht dauerhaft ersetzen.

Bezugspersonen vorab briefen

Vor der Zusammenführung von Kindern mit ihren Bezugspersonen bzw. Eltern sollte eine besondere Information oder auch Instruktion der Erwachsenen erfolgen (Nader und Pynoos 1993). Die Eltern sollten zunächst erfahren, was passiert ist. Sie sollten aber auch darüber informiert werden, wie sie sich ihren Kindern gegenüber verhalten sollen. Der Anblick ihrer extrem verängstigten Eltern (so verständlich diese Reaktion der Eltern in vielen Notfällen auch sein mag) trägt beispielsweise dazu bei, Ängste und Verunsicherung der betroffenen Schüler nochmals zu steigern.

Auch nach dem regulären Unterrichtsschluss sollten einige Lehrkräfte in der Schule bleiben. Einige Schüler möchten vielleicht nicht nach Hause gehen oder können nicht gleich von ihren Eltern abgeholt werden. Dann ist es hilfreich, wenn weiterhin Kontaktpersonen in der Schule sind.

## 5.8 Schutz und Sicherheit vermitteln

In Notfällen herrscht oftmals Chaos. Es gibt ein großes Durcheinander, und viele Beteiligte sind verständlicherweise sehr aufgeregt, fühlen sich verunsichert oder haben schlichtweg Angst (s. Kap. 3.1.4.1). Umso wichtiger ist es, möglichst rasch für Beruhigung, Schutz und Sicherheit zu sorgen.

Rückzugsräume bieten

In oder unmittelbar nach vielen Notfallereignissen bietet es sich zum Beispiel an, mit den betroffenen Schülern ein Klassenzimmer aufzusuchen, das ihnen vertraut ist und in dem sie ein wenig zur Ruhe kommen können. Decken zu verteilen, wärmt nicht nur, sondern kann Schülern ein zusätzliches Gefühl von Geborgenheit vermitteln. Vielleicht suchen einige Schüler auch körperliche Nähe bzw. unmittelbaren Körperkontakt. So kann es vor allem bei jüngeren Kindern angebracht sein, eine Hand zu halten oder sie auch behutsam in den Arm zu nehmen. Dabei ist aber auf ablehnende Signale zu achten, keinesfalls darf körperliche Nähe aufdringlich und distanzlos erscheinen. Es empfiehlt sich aber – nicht nur in der Akutsituation, sondern auch in der folgenden Zeit nach einem Notfall – stets „in der Nähe" zu bleiben.

Körperkontakt kann helfen, darf aber nicht erzwungen werden.

Besonders stark verunsicherte oder verängstigte Schüler sollten möglichst nahe bei ihrem Lehrer sitzen können (Lohmann 2017).

## 5.9 Angemessen auf die Nutzung von Mobiltelefonen reagieren

Viele Kinder besitzen schon im Grundschulalter ein eigenes Mobiltelefon. In Notfällen ist die Nutzung von Handys jedoch problematisch. Mitunter werden Freunde oder Eltern schon angerufen, bevor die ersten Rettungskräfte am Einsatzort eingetroffen sind. Dadurch verbreiten sich ungesicherte, übertriebene oder sachlich falsche Darstellungen, die bei den angerufenen Personen für zusätzliche Beunruhigung sorgen. Der Kreis betroffener und teilweise fehlinformierter Personen wird dadurch innerhalb kürzester Zeit erheblich vergrößert. Auch ist zu befürchten, dass angerufene Eltern, wenn sie sofort zur Schule eilen, sämtliche Zufahrtswege für Feuerwehr, Rettungsdienst und Polizei verstellen (Landesfeuerwehrschule Baden-Württemberg

Gefahr der Verbreitung von Fehlinformationen

2009). Darüber hinaus lässt sich der Informationsfluss über Mobiltelefone kaum kontrollieren (Utpatel 2003, Wilp und Albers 2007).

Dennoch hat die Nutzung von Mobiltelefonen in einem Notfall auch positive Aspekte. Mit keinem anderen Kommunikationsmittel kann zum Beispiel derart rasch für die Alarmierung professioneller Helfer gesorgt werden (Hehne 2007). Unmittelbar nach dem Amoklauf in Erfurt erhielten Schüler per Handy Anweisungen von Notärzten, um den Verletzten Erste Hilfe zu leisten. Zudem hat die Polizei in Erfurt gerade über Mobiltelefone wertvolle Informationen erhalten (Pieper 2007a). Zwölf Schüler, die sich während des Amoklaufs in Emsdetten am 20. November 2006 noch im Schulgebäude aufgehalten haben, konnten über ihre Mobiltelefone psychologisch betreut werden (Engels 2007).

Kontaktmöglichkeit für Rettungskräfte

Ferner ist zu bedenken, dass es Kindern in Notfällen auch bei einem lediglich telefonischen Kontakt helfen kann, wenn sie mit ihren Bezugspersonen sprechen. Vielen Schülern tut es einfach gut, eine vertraute Stimme zu hören und zu berichten, was ihnen widerfahren ist. Im günstigsten Fall können sie von den angerufenen Personen sogar ein wenig beruhigt werden (Karutz und Armgart 2015).

Zudem kann die Nutzung von Mobiltelefonen auch den Eltern notfallbetroffener Schüler helfen. Wenn sie zum Beispiel über die Medien von einem Notfall in der Schule erfahren haben und ihr Kind daraufhin anrufen, können sie sich vergewissern, dass es ihm gut geht. Würden Eltern ihr Kind bei einem Notfall in der Schule telefonisch nicht erreichen, könnte deren Besorgnis noch ausgeprägter sein und womöglich zu Nachfragen in den Polizei- und Rettungsleitstellen führen, die in solchen Situationen ohnehin überlastet sind. Wie in Notfällen auf die Nutzung von Mobiltelefonen reagiert werden soll, kann daher nicht pauschal entschieden werden.

Kanal zw. Kindern und Bezugspersonen

Gleiches gilt im Übrigen für die Nutzung sozialer Medien (s. Kap. 6.1.11). Einerseits verbreiten sich hier rasch Gerüchte und mitunter auch bewusst platzierte Falschmeldungen („fake news"). Andererseits hat zum Beispiel „Facebook" eine spezielle Funktion eingerichtet, mit der Betroffene nach Unglücksfällen eine „Ok-Meldung" abgeben können, um Freunde und Angehörige zu beruhigen.

Pauschalverbot keine Lösung

Anrufe (oder das Schreiben von Kurzmitteilungen sowie die Nutzung sozialer Medien) strikt zu verbieten, wie es in manchen Notfallplänen empfohlen wird, erscheint jedenfalls nicht angebracht und in der Praxis auch völlig aussichtslos (Kommentar einer Lehrerin, als diese Thematik in einer Fortbildung diskutiert wurde: *„Es ist doch schon unmöglich, Handyverbote im regulären Unterricht durchzusetzen. Wie soll das in einem Notfall funktionieren, wo alle aufgeregt sind, schreien, weinen und wild durcheinander laufen?")*.

Schülern ihre Mobiltelefone vorübergehend abzunehmen, kann ebenfalls nicht empfohlen werden. Wenn sie nach einem Notfall nun einmal unbedingt eine Bezugsperson kontaktieren möchten, wäre eine solche Vorgehensweise sicherlich kontraproduktiv. Nicht zuletzt beinhaltet ein grundsätzliches Telefonverbot immer auch ein erhebliches Konfliktpotenzial.

auf Kooperationswille setzen

Allenfalls könnte man auf die problematischen Aspekte der Telefonate hinweisen und mit der entsprechenden Begründung darum bitten, dass die Handys – zumindest für einige Minuten – abgeschaltet werden (*„Wir wollen niemandem unnötig Angst machen. Bis wir wissen, was bei dem Unfall vor der Schule wirklich passiert ist, schalten wir unsere Handys aus. Sobald uns der Schulleiter konkrete und sichere Informationen gibt, können wir auch wieder telefonieren!"*).

Eventuell könnten Anrufe aber auch ausdrücklich erlaubt werden, wenn sie im Beisein eines Lehrers oder eines psychosozialen Akuthelfers erfolgen. Dieser könnte gegebenenfalls beruhigend in das Gespräch eingreifen. Eine solche Regelung ist allerdings sehr personalintensiv und wird sich, wenn mehrere Schüler gleichzeitig telefonieren möchten, wahrscheinlich kaum umsetzen lassen (Karutz und Stum 2015).

**Letztlich wird man die Existenz von Mobiltelefonen und die potenziell negativen Auswirkungen ihrer Nutzung auch in einem Notfall schlichtweg akzeptieren müssen!**

## 5.10 Merkhilfe

Fünf comicartig, bewusst „kindlich" gezeichnete und mit eingängigen Alliterationen benannte „Merkfiguren" können dabei helfen, sich auch unmittelbar in einem Notfall noch einmal die wesentlichen Elemente der psychischen Ersten Hilfe für Schüler zu vergegenwärtigen (Karutz 2015, Karutz 2017d). Natürlich stellt diese Merkhilfe keinen Ersatz der ausführlichen Erläuterungen auf den vorangegangenen Seiten dar. Vielmehr handelt es sich um eine didaktisch stark reduzierte Zusammenfassung. Jede Figur steht dabei für eine bestimmte Handlungsanweisung (s. Abb. 16).

wichtigste Elemente der psychischen Hilfe vergegenwärtigen

*Anton, der Aufmerksame:* Eine Grundvoraussetzung für den psychologisch angemessenen Umgang mit Schülern in Notfällen ist, die in Kapitel 3.1 beschriebenen Besonderheiten des kindlichen Notfallerlebens zu kennen und daraus resultierende Bedürfnisse zunächst einmal *wahrzunehmen*. Die entsprechende Figur zeigt „Anton, den Aufmerksamen" als einen Zwerg, der aufmerksam durch eine Lupe schaut.

1. Wahrnehmen

*Igor, der Informant:* Ein weiteres wesentliches Element der psychischen Ersten Hilfe besteht darin, Schülern – wie in Kapitel 5.6 beschrieben – relevante Informationen zu vermitteln. So ist es wichtig, über eine Unglücksursache aufzuklären, bevorstehende Maßnahmen anzukündigen und die Hilfeleistung insgesamt möglichst verständlich zu machen. Bei Schülern in einer Notfallsituation werden auch zahlrei-

2. Informieren

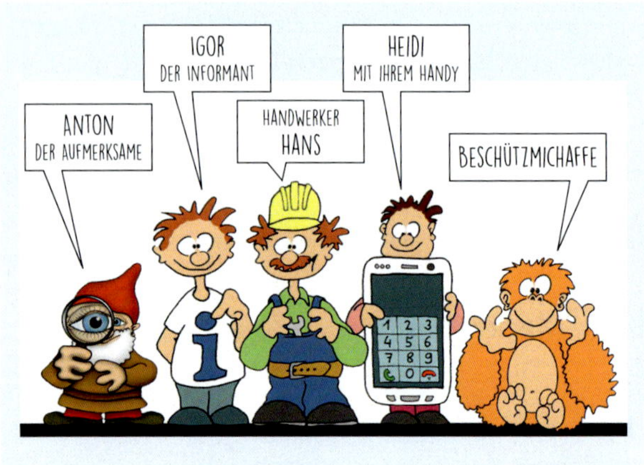


**Abb. 16** ▶ Merkfiguren zur psychischen Ersten Hilfe für Kinder (Zeichnung: Ralf Schnelle)

che Fragen aufgeworfen, die offen und ehrlich beantwortet werden sollten. Dafür sorgt „Igor, der Informant".

3. Selbstwirksamkeit stärken

*Handwerker Hans:* Ohnmachts- und Hilflosigkeitsgefühlen soll durch eigenes, konstruktives Bewältigungshandeln entgegengewirkt werden (s. Kap. 5.4). Schüler sollen in einer Notfallsituation kleinere Aufgaben erhalten, um sich auch selbst an der Hilfeleistung beteiligen zu können usw. Für eine solche Stärkung des Selbstwirksamkeitserlebens sorgt „Handwerker Hans".

4. Bezugspersonen einbinden

*Heidi mit ihrem Handy:* Notfallbetroffene Schüler wünschen sich, dass möglichst rasch eine vertraute Bezugsperson bei ihnen ist. Bei jüngeren Kindern handelt es sich meist um einen Elternteil oder eine Lehrkraft, bei Jugendlichen wird häufig eher die Nähe zu Peers, also gleichaltrigen Freunden, gesucht. Professionelle Helfer sollten sich, wie in Kapitel 5.7 dargestellt, jedenfalls intensiv darum bemühen, den gewünschten Kontakt herzustellen und die jeweilige

Bezugsperson in die Hilfeleistung einzubeziehen. „Heidi mit ihrem Handy" soll für diese Aufgabe zuständig sein.

5. Sicherheit vermitteln

*Der Beschützmichaffe:* Schließlich löst das Miterleben einer Notfallsituation bei vielen Kindern Angst und Verunsicherung aus, sodass es angebracht ist, für Beruhigung, Schutz und Sicherheit zu sorgen. Dieser Aspekt der Hilfeleistung ist ausführlich in Kapitel 5.8 beschrieben, wird hier nun durch einen „Beschützmichaffen" dargestellt.

# 6 Nachsorge

Nach Hobfoll et al. (2007) sind bei der Bewaltigung von Notfallerfahrungen fünf elementare Wirkfaktoren relevant: Sicherheit, Beruhigung, Selbstwirksamkeit und sozialer Kontakt sowie die Vermittlung einer hoffnungsvollen Perspektive. Wie man diese Wirkfaktoren bei Nachsorgemaßnahmen im Einzelnen berücksichtigen kann, zeigen die folgenden Kapitel ausführlich auf.

5 elementare Wirkfaktoren

## 6.1 Nachsorge für Schüler

Zunächst geht es darum, welche Nachsorgemaßnahmen für Schüler nach einem Notfall notwendig sein können. Die hier beschriebenen Maßnahmen müssen jedoch nicht immer alle durchgeführt und auch nicht für jeden Betroffenen angeboten werden. Vielmehr hängt es vom jeweiligen Notfall, der Betroffenheit der Beteiligten und ihren Bedürfnissen ab, welche Maßnahmen tatsächlich angebracht sind. Zudem sind folgende (Management-)Grundsätze zu beachten:

nicht alle brauchen alles

**Ausrichtung:** Für den Umgang mit Notfällen in Schulen sind prinzipiell zwei Strategien denkbar. Die erste Strategie zielt darauf ab, den gewohnten Schulalltag so rasch wie möglich wiederherzustellen. Im Vordergrund steht dabei, die Funktionsfähigkeit der Betroffenen und des betroffenen Systems aufrechtzuerhalten. Im Wesentlichen geht es also weiter wie bisher, denn *„Normalität ist am besten dadurch wieder zu erlangen, indem man sich auf die Arbeit konzentriert, die man immer geleistet hat“* (Pieper 2007a, S. 117). Diese Strategie ist konservativ, auf die Bewahrung des Bestehenden ausgerichtet. Notfallnachsorge wird eher als „Reparaturmaßnahme“ betrachtet.

zwei Grundstrategien: Alltag wiederherstellen vs. Besonderheit herausstellen

Der zweiten Strategie liegt die Überzeugung zugrunde, dass man nach so einem außergewöhnlichen Ereignis wie einem Notfall nicht ohne Weiteres zur Tagesordnung übergehen kann. Neben der Wiederherstellung der Funktionsfähigkeit der Betroffenen wird daher auch thematisiert, wie es zu dem Notfall kommen konnte und welche Konsequenzen systemisch daraus zu ziehen sind. Angesprochen werden nicht nur individualpsychologische, sondern auch gesellschaftspolitische bzw. gesellschafts- und systemkritische Aspekte. Diese Strategie zielt somit eher auf eine Weiterentwicklung bzw. Veränderung des Bestehenden ab.

In welcher Weise vorgegangen wird, hängt sicherlich von Persönlichkeitsmerkmalen der jeweils Verantwortlichen ab, gegebenenfalls auch vom Ausmaß der persönlichen Betroffenheit und davon, wie stark die Verantwortlichen in ein bestehendes System eingebunden sind, das einen Notfall möglicherweise strukturell mit verursacht hat (Pieper 2007a).

Nicht nur aus psychologischen, sondern insbesondere aus präventiven Gesichtspunkten sollte die zweite Strategie stets bevorzugt werden!

Bewältigung braucht Zeit

**Raum und Zeit geben:** Bewältigung einer Notfallerfahrung braucht Zeit und kostet Kraft. Es geht auch nicht nur darum, eine „Maßnahme" nach der anderen „abzuarbeiten" oder lediglich Punkte einer Checkliste „abzuhaken". Vielmehr erfordert die wirkliche Verarbeitung des Erlebten immer auch ein Innehalten, ein intensives Nachdenken bzw. besonnene Reflexion und eine ernsthafte Auseinandersetzung mit existentiell bedeutsamen Themen.

Für diese Aspekte müssen im Schulalltag – allen curricularen Verpflichtungen, Kompetenzerwartungen und Leistungsansprüchen zum Trotz – erst einmal (Frei-)Raum und Zeit gegeben werden!

**Authentizität bzw. Kongruenz:** Im Hinblick auf die Reaktion unmittelbar *in* einem Notfallgeschehen (s. Kap. 3.1.3.2), aber auch hinsichtlich der Bewältigung des Erlebten orientieren sich viele Schüler an ihren Lehrkräften. Mitunter wird zwar befürchtet, dass diese ihre Autorität verlieren, wenn sie Gefühle zeigen. Unabhängig davon, ob diese Sorge überhaupt berechtigt ist, wäre es jedoch äußerst inkongruent, Schüler zu einer Offenheit anzuregen, die ihre Lehrer nicht bereit sind zu zeigen. Aus diesem Grund sollten Lehrkräfte nach Notfällen auch über ihre eigene Befindlichkeit sprechen.

Offenheit über eigene Gefühle schafft Vertrauen

Das Eingeständnis persönlicher Betroffenheit signalisiert Echtheit und Ehrlichkeit. Authentizität schafft Vertrauen. Das ist wiederum eine wichtige Voraussetzung für die Durchführung von Nachsorgemaßnahmen!

**Angemessenheit:** Nachsorgemaßnahmen sind eine Gratwanderung. Häufig wird zu wenig getan, manchmal aber auch zu viel. Durch übermäßige, übertriebene Hilfe kann zum Beispiel der Eindruck erweckt werden: *„Wenn jetzt so viel für uns getan wird, muss es uns wohl wirklich schlecht gehen."* Einen vergleichbaren Mechanismus kann man bei erkrankten Kindern beobachten, die übermäßig verwöhnt werden. Bei ihnen wird womöglich der Gedanke begünstigt: *„Wenn meine Eltern mich so sehr beschenken, steht es wohl wirklich schlimm um mich. Ob ich bald sterben muss?"* Notfallnachsorge in Schulen darf, etwas plakativ formuliert, auch nicht als Arbeitsbeschaffungsmaßnahme für vermeintliche „Experten" missbraucht werden. Eine regelrechte Invasion und Belagerung einer Schule durch „Nachsorgeaktivisten" ist unbedingt zu vermeiden.

nicht übertreiben

Der Grundsatz für den Umfang von Nachsorgemaßnahmen sollte lauten: So viel wie nötig, so wenig wie möglich! Vor allem sollte darauf geachtet werden, dass sich auch nach

So viel wie nötig, so wenig wie möglich!

einem Notfall nicht alles nur noch um eben diesen Notfall dreht. Weiterhin darf und muss es in einer Schule Alltag, Spiel und Freude geben (Juen, Warger und Nindl 2015).

vorhandene Ressourcen einbeziehen

Ressourcenorientierung: Wenn sich in einer Schule ein Notfall ereignet hat, sollte man nicht nur die damit verbundenen Belastungen sehen. Viele Kinder verfügen durchaus auch über eigene Bewältigungsressourcen. Diese Ressourcen sollten ebenfalls bedacht und in sämtliche Nachsorgeplanungen einbezogen werden, um die betroffenen Schüler nicht in einer Opferrolle zu fixieren (BBK 2012).

Man soll *„nicht für die Betroffenen etwas tun, was sie nicht auch selbst tun können“* (van Wissen und Korittko 2002, S. 148). Dementsprechend sollte Notfallnachsorge prinzipiell als eine Hilfe zur Selbsthilfe verstanden werden!

durch Vielfalt unterschiedliche Bedürfnisse abdecken

Angebote: Schüler, die einen Notfall miterlebt haben, reagieren nicht alle gleich, sondern individuell mitunter sehr unterschiedlich. Notfallnachsorge muss daher Angebote beinhalten, die völlig unterschiedliche Bedürfnisse berücksichtigen. Betroffene Schüler sollten nach konkreten Wünschen gefragt werden und auswählen können, an welchem Nachsorgeangebot sie teilnehmen möchten. Einige Schüler wünschen sich zum Beispiel, möglichst rasch wieder am regulären Unterricht teilzunehmen, vielleicht auch, um sich abzulenken. Zur gleichen Zeit wünschen sich andere Schüler aber noch intensive Gespräche über das Erlebte. Beiden Schülergruppen sollten entsprechende Angebote gemacht werden: In einer wissenschaftlichen Untersuchung wurde der Freiraum, nach einem Notfall in der Schule vorübergehend *„tun und lassen zu können, was man wollte, ohne zu irgendetwas gezwungen zu werden“* (Karutz 2004a, S. 117), ausdrücklich als eine positive Erfahrung beschrieben.

**Beispiel**

Nachdem es in einer Schule einen tödlichen Unfall gegeben hatte, wurden den Schülern der betroffenen Jahrgangsstufe mehrere Angebote gemacht: Wer wollte, konnte den im Stundenplan vorgesehenen Unterricht besuchen. Man konnte mit einem Sportlehrer aber auch in die Sporthalle gehen, um sich dort körperlich zu betätigen. Ebenso war es möglich, sich in der Schulbibliothek bzw. auf dem gesamten Schulgelände frei zu bewegen. Und schließlich gab es das Angebot, vertraulich mit einem Notfallseelsorger zu sprechen, dem eine Woche lang ein eigener Raum zugewiesen worden war und der täglich von 8 bis 14 Uhr in diesem Raum erreichbar gewesen ist.

Notfallnachsorge sollte nicht aufgedrängt werden, sondern Angebotscharakter haben. Insbesondere ist es auch legitim, bestimmte Nachsorgeangebote abzulehnen!

Angebotscharakter

**Partizipation:** Grundsätzlich ist es sinnvoll, sich nach den Wünschen und Anregungen zu richten, die Schüler im Hinblick auf die für sie bestimmten Nachsorgeangebote selbst geäußert haben. Ihre Ideen sollten nach Möglichkeit umgesetzt werden, weil das vermittelt, dass sie sich an der Bewältigung des Geschehens aktiv beteiligen können. Wenn sie mitentscheiden, in welcher Art und Weise Notfallnachsorge betrieben wird, wirkt das bereits Gefühlen von Ohnmacht und Hilflosigkeit entgegen. Zudem drückt die Beteiligung an Planungen zur Notfallnachsorge Wertschätzung aus.

Ideen der Schüler einbeziehen

Nachsorgemaßnahmen sollen nicht nur *für* die Schüler, sondern immer gemeinsam *mit* ihnen vorbereitet werden.

Konkret könnten Schüler gefragt werden: *„Was meint Ihr denn, was wir jetzt tun sollten?“* Natürlich darf durch diese Vorgehensweise nicht der Eindruck erweckt werden, Lehrkräfte oder die um Hilfe gebetenen psychosozialen Akuthelfer wären selbst völlig ratlos. Das könnte zu einer Ablehnung durch die Schüler führen.

**Planung:** Nachsorgemaßnahmen an Schulen sollten nicht beliebig durchgeführt bzw. vom Zufall bestimmt, sondern systematisch und mit guten Begründungen geplant werden. Eine Hilfeleistung, die den tatsächlichen Bedarfen und Bedürfnissen nicht gerecht wird, kann Betroffenen letztlich schaden (Frühe et. al 2008), wobei dies sowohl für eine generelle Über- oder Unterversorgung als auch dafür gilt, dass schlichtweg nicht das „passende" Hilfsangebot unterbreitet wird.

Vor diesem Hintergrund können die bereits dargestellten *Kreise der Betroffenheit* ein wertvolles Planungsinstrument sein: Die beteiligten Personen oder Personengruppen, etwa eine Schulklasse, werden darin dem Ausmaß der Betroffenheit entsprechend eingetragen (s. KAP. 2.3).

Anzeichen von Belastung: Weinen, Schreien, Weglaufen, aber auch Rückzug

Zu beachten sind aber nicht nur offensichtliche Anzeichen psychischer Belastung wie Weinen, Schreien, Weglaufen usw. Besonderer Unterstützung bedürfen in vielen Fällen gerade diejenigen, die nach einem Notfall vermeintlich „unauffällig", in sich zurückgezogen und schweigsam reagieren. Zudem sollte einigen weiteren Schülern besondere Aufmerksamkeit gewidmet werden. Dabei handelt es sich um:

besonders zu beachten

- Schüler, die Schuldgefühle zeigen bzw. die sich Vorwürfe machen,
- Schüler, die sich nach dem Notfall aus der Klassengemeinschaft zurückziehen,
- Schüler, die schon vorher psychisch auffällig waren oder eine bekannte Störung aufweisen,
- Schüler, die sozial wenig integriert bzw. die sozial isoliert sind (Einzelgänger),
- Schüler, die bereits vor einem Notfall Schulschwierigkeiten hatten (schlechte Zensuren, Versetzung

gefährdet, Konflikte mit Mitschülern oder Lehrern) sowie

- Schüler mit sonstigen belastenden Vorerfahrungen (z. B. vorheriger Umzug, Konflikte mit den Eltern, Scheidung der Eltern, schwere Erkrankung oder Tod eines Angehörigen).

Auf diese Weise gewinnt man zumindest einen ersten Überblick, für welche Personen Nachsorgemaßnahmen notwendig sein können. In einem zweiten Schritt kann eine Tabelle angelegt werden, aus der hervorgeht, für welche Personen welche Hilfeleistungen angeboten oder durchgeführt werden sollen. Auch sollte dann eingetragen werden, wer für die jeweiligen Maßnahmen zuständig und verantwortlich ist (Großmann und Glatzer 2011; s. TAB. 22).

Bedarf ermitteln und Angebot anpassen

Über diese Vorgehensweise hinaus können Screening-Instrumente eingesetzt werden, deren Anwendung in der Regel jedoch klinisch erfahrenen Psychologen bzw. Psycho-

**TAB. 22:** Planung von Nachsorgemaßnahmen (beispielhaft dargestellt)

| Für wen? (Zielgruppe) | Was? (Hilfsangebot) | Wer? (Akteur) | Womit? (Material) | Wann? (Zeitpunkt und Dauer) |
|---|---|---|---|---|
| Schwester des verunglückten Kindes in Klasse 3a | • Information über den Gesundheitszustand ihres Bruders<br>• Gesprächsangebot<br>• Begleitung zu den Eltern | Vertrauenslehrer | • Kontaktanschriften für weiterführende Hilfen<br>• Informationsflyer mit Nachsorgeangeboten | sofort |
| Schulklasse des verunglückten Kindes | • Information über den Gesundheitszustand des verunglückten Kindes<br>• Gesprächsangebot | Klassenlehrer | • psychologischer Notfallkoffer | 3. Stunde (9.40 Uhr) |
| Parallelklassen | usw. | usw. | usw. | usw. |

therapeuten vorbehalten ist. Auf diese Weise kann natürlich eine noch deutlich fundiertere Einschätzung der Belastungsintensität und der zu erwartenden psychischen Folgen bei den betroffenen Schülern möglich sein.

Risikoeinschätzung in Vorsorgegesprächen

Um zu erkunden, mit welchem psychischen Verlauf bei den Betroffenen zu rechnen ist, wurde nach dem Amoklauf in Winnenden beispielsweise der *Kölner Risikoindex für Kinder und Jugendliche* (KRI-KJ) genutzt (Unfallkasse Baden-Württemberg 2012). Dieses Instrument sieht vor, dass in etwa 30-minütigen, ausschließlich auf freiwilliger Basis stattfindenden „Vorsorgegesprächen" anhand eines Fragebogens sowohl objektive Aspekte (z.B. der Aufenthaltsort während des Ereignisses bzw. die Nähe zu einem Tatgeschehen) als auch subjektive Situationsfaktoren (z.B. das Erleben von Todesangst) und etwaige psychische Vorbelastungen erfasst werden. Daraufhin wird dann eine Zuordnung von Betroffenen zu drei Gruppen vorgenommen (Bering und Fischer 2005; s.a. Abb. 17):

3 Risikogruppen

- „*Selbsterholer*" sind Betroffene, die das Erlebte sehr wahrscheinlich mit ihren eigenen Ressourcen im Sinne eines natürlichen Verarbeitungsprozesses bewältigen werden. Ihnen können allenfalls einige

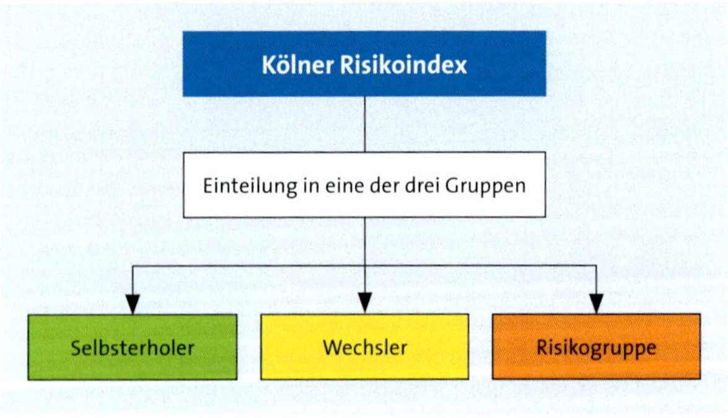


**Abb. 17** ▶ Einteilung von Betroffenen mit dem Kölner Risikoindex (KRI)

psychoedukative Hinweise und Empfehlungen zur Selbsthilfe gegeben werden. Dies sollte bereits ausreichend sein.

- „*Risikopersonen*" sind Betroffene, bei denen mit relativ hoher Wahrscheinlichkeit davon auszugehen ist, dass sie stärker ausgeprägte Belastungsreaktionen bis hin zur Entwicklung einer Traumafolgestörung zeigen werden und die im Rahmen der Notfallnachsorge daher eine besondere Aufmerksamkeit erfahren sollten.
- Als „*Wechsler*" werden schließlich Betroffene bezeichnet, bei denen unsicher ist, zu welcher der beiden anderen Gruppen sie gehören: Einerseits könnte auch bei ihnen ein weitgehend eigenständiger Bewältigungsprozess durchaus gelingen. Kommen kurzfristig aber noch weitere Belastungsfaktoren (z.B. aus dem familiären Bereich oder durch das Miterleben einer weiteren Notfallsituation) hinzu, müssten sie ebenfalls der Risikogruppe zugeordnet werden.

erhöhte Aufmerksamkeit für Risikopersonen

Neben dem Kölner Risikoindex gibt es auch noch zahlreiche weitere, ähnliche Instrumente, die jeweils Vor- und Nachteile aufweisen, so z.B. die „Checkliste zur Akuten Belastung" (CAB), den „Trauma-Screeningbogen für Kinder" (TSK) und viele andere mehr. Nicht nur der genaue Zeitpunkt, zu dem ihre Anwendung sinnvoll ist, sondern auch die konkrete Aussagekraft unterscheiden sich sehr. Einen ausführlichen Überblick über die diversen Verfahren bieten Steil und Rosner 2009 sowie Landolt 2012.

**Führung:** Weil Notfälle mit vielfältiger Verunsicherung, mit Chaos und Unklarheiten verbunden sind, wird über die zuvor beschriebene Planungsaktivität hinaus vor allem eines benötigt: Führung. Warger (2015, S. 43) verweist beispielsweise auf „*die große Bedeutung einer […] Koordinie-*

*rungs- bzw. Führungsperson“ sowie die Notwendigkeit einer „sanften, aber doch klaren Führung“*, die auch in internationalen Leitlinien für ein psychosoziales Krisenmanagement immer wieder Thema ist.

Auch wenn ein Notfallteam (!) tätig wird und Betroffene eines Notfallgeschehens immer auch von sich aus einige Eigenaktivität entwickeln, ist letztlich *eine* Instanz – die Schulleitung – in der Pflicht, klare und eindeutige Führungsverantwortung zu übernehmen.

Führungsfehler vermeiden

**Tab. 23:** Führungsfehler im Rahmen des psychosozialen Notfallmanagements (Ministerium für Schule und Weiterbildung des Landes Nordrhein-Westfalen 2015, Karutz 2019)

| Bezeichnung | Beschreibung |
|---|---|
| Detailverliebtes Verhalten | Sich um jedes Detail kümmern, dabei aber das „große Ganze“ aus den Augen zu verlieren. |
| Impulsives, rein intuitives Verhalten | Möglichst schnell wird „irgendetwas“ getan, ohne zu reflektieren, ob dies eigentlich sinnvoll ist. |
| Zögerliches Verhalten | Entscheidungen werden erst nach sehr bzw. zu langer Abwägung getroffen. |
| Diktatorisches Verhalten | Oftmals aus einer Überforderung heraus werden auf einmal nur noch „Befehle“ erteilt, und es wird auch keinerlei Widerspruch akzeptiert. |
| Ballistisches Verhalten | An einer Entscheidung wird festgehalten, obwohl klar erkennbar ist, dass sie dringend korrigiert werden müsste. |
| Verhalten aufgrund von äußerem Druck | Um Konflikten aus dem Weg zu gehen, werden Entscheidungen nicht aufgrund sachlicher Notwendigkeiten und aus innerer Überzeugung getroffen, sondern nur, um Wünschen Dritter (z. B. Medien, Eltern, Schulaufsichtsbehörde) zu entsprechen. |
| Laufen lassen, ohne dass es läuft | Im blinden Vertrauen darauf, dass alles schon irgendwie funktioniert, wird übersehen, dass dies eben nicht der Fall ist. |

**Die Übernahme der Führungsverantwortung für die Gestaltung von Nachsorgemaßnahmen kann insbesondere aus der Garantenstellung der Schulleitung sowie der Fürsorgepflicht für die Gesundheit der gesamten Schulgemeinde abgeleitet werden (Knape und Röthlein 2016)!**

**Schulleitung zwar gesamtverantwortlich, aber nicht allein tätig**

Das bedeutet selbstverständlich nicht, dass die Schulleitung sich letztlich um jedes Detail allein kümmern muss. Dies würde zwangsläufig in eine Überforderungssituation münden. Wie im regulären Schulalltag sollten klassische „Führungsfehler“ auch nach einer Notfallsituation möglichst vermieden werden (s. TAB. 23).

Demgegenüber ist ein effektives Führungsverhalten vor allem von folgenden Merkmalen gekennzeichnet (ausführlicher s. Druyen und Wichterich 2012):

- Einem Thema wird die erforderliche Aufmerksamkeit gewidmet.
- Es wird für eine günstige Arbeitsatmosphäre gesorgt: Nicht alle müssen sich mögen, aber es muss eine konstruktive Zusammenarbeit möglich sein.
- Gemeinsame Ziele werden benannt und ihre Erreichung wird im Auge behalten.
- Es gibt eine klare Prioritätensetzung: „Nebenkriegsschauplätze“, die aktuell unwichtig sind, werden vorübergehend ausgeblendet.
- Alle zur Verfügung stehenden Unterstützungsressourcen werden aktiviert, einbezogen und koordiniert.
- Mit allen Beteiligten wird viel, offen und ehrlich kommuniziert.
- In regelmäßigen Lagebesprechungen darf ohne Tabus „laut gedacht“ werden.
- Entscheidungen werden angebahnt, aber nicht im Alleingang und patriarchalisch, sondern partizipa-

tiv getroffen. Andere Beteiligte werden in die Entscheidungsfindung einbezogen; ihre Argumente werden gehört und ernsthaft erörtert.

- Diskussionen werden zugelassen, aber nicht unendlich fortgeführt, sondern zeitlich begrenzt.
- Arbeitsaufträge werden delegiert – und ihre Ausführung wird überwacht.
- Es findet eine selbstkritische Reflexion statt, und es wird hinterfragt: „Werde ich gerade den an mich gestellten Anforderungen gerecht?"

Neben der Beachtung dieser grundsätzlichen „Management-Empfehlungen" können im Rahmen der Notfallnachsorge folgende *Maßnahmen* angebracht sein:

### 6.1.1 Professionelle Unterstützung einbeziehen

Experten hinzuziehen bei großer Dramatik, vielen Opfern oder eigener Betroffenheit

Bei vielen Notfällen ist es sinnvoll, über die eigenen, internen Ressourcen hinaus externe psychosoziale Fachkräfte einzubeziehen, die über eine umfangreichere Ausbildung verfügen und mehr Erfahrung mit der Durchführung von Nachsorgemaßnahmen haben als die Lehrkräfte einer Schule (Langer 2008; s. Kap. 2.4). Insbesondere dann, wenn Lehrer selbst psychisch sehr betroffen sind, das Notfallereignis besonders dramatisch war oder ein besonders großer Personenkreis betroffen ist, sollten Unterstützungsangebote von außen in Anspruch genommen werden.

In diesen Fällen ist es völlig verständlich, wenn sich die Lehrkräfte einer Schule mit der Organisation und Durchführung von Nachsorgemaßnahmen überfordert fühlen. Externe Fachkräfte aus dem Bereich der Psychosozialen Notfallversorgung (PSNV) haben sicherlich eine größere innere Distanz zum Notfallgeschehen, sodass sie unbefangener agieren können als die Lehrer der betroffenen Schule selbst. Im Umgang mit Notfällen verfügen sie zweifellos auch über mehr Routine.

Von einigen Lehrern und Schulleitungen werden externe Fachkräfte allerdings eher als Bedrohung wahrgenommen. Manchmal ergeben sich offenbar auch Konfliktsituationen (Karutz 2019). Nach dem Motto *„Da kommt jetzt einer von außen, der meint, alles besser zu wissen als wir."* wird zum Beispiel befürchtet, bevormundet zu werden oder einen Autoritätsverlust zu erleiden. Vielleicht spielt bei solchen Vorbehalten auch eine Rolle, dass angenommen wird, schulinterne Angelegenheiten könnten von Helfern, die nicht zur Schulgemeinde gehören, weitergetragen werden und in der Öffentlichkeit einen negativen Eindruck machen. Ob solche Befürchtungen berechtigt sind oder nicht, sei dahingestellt. Sie sollten jedoch nicht dazu führen, dass nach einem Notfall nur eine unzureichende Nachsorge stattfindet.

**keine Vorbehalte, auf Kooperation setzen**

Im günstigsten Fall arbeiten Lehrer, insbesondere das Notfallteam einer Schule, und externe Fachkräfte effektiv zusammen, zumal sie einander sinnvoll ergänzen (s. TAB. 24)!

**TAB. 24:** Vergleich von externen Fachkräften und Lehrkräften der Schule

| | Externe Fachkräfte | Lehrkräfte der Schule |
|---|---|---|
| **Erfahrung und Routine im psychosozialen Notfall- und Krisenmanagement** | hoch | eher gering |
| **Fachwissen zum psychosozialen Notfall- und Krisenmanagement** | hoch | eher gering |
| **Persönliche Betroffenheit** | eher gering | hoch |
| **Persönlicher Bezug zu den Schülern** | gering | hoch |
| **Bekanntheit in der Schule** | gering | hoch |
| **Kenntnis schulinterner Strukturen und Abläufe** | gering | hoch |

Personalbedarf individuell verschieden

*Wie viele* Fachkräfte nach Notfällen in Schulen zum Einsatz kommen sollen, hängt vom jeweiligen Ereignis, von der Anzahl und dem Alter der zu betreuenden Personen sowie dem Ausmaß ihrer Betroffenheit ab. Konkrete Vorgaben gibt es bislang nicht.

Zwar liegt eine Berechnungsgrundlage für den Bedarf an psychosozialen Akuthelfern bei einem Massenanfall von Verletzten vor (Karutz, Fegert und Blank-Gorki 2018). Inwieweit dieses Schema auf Notfälle in Schulen übertragbar ist, kann jedoch nur geschätzt werden. Einerseits ist anzunehmen, dass die Betreuung von Kindern einen besonders hohen Personalansatz erfordert.

Je jünger die von einem Notfall betroffenen Schüler sind, umso mehr Fachkräfte dürften erforderlich sein.

Andererseits kann davon ausgegangen werden, dass viele Lehrkräfte sich in Nachsorgemaßnahmen einbinden lassen und dadurch weniger externe Helfer als bei anderen Notfällen notwendig sind. Insgesamt könnte die vorliegende Berechnungsgrundlage also durchaus geeignet sein, um den Fachkräftebedarf auch im Hinblick auf die Akutsituation unmittelbar in oder nach einem schulischen Notfall realistisch abzuschätzen (s. Tab. 25).

**Tab. 25:** Berechnungsgrundlage für den Fachkräftebedarf (Karutz, Fegert und Blank-Gorki 2018)

| Alter der betroffenen Kinder | Anzahl der Betroffenen | Anzahl der Helfer |
|---|---|---|
| **Säuglinge** | 1 | 1 |
| **Kleinkinder** | 2 | 1 |
| **Kindergartenalter** | 3 | 1 |
| **Grundschulalter** | 4 | 1 |
| **Weiterführende Schule** | 5 – 10 | 1 |

**Beispiel**

Bei einem schweren Schulbusunfall verunglücken 27 Schüler und zwei Lehrkräfte. Bei drei Parallelklassen mit insgesamt 73 Schülern sorgt die Nachricht von diesem Unglück für starke Betroffenheit. Die gesamte Jahrgangsstufe war (mit mehreren Bussen) auf dem Weg in einen Freizeitpark. Demnach würden in der Akutsituation 10 bis 20 psychosoziale Akuthelfer benötigt.

Ein solcher Bedarf an Helfern wird anscheinend auch aus der Praxis bestätigt. Unmittelbar nach dem Amoklauf in Erfurt waren zum Beispiel 74 Psychologen vor Ort. Die längerfristige Nachsorge in der Schule wurde von 50 Psychologen aus verschiedenen Bundesländern durchgeführt (Gasser et al. 2004). In Winnenden waren anfangs täglich zwischen 30 und 70 Schulpsychologen im Einsatz (Bläsi und Niedermeier 2012).

Wenn so viele Personen an Nachsorgemaßnahmen beteiligt sind, müssen selbstverständlich auch entsprechende Führungsstrukturen geschaffen werden. Hierzu gehört unter anderem, Zuständigkeiten, Weisungsbefugnisse und Unterstellungsverhältnisse festzulegen. Als gesamtverantwortliche Instanz wird ein „Leiter Psychosoziale Notfallversorgung" (L PSNV) vorgeschlagen, der – entsprechend qualifiziert – behördlich mit dieser Aufgabe betraut werden soll (BBK 2012, Helmerichs, Karutz und Schedlich 2012).

Zuständigkeiten, Weisungsbefugnisse und Unterstellungsverhältnisse festlegen

Insbesondere bietet sich die Einrichtung von sogenannten „Einsatzabschnitten" bzw. Zuständigkeitsbereichen an, wie es auch bei anderen Großschadenslagen üblich ist. Ein jeder solcher Bereich wird dann von einer eigenen „Abschnittsleitung" geführt, die wiederum der „Gesamteinsatzleitung" unterstellt ist.

*Einen* Vorschlag zur Bildung schulinterner Einsatzabschnitte bzw. Zuständigkeitsbereiche enthält ABBILDUNG 18. Demnach werden zum Beispiel die Bereiche „Medienbetreuung", „Nachsorge für Schüler", „Nachsorge für Leh-

schulinterne Einsatzabschnitte

rer", „Nachsorge für Eltern", „Nachsorge für Helfer" usw. eingerichtet. Bei Bedarf kann eine weitere Differenzierung vorgenommen werden, d.h. es werden noch „Untereinsatzabschnitte" gebildet, etwa die Begleitung einzelner Schulklassen oder Jahrgangsstufen. Entscheidend ist, dass es in jedem dieser Bereiche *eine* Person gibt, die für die Organisation der jeweiligen Nachsorgemaßnahmen verbindlich zuständig ist.

einen zuständigen Leiter für jeden Nachsorgebereich

Welche Einsatzabschnitte bzw. Zuständigkeitsbereiche eingerichtet werden und wer für welchen Zeitraum welche Führungs- und Leitungsaufgabe übernimmt, hängt bei Notfällen in Schulen zunächst vom jeweiligen Ereignis ab. Bei einem Amoklauf handelt es sich beispielsweise um eine polizeiliche Lage, bei der sich zumindest vorübergehend alle Beteiligten ausnahmslos der Polizeiführung unterordnen müssen. Beim Brand eines Schulgebäudes hat die Feuerwehr die Einsatzleitung usw. Im weiteren Verlauf, d.h. im Hinblick auf die Gestaltung von Notfallnachsorgemaßnahmen, liegt die Verantwortung dann jedoch wieder bei der Schule bzw. der Schulleitung selbst (s. Abb. 19).

bei Gefahren leiten Feuerwehr bzw. Polizei

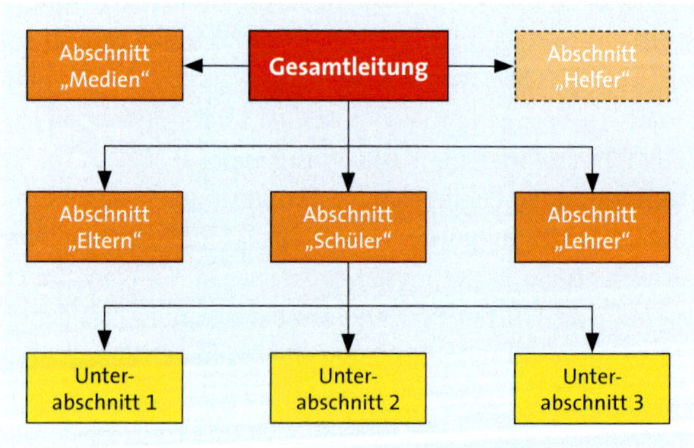


**Abb. 18** ▶ Bildung von „Einsatzabschnitten" nach einem Notfall in der Schule

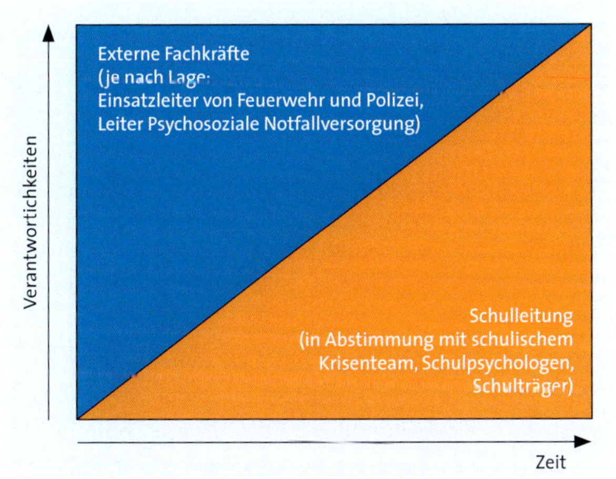


**ABB. 19** ▶ Verantwortlichkeiten im schulischen Notfallmanagement im zeitlichen Verlauf

## 6.1.2 Ergänzende Informationen vermitteln

Nach einem Notfall besteht weiterhin ein großes Informationsbedürfnis. Die Schulgemeinde sollte daher fortlaufend mit Informationen versorgt werden, beispielsweise über den Gesundheitszustand eines verunglückten Kindes, die durchgeführten Hilfsmaßnahmen, polizeiliche Ermittlungsergebnisse usw. (Schrader et al. 2000). Das hilft dabei, einzelne, zunächst noch unverbundene Informationen (Puzzleteile) in einen Gesamtzusammenhang zu bringen und das Geschehene besser zu verstehen.

Für die Vermittlung von Informationen an Lehrer eignen sich regelmäßig aktualisierte Aushänge am Schwarzen Brett im Lehrerzimmer (Koll, Rudolph und Thimme 2005). Gegebenenfalls sind Dienstbesprechungen oder Konferenzen einzuberufen. Die weitere Information der Schüler sollten die Klassen- bzw. Leistungskurslehrer und Jahrgangsstufenbeauftragten stets persönlich vornehmen.

Information von Schülern im persönlichen Kontakt

Informations-seite im Internet

Zudem kann eine Telefon-Hotline oder eine Internetseite eingerichtet werden. Zu bedenken ist allerdings, dass vor allem Letzteres sehr arbeitsintensiv und zeitaufwendig ist und daher langfristig vorbereitet sein sollte.

Zu empfehlen ist, eine spezielle Homepage der Schule für Notfallsituationen (als sogenannte Dark Site) offline bereitzuhalten, die nach einem Notfall nur noch mit Textbausteinen komplettiert und freigeschaltet werden muss!

beteiligte Rettungskräfte hinzubitten

In einigen Fällen könnte es hilfreich sein, Mitarbeiter der Polizei oder des Rettungsdienstes einzuladen, die an der Hilfeleistung in einem Notfall beteiligt gewesen sind. Sie können Fragen zum Einsatzablauf beantworten und auch die durchgeführten Rettungsmaßnahmen noch einmal sachkundig erläutern (Koll, Rudolph und Thimme 2005). Mitgeteilt werden sollte außerdem, was die Schule bereits an Nachsorgemaßnahmen geplant hat. Auf diese Weise wird deutlich gemacht, dass die besondere Situation erkannt worden ist und die Schule darauf reagiert.

### 6.1.3 Psychoedukation

Kindern ihre Reaktionen als normal spiegeln

Kinder und Jugendliche, die bei sich selbst oder bei ihren Mitschülern nach einem Notfall bestimmte Reaktionen (s. Kap. 3.1.4) bemerken, sind häufig irritiert. Einige fürchten vielleicht sogar, „verrückt“ zu werden.

Für Notfallfolgen braucht sich jedoch niemand zu schämen. Sie treten bei vielen Betroffenen auf und sind nicht ungewöhnlich. Es handelt sich um verständliche Reaktionen auf ein außergewöhnliches Erlebnis. In den meisten Fällen klingen sie nach einiger Zeit wieder ab!

Entsprechende Informationen sollten alle Lehrkräfte, die Eltern der betroffenen Kinder und nicht zuletzt diese selbst erhalten (Beispiel: *„Das Ihr nicht so gut geschlafen habt, geht vielen Menschen so, die einen Unfall miterlebt haben. Man ist ganz aufgeregt, und dann ist man auch im Schlaf ganz unruhig."*). Sinnvollerweise wird auch darauf hingewiesen, dass es nach Notfällen keine richtigen oder falschen Reaktionen gibt und dass die Notfallfolgen sehr unterschiedlich ausfallen können.

keine Reaktion ist richtig oder falsch

Bewertungen bestimmter Reaktionsweisen sind unangebracht und können von den Betroffenen sogar als zusätzliche Belastung erfahren werden (Negativbeispiel: *„So wie der Max geheult hat, war das schon ziemlich peinlich!"*). Günstiger ist es, wenn individuelle Reaktionsweisen ausdrücklich legitimiert und wertgeschätzt werden.

Bei einem Schüler, der augenscheinlich mit den Tränen kämpft, aber das Weinen zu unterdrücken versucht, ist ein Signal angebracht, dass er diese Gefühlsäußerung keineswegs unterdrücken muss (*„Du kannst ruhig weinen. Das ist völlig in Ordnung!"*). Solche Hinweise könnten bei Jungen wichtiger sein als bei Mädchen, weil sie möglicherweise eher so erzogen wurden, dass sie sich derartige Gefühlsäußerungen nicht erlauben (*„Ein Indianer kennt keinen Schmerz!"*).

Psychoedukation nach einem Notfall beinhaltet außerdem, persönliche und soziale Ressourcen zu aktivieren sowie geeignete Bewältigungsstrategien zu vermitteln. Schüler sollten danach gefragt werden, wer, d.h. welche Person(en), oder was, d.h. welches Verhalten, ihnen sonst hilft, wenn es ihnen einmal nicht gutgeht. Wenn Kinder oder Jugendliche bereits über günstige Bewältigungsstrategien verfügen, sollten sie dazu ermutigt werden, diese auch nach einem Notfall zu nutzen.

Wer oder was tut sonst gut?

Schülern könnten auch spezielle Techniken vermittelt werden, die den Umgang mit Symptomen von Notfallfolgen erleichtern. Dazu gehören das Vorstellen von hilfreichen inneren Bildern (Imagination), die positive Selbstinstruktion, etwa beim Erlernen eines Gedankenstopps sowie das

Training von Entspannungsübungen (ausführlich s. Krüger 2011, Krüger 2015, Ahrens-Eipper und Nelius 2015). Speziell um jüngere Kinder zu beruhigen, eignen sich die „Kapitän-Nemo-Geschichten" von Petermann (2018).

> Wann welche Verfahren angewendet werden, sollte allerdings von einem entsprechend kompetenten Schulpsychologen oder einem psychosozialen Akuthelfer entschieden werden: In einigen Situationen können Imagination und Entspannung kontraindiziert sein, weil bestimmte Ängste durch sie verstärkt werden könnten!

von Alkohol und Drogen abraten

Grundsätzlich abzuraten ist von der Anwendung dysfunktionaler, d.h. schädlicher Bewältigungsstrategien wie zum Beispiel Alkohol- und Drogenkonsum. Sie helfen nicht bei der Verarbeitung des Erlebten, sondern decken bestehende Probleme allenfalls zu und rufen stattdessen zusätzliche Schwierigkeiten hervor. Vor allem Jugendliche sollten dementsprechend beraten werden.

> Beispiele für Informationsbriefe an Kinder und Jugendliche, in denen die hier dargestellten Hinweise zur Psychoedukation nach einem Notfall noch einmal schriftlich zusammengefasst sind, enthält Kapitel 9.1.

### 6.1.4 Aktivität ermöglichen

Aktivität lenkt ab

In vielen Fällen ist Aktivität hilfreich. Sie kann von dem Erlebten ablenken, Erregung abbauen und dadurch beruhigen (Lackner 2004). Unabhängig von verbalsprachlichen Äußerungen wird die eigene Befindlichkeit zum Ausdruck gebracht (s. Abb. 20 u. 21). Wenn Schüler einer Betätigung nachgehen, die sie schon vor einem Notfall gern ausgeübt haben, wird Kontinuität vermittelt. Es wird deutlich: Durch das Ereignis hat sich nicht alles verändert. Darüber hinaus signalisiert Aktivität, die mit neuen, positiven Erfahrungen

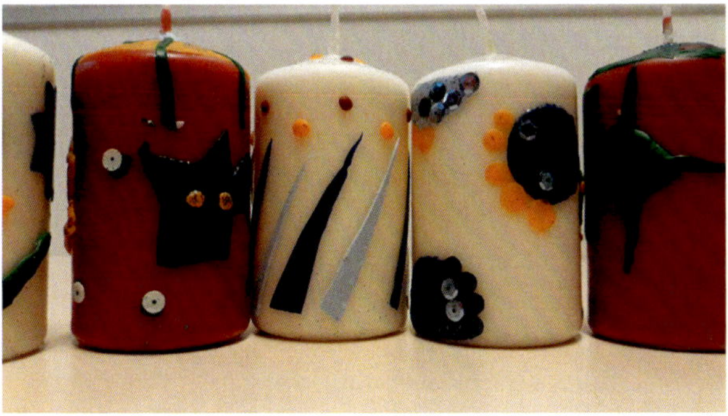

**Abb. 20** ▶ Bewältigungshandeln nach einem Notfall in der Schule: Kinder basteln Gedenkkerzen für einen verstorbenen Mitschüler (Foto: Harald Karutz).

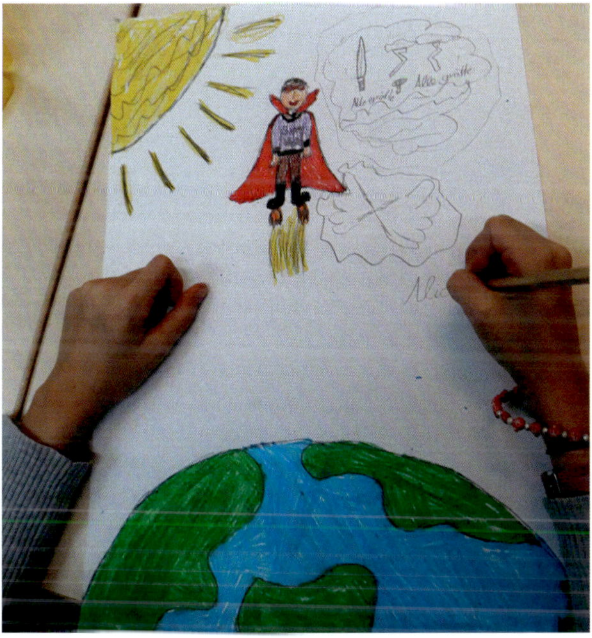

**Abb. 21** ▶ Kinder können Vorstellungen, Wünsche und Hoffnungen häufig zeichnerisch besonders gut zum Ausdruck bringen (Foto: Melanie Hinze).

verbunden ist, dass es auch nach einem Notfall „weitergeht“ (Seidler 2009, S. 207).

Darüber hinaus kann der Eindruck, in einem Notfall hilflos gewesen zu sein, durch aktives Handeln auch nachträglich vermindert werden. Einige Aktivitäten tragen in besonderer Weise zur Bewältigung von Notfällen oder Notfallfolgen bei. Im Einzelnen können folgende hilfreiche Aktivitäten vorgeschlagen werden:

**günstige Aktivitäten**

- Spielen, Malen, Lesen, Musik hören, Singen, Tanzen,
- sich mit Freunden treffen,
- sich mit einem Haustier beschäftigen,
- einer anderen Lieblingsbeschäftigung bzw. einem Hobby nachgehen,
- sich sportlich betätigen, z. B. Joggen, Wettrennen, Fußball spielen, Fahrrad fahren („Angst wegstrampeln“),
- ein Tagebuch schreiben,
- Gedichte und Briefe schreiben, etwa an ein direkt von einem Notfall betroffenes Kind, dessen Eltern oder auch an den Verursacher eines Notfalls,
- etwas Basteln wie z. B. eine „Sorgenschachtel“, in der Briefe, Zeitungsartikel über einen Notfall oder Erinnerungsstücke sorgfältig verschlossen aufbewahrt werden können,
- eine notfallbezogene Veranstaltung (Gedenkfeier, Gottesdienst, Themenabend usw.) mitgestalten, etwa durch das Anfertigen von Dekorationsmaterialien oder die Übernahme einzelner Programmpunkte (z. B. Fürbitten vortragen, eine Kerze anzünden, einzelne Passagen moderieren),
- eine „Genesungszeitung“ oder ein „Abschiedsbüchlein“ gestalten: Jeder Schüler entwirft ein Blatt, das später mit den Seiten der Klassenkameraden zusammen gebunden und einem Notfallop-

fer (bzw. in einem Todesfall den Hinterbliebenen) übergeben wird,
- eine Internetpräsentation (Gedenkseite, Themenseite) mitgestalten, die sich mit dem Notfall oder der Prävention vergleichbarer Ereignisse befasst,
- Spenden für einen guten Zweck sammeln, etwa für die direkten Opfer des Notfalls oder andere Notfallopfer, die schon früher etwas Ähnliches erlebt haben,
- in konkreten Hilfsprojekten mitarbeiten (Entwicklungshilfe, Flüchtlingshilfe, Hilfe für Opfer von Naturkatastrophen, Hilfe für Gewaltopfer, Engagement in Stiftungen).

gemeinschaftliche Aktivitäten fördern

Aktivitäten in der Gemeinschaft mit anderen sind besonders zu empfehlen. Bei jüngeren Kindern kann auch ein Schulausflug in den Zoo angebracht sein, bei älteren Kindern bzw. Jugendlichen bieten sich möglicherweise eher Spiele in Mannschaftssportarten an usw.

Wenn ein Schüler vorübergehend lieber für sich sein möchte und sich nicht an einer Gemeinschaftsaktivität beteiligen möchte, sollte man das akzeptieren und nicht verurteilen. Vielleicht möchte dieses Kind sich eben lieber allein beschäftigen. Sofern ein Kind aber nicht nur hin und wieder allein sein möchte und die Teilnahme an einzelnen Gemeinschaftsaktivitäten ablehnt, sondern sich insgesamt von sozialen Kontakten (auch zu Freunden) zurückzieht, sollte fachlicher Rat in Anspruch genommen werden!

### 6.1.5 Gespräche

Gespräche ermöglichen es, Emotionen abzubauen, die sich durch das Miterleben des Notfalls angestaut haben. Sie helfen dabei, das Erlebte neu zu strukturieren und dadurch anders als vorher zu bewerten. Durch Gespräche mit ande-

Gespräch = Aufmerksamkeit, Zuwendung

ren Menschen können Notfälle zudem in das eigene Weltbild eingeordnet werden. Auch das ist für die Bewältigung des Erlebten von Bedeutung. Schließlich signalisieren Gespräche den betroffenen Schülern, dass sich jemand Zeit für sie nimmt. Durch Gespräche erfahren Schüler also immer auch Zuwendung (Städtler-Mach 1998).

> Nach einem Notfall sollten Lehrer daher unbedingt Gespräche anbieten und ausdrücklich darauf hinweisen, dass diese Gespräche auf Wunsch vertraulich bleiben!

Angebot zählt

Bei einigen Schülern wird es sogar so sein, dass sie allein das Angebot ihrer Lehrer als so hilfreich erleben, dass sie das eigentliche Gespräch gar nicht mehr suchen. Es empfiehlt sich allerdings, eine spezielle *Notfallsprechstunde* einzurichten, bei der ein Lehrer ausreichend Zeit hat und ganz in Ruhe für die Anliegen der Schüler zur Verfügung steht. Eine solche Notfallsprechstunde sollte über längere Zeit regelmäßig, zu festen Terminen und in einem ruhigen, von außen, d.h. vom Schulhof aus nicht einsehbaren Raum stattfinden.

Ein Gespräch in einer kurzen Pause zwischen zwei Unterrichtsstunden oder ein kurzer Wortwechsel im Treppenhaus kann zwar ebenfalls hilfreich sein, das Gesprächsangebot sollte sich aber nicht auf solche eher beiläufige Situationen beschränken.

ggf. externe Gesprächspartner

Wenn das Verhältnis zwischen Lehrern und Schülern an einer Schule vor einem Notfall belastet gewesen sein sollte, sollte zudem die Möglichkeit bestehen, sich in der Schule an eine Ansprechperson zu wenden, die selbst nicht der Schulgemeinde angehört wie zum Beispiel ein Schulpsychologe oder ein psychosozialer Akuthelfer.

> Außenstehende Personen werden von manchen Schülern als neutralere, vielleicht vertrauenswürdigere Instanz angesehen, der gegenüber man sich eher öffnen kann.

Nachsorgegespräche sind in vielen Varianten möglich. Unterschieden werden können

- informelle Einzelgespräche von Schülern untereinander,
- Einzelgespräche von Schülern mit Lehrern, Schulpsychologen oder psychosozialen Akuthelfern sowie
- informelle oder moderierte Nachsorgegespräche in Gruppen, etwa in einer Schulklasse.

Bei Gesprächen zwischen Erwachsenen und notfallbetroffenen Schülern sind folgende Regeln zu beachten (ausführlicher s. Delfos 2015a, 2015b sowie Karutz in Vorb.):

### 6.1.5.1 Setting

Gesprächsatmosphäre: Die Gesprächsatmosphäre soll möglichst angenehm sein und Sicherheit vermitteln. Daher ist auf eine ausreichende Raumbeleuchtung, eine angenehme Temperatur und eine möglichst wohnliche Raumgestaltung zu achten. In dem Raum, in dem das Gespräch stattfindet, sollte genügend Platz für körperliche Bewegung vorhanden sein. Auch sollten einige Spielsachen zur Verfügung stehen. Jüngere Kinder können während des Gesprächs ein Kuscheltier bei sich haben, oder ein Nachsorgegespräch wird im Beisein vertrauter Bezugspersonen geführt.

ausreichend großer, wohnlicher Raum

Kinder im Grundschulalter möchten vielleicht, dass ihre Eltern mitkommen können, und manche Jugendliche würden evtl. gern einen gleichaltrigen Freund oder eine Freundin mitbringen. Ob das sinnvoll und hilfreich ist, kann jedoch nicht pauschal beurteilt werden.

Freiwilligkeit: Zu einem Nachsorgegespräch darf niemand gezwungen werden. Ein solches Gespräch kann immer nur

niemals Zwang

freiwillig stattfinden. Einem Kind sollte ausdrücklich mitgeteilt werden, dass es nichts sagen muss und auch schweigen darf – so, wie es das möchte. Die Intimsphäre der Schüler muss stets gewahrt bleiben. Wenn ein Kind ablehnende Signale (wegschauen, sich taub stellen, Augen und Ohren zuhalten, nur sehr knapp antworten usw.) zeigt, ist das zu respektieren.

jederzeit Ausstieg gewähren

Empfohlen wird die Einführung einer Stoppregel: Wenn ein Kind im Gesprächsverlauf nicht mehr weiterreden möchte, kann es jederzeit „Stopp" sagen und das Thema damit sofort beenden (Krüger 2012). Zudem sollte zugesichert werden, dass ein Kind ohnehin ganz offen und ehrlich mitteilen darf, wenn ihm das Gespräch nicht gefällt!

**Natürlichkeit:** Nachsorgegespräche könnten von einer kognitiven Ebene, etwa der Klärung von Sachfragen, zu emotionalen Aspekten des Erlebten und wieder zurückgeführt werden – oder von dem, was war, über das, was ist, zu einem Ausblick auf die Zukunft.

Der natürliche Gesprächsverlauf ist jedoch grundsätzlich wichtiger als die strikte Einhaltung derart formeller Gesprächsphasen!

**Nähe, Körperkontakt:** Man sollte nah beieinander sitzen, das Kind, mit dem man spricht, aber nicht bedrängen. Der Abstand der Gesprächsteilnehmer zueinander sollte vom Kind bestimmt werden. Während eines Nachsorgegesprächs mit jüngeren Kindern kann leichter Körperkontakt, etwa eine Berührung an der Hand, am Arm oder der Schulter, hilfreich sein, um Nähe und Geborgenheit zu signalisieren. Manche Kinder (aber nicht alle!) mögen es auch, wenn ihnen sanft über den Kopf gestreichelt wird. Vor allem bei Jugendlichen und Mädchen muss Körperkontakt jedoch sehr behutsam dosiert werden.

Tendenz: je jünger, desto näher

Bei ablehnenden Reaktionen (zurückziehen des berührten Körperteils, mit dem Stuhl wegrücken usw.) ist der Kontakt sofort abzuschwächen oder aufzugeben!

**Begleitende Aktivität:** Vor allem bei jüngeren Kindern können Nachsorgegespräche mit einer Aktivität verbunden werden, zum Beispiel einem Spiel, oder man gibt Gelegenheit, etwas zu zeichnen. Bei einer eher beiläufigen Unterhaltung können schwierige Themen manchmal etwas leichter angesprochen werden!

**Dauer:** Das Gespräch sollte insbesondere bei jüngeren Kindern nicht zu lange dauern. Wenn Kinder sich abwenden oder nicht mehr aktiv teilnehmen, ist das nicht unbedingt als Ausdruck von Desinteresse zu verstehen. Es kann auch an der schwindenden Konzentrationsfähigkeit liegen.

Bis zur zehnten Jahrgangsstufe sollte ein Nachsorgegespräch nicht länger als eine Unterrichtsstunde, d.h. üblicherweise 45 Minuten, dauern. Mit Oberstufenschülern kann ggf. auch ein längerer Austausch erfolgen.

etwa 45 min Dauer

#### 6.1.5.2 Gesprächsbeginn

**Vorstellung:** Ein Erwachsener sollte sich zunächst auf die körperliche Ebene des Kindes herunterbeugen und die Augenhöhe des Kindes einnehmen. Sofern das Kind den Erwachsenen nicht kennt, sollte er sich mit seinem Namen und seiner Funktion vorstellen. Anschließend sollte das Kind nach seinem Namen und Alter gefragt werden.

**Gesprächsziel benennen:** Kindern sollte gesagt werden, wozu ein Nachsorgegespräch dient: *„Ich möchte mit Euch über den Unfall sprechen, den es gestern auf unserem Schulhof gegeben hat. Vielleicht habt Ihr noch Fragen dazu? Dann kann ich Euch darauf sicher einige Antworten geben. Oder*

*Ihr möchtet selbst noch etwas zu diesem Unfall sagen? Dann nehmen wir uns jetzt für diese Dinge Zeit."*

**Gesprächssituation benennen:** In Nachsorgegesprächen werden persönliche Gefühle und Gedanken thematisiert. Dafür die geeigneten Worte zu finden, fällt Kindern häufig schwer. Vielleicht könnte helfen, das ganz offen anzusprechen und dabei auch die eigene Befindlichkeit zum Ausdruck zu bringen: *„Das ist irgendwie komisch, so persönliche Sachen zu sagen, oder? Mir geht das ganz genauso!"*

**Vertraulichkeit zusichern:** Wenn ein Kind nicht möchte, dass eine dritte Person von Gesprächsinhalten erfährt, sollte das respektiert und die gewünschte Vertraulichkeit zugesichert werden. Umgekehrt darf aber nicht verlangt werden, dass ein Kind die Gesprächsinhalte ebenfalls vertraulich behandelt. Eine solche Schweigeverpflichtung könnte unter Druck setzen und zumindest für Grundschüler eine weitere Belastung darstellen.

Generell sollten Schüler dazu ermutigt werden, auch mit anderen über das Erlebte zu sprechen.

### 6.1.5.3 Verhalten während des Gesprächs

**Stimmführung, Sprechgeschwindigkeit:** Grundsätzlich sollte man mit einer ruhigen, tieferen Stimme und möglichst langsam sprechen. Allerdings darf dabei nicht übertrieben werden. Insbesondere Jugendliche können auf unangemessenes Pathos rasch gereizt und ablehnend reagieren (17-jähriger Schüler über das Nachsorgegespräch mit einem psychosozialen Akuthelfer: *„Boah, der hat uns so zugeschwallert und zugesäuselt, ich wäre am liebsten rausgegangen."*).

nicht übertrieben pathetisch sprechen

**Fragen:** In der Regel sind offene Fragen günstiger als geschlossene. Also nicht: *„Hattest Du bei dem Unfall Angst?“*, sondern eher: *„Wie hast Du den Unfall erlebt?“*. Allerdings können auch auf offene Fragen relativ knappe Antworten erfolgen. Anstelle konkreter Fragen könnte daher die Aufforderung zu erzählen hilfreicher sein. Außerdem sollten Kinder dazu ermutigt werden, ihrerseits Fragen zu stellen.

offene Frage stellen, Gegenfragen ehrlich beantworten

Wichtig ist, dass alle Fragen ehrlich beantwortet werden. Dazu gehört auch zuzugeben, wenn man etwas nicht weiß bzw. auf bestimmte Fragen keine befriedigende Antwort geben kann.

**Aktives Zuhören:** Während eines Nachsorgegesprächs sollte Schülern aktiv zugehört werden. Äußerungen wie „ja“ und „ah“ verdeutlichen Interesse und Aufmerksamkeit, gleiches gilt für bewusst eingesetzte Gestik (z.B. Kopfnicken) und Mimik (z.B. Blickkontakt, ein konzentrierter Gesichtsausdruck usw.).

**Fachbegriffe:** Kinder können viele Fachbegriffe nicht verstehen, weil sie die Bedeutung dieser Begriffe noch nicht kennengelernt haben. Deshalb sollte man auf die Verwendung von Fachbegriffen grundsätzlich verzichten. Allerdings ist es nicht notwendig, mit Kindern in einer Babysprache zu sprechen. Einfache Formulierungen sind ausreichend.

einfache, konkrete Formulierungen

Bei Jugendlichen kann die Verwendung von Fachbegriffen sogar angebracht sein, weil das signalisiert, dass man die Jugendlichen ernst nimmt. Wenn Fachbegriffe unbekannt sind (z.B. „Posttraumatische Belastungsreaktion“ oder „Intrusion“), müssen sie allerdings erklärt werden.

**Konkret formulieren:** Je jünger Kinder sind, umso klarer und konkreter sollte ihnen gegenüber formuliert werden. Günstig ist die Verdeutlichung von Aussagen anhand von

Beispielen oder Vergleichen. Demgegenüber können Kinder ironische oder mehrdeutige Äußerungen häufig noch nicht verstehen.

**Ermutigen, Gefühle zu äußern:** Einige Kinder trauen sich nicht, über ihre Befindlichkeit zu sprechen, weil sie befürchten, dass die Gesamtsituation dadurch noch weiter verschlimmert werden könnte. Um andere Menschen nicht mit ihrer Traurigkeit, Ängstlichkeit usw. zu belasten, verschweigen sie ihre Gefühle lieber (siehe die Ausführungen zum Belastungsfaktor Sprachlosigkeit in Kap. 3.1.1.1).

Deshalb sollten Kinder deutlich aufgefordert werden, stets ganz offen und ehrlich zu sagen, wie sie sich fühlen *(„Ich habe den Eindruck, Du bist ganz traurig. Stimmt das? Du kannst ganz ehrlich sagen, wie Du Dich fühlst und was Du gerade denkst. Ich bin ja dafür da, dass Du mir das sagen kannst!“).*

**Formulierungshilfen:** Weil es vielen Kindern schwerfällt, eigene Empfindungen mit Worten zu beschreiben, kann es mitunter sinnvoll sein, ein Bild malen zu lassen. Oder es werden behutsam Formulierungshilfen gegeben. Hier ist allerdings zu beachten, dass es bei Formulierungshilfen bleibt und nicht etwa Gefühle unterstellt bzw. eingeredet werden.

keine Gefühle einreden/unterstellen

In Zweifelsfällen sollte immer nachgefragt werden, ob man die Aussagen eines Kindes richtig interpretiert hat *(„So, wie Du das beschreibst, warst Du ganz aufgeregt und auch ein wenig ängstlich. Stimmt das? Oder würdest Du eher sagen, dass Du Dich geärgert hast?“).*

**Thematisieren positiver Aspekte bzw. Lernerfahrungen:** Die Aufmerksamkeit der teilnehmenden Schüler sollte in Nachsorgegesprächen auch auf hilfreiche und positive Erfahrungen, die sie in einem Notfall sammeln konnten, gelenkt werden. Als Ausblick auf die Zukunft könnte behutsam nach Lernerfahrungen gefragt werden bzw. nach Dingen, die aus Sicht der Schüler von nun an verändert werden sollten.

Gab es Positives im Notfallgeschehen?

Moralisierungen mit dem erhobenen Zeigefinger sind hierbei unbedingt zu vermeiden.

**Keine Floskeln:** Formulierungen wie *„Das wird schon wieder.“*, *„Die Zeit heilt alle Wunden.“* usw. sind unangebracht. Sie vermitteln ein ganz und gar oberflächliches Verständnis der Situation und bagatellisieren das Erlebte nur.

Floskeln bagatellisieren

### 6.1.5.4 Abschluss

**Loben:** Für ihre Offenheit in einem Nachsorgegespräch sollten Schüler ausdrücklich gelobt werden (*„Ich finde ganz toll, wie offen Du mir das alles erzählt hast!“*).

**Klären offener Fragen und des Weiteren Vorgehens:** Zum Abschluss eines Nachsorgegesprächs sollten Fragen geklärt werden, die bis dahin nicht beantwortet wurden. Auch könnte danach gefragt werden, ob der Schüler noch etwas mitteilen möchte und ob zum Beispiel Interesse an einem weiteren Gespräch besteht (*„Sollen wir uns übermorgen noch einmal treffen?“*).

**Ritual:** Als abschließendes Ritual könnte gemeinsam gebetet oder ein beruhigendes Lied gesungen werden. Denkbar ist auch, dass Kinder für ihre Offenheit im Nachsorgegespräch mit einem kleinen (symbolischen) Geschenk belohnt werden, etwa einem Teddybären, einem Schlüsselanhänger oder etwas Ähnlichem.

**Bewegung:** Nach einem längeren Nachsorgegespräch sollte Kindern die Gelegenheit zu körperlicher Aktivität gegeben werden, zum Beispiel durch einen Wettlauf über den Schulhof oder ein Ballspiel.

### 6.1.5.5 Ergänzende Hinweise für Gruppengespräche

Es versteht sich von selbst, dass bei Notfällen in Schulen viele Gespräche im Klassensetting stattfinden werden. Daher werden nachfolgend noch einige Hinweise gegeben, die bei Gesprächen mit mehreren Kindern zusätzlich zu beachten sind (ausführlicher siehe Munk-Oppenhäuser 2012).

Team aus Lehrer und Psychologen/Akuthelfer

**Zwei Moderatoren:** Gespräche mit Gruppen von Schülern sollten grundsätzlich immer von zwei dafür speziell geschulten Personen moderiert werden, im günstigsten Fall von einer Lehrkraft gemeinsam mit einem psychosozialen Akuthelfer bzw. Schulpsychologen. Sollte ein Schüler die Gruppe bzw. den Klassenraum während des Gesprächs verlassen wollen, kann einer der beiden Moderatoren ihn dann begleiten.

nicht mehr als eine Klasse

**Gruppengröße:** Die Gruppe, mit der ein Nachsorgegespräch geführt wird, sollte – von reinen Informationsveranstaltungen einmal abgesehen – nicht größer sein als eine Schulklasse. Sind besonders viele Schüler anwesend, wird sicherlich keine vertrauensvolle, persönliche Gesprächsatmosphäre möglich sein.

**Beispiel**

In einer Schule wurde nach dem Suizid eines Schülers die gesamte Schulgemeinde in der Aula versammelt. Vor rund 250 Kindern und Jugendlichen hielt der Rektor der Schule eine kurze Ansprache. Das Angebot, sich noch in der Aula dazu zu äußern oder Fragen zu stellen, wurde von niemandem genutzt. Welches Kind könnte sich in dieser Situation auch dazu trauen?! Dennoch wurde geschlussfolgert: *„Die Schüler wollten ja selbst nicht weiter drüber reden."* Weitere Gesprächsangebote gab es daher bedauerlicherweise nicht.

vorab Regeln vereinbaren

**Gesprächsregeln:** Vor dem Beginn eines Gruppengesprächs könnten zunächst einige Gesprächsregeln festgelegt werden. Vielen Schülern ist ein vergleichbares Prozedere häufig schon aus anderen Unterrichtssituationen bekannt. Die Gesprächsregeln könnten lauten:

- Wenn jemand spricht, hören die anderen aufmerksam zu.
- Wer etwas sagen möchte, meldet sich.
- Man lässt andere ausreden und unterbricht sie nicht.
- Man darf ganz ehrlich sagen, was man denkt.
- Jeder sagt nur das, was er möchte.
- Wer nichts sagen möchte, braucht auch nichts zu sagen.
- Wenn jemand traurig ist und weint, dann trösten wir ihn.
- Niemand wird ausgelacht.

Auch könnte man zumindest jüngeren Kindern einen „Erzählstein" in die Hand geben. Wenn sie etwas erzählen, können sie sich an diesem Stein festhalten. Zugleich ließe sich dann die Regel aufstellen: Es redet immer nur der, der den Stein in seinen Händen hält.

Solche und ähnliche Gesprächsregeln sollten auf einem Plakat festgehalten und an einer Wand gut sichtbar aufgehängt werden.

Gesprächseinstieg „Gestalt“ geben

**Einstieg:** Zum behutsamen Einstieg in ein Nachsorgegespräch könnte man Karten mit verschiedenen Motiven oder mehrere Gegenstände (z. B. eine Kordel, Blumen, Stoffe, Stifte, Sand, Erde, Steine, Blätter, ein Taschentuch, eine Vase, Werkzeuge, Heftpflaster usw.) auf den Boden oder auf einen Tisch legen. Die Schüler könnten dann eine Karte oder einen Gegenstand auswählen und ihre Wahl begründen (s. Abb. 22 u. 23). Ein solcher Gesprächseinstieg ist allerdings nicht zwingend notwendig; er kann gegebenenfalls auch direkter gestaltet werden. Vor allem männliche Jugendliche könnten auf einen sehr sensiblen Einstieg von vornherein ablehnend oder genervt reagieren. Dann wäre der für den weiteren, vertrauensvollen Gesprächsverlauf enorm wichtige erste Eindruck, den die Jugendlichen bekommen, gleich etwas ungünstig, d. h. die weitere (wichtige!) Beziehungsgestaltung wäre von diesem Augenblick an bereits erschwert. Dies muss natürlich vermieden werden.

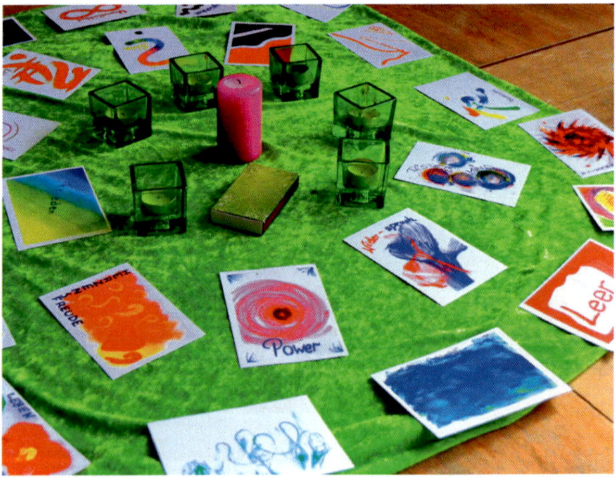


**Abb. 22** ▶ Beispiel für die Gestaltung der Mitte eines Stuhlkreises bei einem Nachsorgegespräch mit einer Schulklasse (Foto: Melanie Hinze)

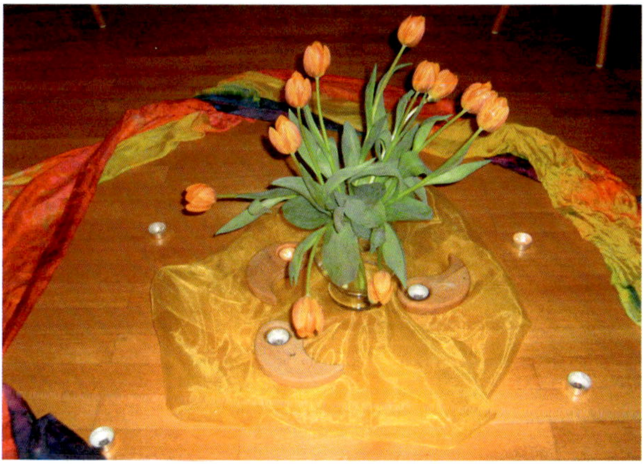

**Abb. 23** ▶ Der Kreativität sind keine Grenzen gesetzt. Entscheidend ist, dass die verwendeten Materialien zur Schülergruppe sowie zum Notfallgeschehen passen und den Gesprächseinstieg oder auch den Gesprächsverlauf unterstützen (Foto: Petra Hohn).

Alle Kinder einbeziehen: Auch Kinder, die im Gruppengespräch besonders schweigsam sind, sollten behutsam einbezogen werden, etwa indem an geeigneter Stelle um Handzeichen gebeten wird: „*Wem geht es ähnlich?*", „*Wer hat das auch gesehen?*", „*Wer hat das gleiche Gefühl?*" usw. Wenn ein Schüler jedoch ausdrücklich nichts sagen möchte, ist dies selbstverständlich zu akzeptieren. Niemand darf zum Sprechen gezwungen werden.

Paralleles Elterngespräch: Parallel zu einem Gruppengespräch sollte immer auch eine Informationsveranstaltung für Eltern bzw. andere Bezugspersonen durchgeführt werden (s. Kap. 6.2). So wird sichergestellt, dass diese ebenfalls über das Notfallereignis, eventuell auftretende Reaktionen ihrer Kinder und hilfreiche Verhaltensweisen informiert sind. Umgekehrt können Eltern bei einem solchen Treffen die Lehrkräfte bzw. psychosozialen Akuthelfer auf Symp-

Eltern über Ereignis u. Reaktionen aufklären

tome hinweisen, die sie bei ihren Kindern in der Freizeit festgestellt haben.

Nachfolgend werden verschiedene Varianten von Nachsorgegesprächen mit Schülergruppen dargestellt.

### 6.1.5.6 Kurze Nachbesprechung

Zunächst kann für Schulklassen, die von einem Notfall betroffen sind, eine relativ kurze Nachbesprechung angeboten werden. Sie sollte innerhalb von 24 Stunden nach dem Ereignis, beispielsweise einen Tag nach dem Unfall in der Schule durchgeführt werden und nicht länger als eine Unterrichtsstunde dauern. Bei dieser Nachbesprechung sollten die Vermittlung von Informationen und die Beantwortung von Fragen im Vordergrund stehen. Zudem kann auf weitere Nachsorgeangebote hingewiesen werden. Im Einzelnen sollten folgende Aspekte angesprochen werden:

innerhalb 24 Std., max. 45 min

Information im Vordergrund

- Was ist eigentlich passiert? (Klären der Fakten)
- Was wurde getan? (Erläuterung der durchgeführten Hilfeleistung)
- Was geschieht jetzt? (Erläuterung der momentanen Situation)
- Was kann jetzt hilfreich sein? (Hinweise für den Umgang mit Belastungen)

In einer solchen Nachbesprechung kann eine Schulklasse zudem aufgefordert werden, in der kommenden Zeit besonders aufeinander zu achten, über das Erlebte zu sprechen, sich zuzuhören und sich gegenseitig zu unterstützen.

### 6.1.5.7 Längere Nachbesprechung

In einem größeren zeitlichen Abstand zu einem Notfall kann auch eine längere Nachbesprechung angeboten werden, die manchmal auch „Debriefing" genannt wird. Ein solches „Debriefing" sollte innerhalb der ersten Woche nach dem Notfall stattfinden und kann, zumindest bei Jugendlichen, auch maximal zwei Unterrichtsstunden dauern. Die Schüler sitzen dabei in einem Stuhlkreis, und es geht nicht nur um die Vermittlung von Informationen (wie bei der kurzen Nachbesprechung), sondern um viele weitere Aspekte. Mit den teilnehmenden Kindern oder Jugendlichen könnte über folgende Fragen gesprochen werden (in Anlehnung an Stein 1996, Jimerson und Furlong 2006):

**innerhalb 1 Woche, max. 90 min**

**breites Themenspektrum**

- Was wisst Ihr von dem Notfall?
- Wie habt Ihr von dem Notfall erfahren?
- Wo wart Ihr, als es geschah?
- Wie habt Ihr den Notfall erlebt?
- Was habt Ihr gesehen, was habt Ihr gehört?
- Was habt Ihr getan?
- Was haben andere getan?
- Was war Euer erster Gedanke?
- Woran denkt Ihr jetzt?
- Was könnte Euch jetzt guttun?
- Was hilft Euch sonst, wenn Ihr traurig seid?
- Mit wem möchtet Ihr jetzt gern zusammen sein?
- Was könntet Ihr im Augenblick für andere tun?
- Was möchtet Ihr noch gern wissen?
- An wen könnt Ihr Euch wenden, wenn Ihr Fragen habt?

Die Beantwortung der letzten Fragestellung könnte methodisch so umgesetzt werden, dass jeder Schüler ein Blatt mit einer aufgemalten Hand erhält. In die Finger kann jedes Kind dann fünf Personen eintragen, denen es vertraut und die ihm zur Seite stehen können (Gutzeit, Hemmert und Meißner o.J.).

5 Finger = 5 Vertraute

### 6.1.5.8 Critical Incident Stress Debriefing (CISD)

CISD = ursprünglich Methode zur Nachsorge für Einsatzkräfte

Diese Variante eines Nachsorgegesprächs für Gruppen ist ein *Element des Critical Incident Stress Management (CISM)*, in Deutschland auch bekannt als *Stressbearbeitung nach belastenden Ereignissen (SbE)*. Dieses Konzept wurde in den 80-er-Jahren des zwanzigsten Jahrhunderts ursprünglich für die Einsatznachsorge bei Rettungskräften entwickelt (ausführlich s. Mitchell, Everly und Müller-Lange 2019). Inzwischen wurde die Methode jedoch weiterentwickelt. Demnach kann sie – allerdings nur in erheblich modifizierter Form – nicht nur bei Einsatzkräften, sondern auch bei direkt und indirekt Notfallbetroffenen wie zum Beispiel Schülern angewendet werden (Dyregrov 1991, Landolt 2012 sowie Karutz 2002a).

nach 1 Tag, 45 - 90 min

Ein Critical Incident Stress Debriefing soll frühestens am Tag nach dem Notfall stattfinden. Es kann, ebenso wie die oben beschriebene längere Nachbesprechung, eine oder maximal zwei Unterrichtsstunden dauern. Es setzt allerdings eine eigene Ausbildung in der entsprechenden Gesprächsmoderation voraus.

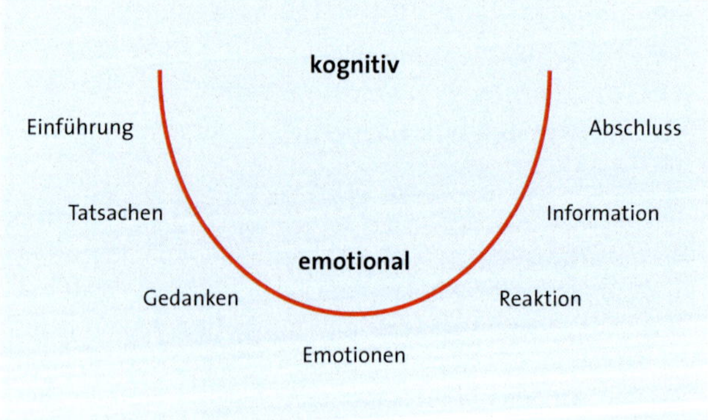


**Abb. 24** ▶ Ablauf eines Critical Incident Stress Debriefing (CISD)

Das CISD verläuft stark strukturiert und formalisiert. Es beinhaltet sieben Phasen – von einer kognitiven (Sach-) Ebene zu emotionaleren Aspekten und wieder zurück: Nach einer kurzen Einführung, in der zunächst noch einmal die Fakten eines Geschehens geklärt werden, sollen die teilnehmenden Schüler das Notfallgeschehen aus ihrer Sicht schildern. Danach wird über ihre Gedanken, ihre Reaktion sowie die Auswirkungen des Erlebten gesprochen. Abschließend erhalten die Schüler Informationen über den Umgang mit Belastungen, und offene Fragen werden beantwortet (s. Abb. 24).

### 6.1.5.9 Gespräche in differenzierten „Neigungsgruppen"

Gruppengespräche zu eingegrenzten Themen

Um den unterschiedlichen Bedürfnissen und Interessen der von einem Notfall betroffenen Schüler gerecht zu werden, können einige Zeit nach dem jeweiligen Ereignis Neigungsgruppen eingerichtet werden. In diesen Gruppen werden unterschiedliche Themenschwerpunkte gesetzt, sodass jeder einzelne Schüler frei wählen kann, an welchem Gruppengespräch er sich beteiligen bzw. mit welcher Problematik er sich intensiver beschäftigen möchte. Nach der Ermordung einer Lehrerin in Meißen wurden Neigungsgruppen eingerichtet (nach Pieper 2007b)

- zum Umgang mit Ängsten,
- zum Umgang mit Schlafstörungen,
- zum Erlernen von Entspannungsmethoden,
- zum Umgang mit dem Prozess gegen den Täter und der Notwendigkeit, dort als Zeuge befragt zu werden,
- zur Vorbereitung des Jahrestags der Tat,
- zu möglichen Hilfen für die Eltern der ermordeten Lehrerin.

Effekte von Nachsorgegesprächen unklar

Nachsorgegespräche in Gruppen sind allerdings generell nicht unumstritten. Für ihre Durchführung spricht, dass das Verständnis von Schülern untereinander gefördert werden kann. Im günstigsten Fall bewirken solche Gespräche eine positive Gruppendynamik. Es entsteht womöglich ein engerer Zusammenhalt.

In einigen Studien wurde jedoch nachgewiesen, dass solche Gruppeninterventionen nicht immer hilfreich sind, sondern mitunter überhaupt nichts bewirken und manchmal sogar schaden (Karutz 2008a). Die Forschung zu den Effekten von „Debriefings" speziell bei Kindern steht allerdings erst ganz am Anfang (Pfefferbaum et al. 2015). Ursachen für negative Auswirkungen von Debriefings könnten in folgenden Punkten liegen:

- Durch das Erzählen können Schüler sich „emotional anstecken" bzw. gegenseitig hochschaukeln (Warger 2015).
- Einige Schüler können das Erlebte bis zur Durchführung eines Debriefings einigermaßen verarbeitet haben. Durch die Berichte anderer Teilnehmer werden sie dann zurückgeworfen.
- Durch die Erzählungen werden die Geschehnisse (in sensu) wieder erlebt. Es kommt zu einer Reaktivierung des Erlebten.
- Eine gewisse Distanzierung zum Erlebten ist förderlich und notwendig. Durch ein Debriefing könnte diese Distanzierung verhindert werden.
- Wenn eine stärkere Belastungsreaktion vorliegt, kann beim Debriefing eventuell zu schnell in die Tiefe gegangen werden.
- In der Gruppe können einzelne Schüler gehemmt sein, über ihre persönlichen Gedanken und Empfindungen zu sprechen, obwohl sie das in einem Einzelgespräch gerne tun würden.

- In der Gruppe kann der Druck entstehen, etwas zu erzählen und über erlebte Belastungen und die Folgen zu sprechen, sodass man dann selbst an negative Folgen glaubt.

Ein weiterer problematischer Aspekt von Debriefings besteht darin, dass die Gefährdung einzelner Kinder, eine Störung zu entwickeln, in Gruppengesprächen schlechter abgeschätzt werden kann als in einem Einzelgespräch. Außerdem setzen Debriefings ein vertrauensvolles und weitgehend harmonisches Gruppenklima voraus. Das ist jedoch nicht in allen Schulklassen vorhanden. Auch aus diesem Grund könnte die Durchführung eines Debriefings problematisch sein

gutes Gruppenklima Voraussetzung

Als Fazit ist festzuhalten, dass Nachsorgegespräche in Schülergruppen durchaus angeboten werden können. Ihre Durchführung ist jedoch nicht unproblematisch und erfordert spezifische Fachkenntnisse.

Emotionen bzw. besonders emotional aufgeladene Aspekte eines Notfallgeschehens sollten in Schülergruppen nur sehr zurückhaltend thematisiert werden, weil starke Reaktionen darauf kaum zu steuern sind und dies zumindest bei einzelnen Schülern auch eine negative Wirkung haben kann. Es empfiehlt sich daher, Gruppengespräche vorrangig auf sachliche Aspekte wie die Vermittlung von Informationen, das Beantworten von Fragen, das Klären der weiteren Vorgehensweise usw. zu fokussieren.

Zudem sollten Nachsorgegespräche in Gruppen niemals das einzige Nachsorgeangebot sein. Parallel sollte es, etwa in Form der oben bereits beschriebenen Notfallsprechstunde, immer auch die Möglichkeit zu vertraulichen Einzelgesprächen geben.

ergänzendes Angebot von Einzelgesprächen

### 6.1.6 Rückzugsraum einrichten

Zu den Nachsorgeangeboten in einer Schule gehört, Schülern einen geschützten Raum einzurichten, in den sie sich bei Bedarf zurückziehen können. Dabei kann es sich um einen abgetrennten Bereich innerhalb eines Klassenzimmers handeln oder tatsächlich um einen eigenen Raum, der als „Safe Haven" (Höhn 2019) extra aufgesucht werden kann, wenn es gewünscht wird (s. Abb. 25).

„Raum der Stille" vs. „Ort des Austausches"

Für die Gestaltung eines solchen Raumes sind unterschiedliche Konzepte denkbar – es kann sich beispielsweise eher um einen „Raum der Stille" handeln, der Gelegenheit bietet, inne zu halten, zu gedenken oder zu beten. Man kann einen solchen Raum aber auch von vornherein als Raum des Austauschs und der (Bewältigungs-)Aktivität anlegen, d.h. als Ort, an dem man miteinander über das Erlebte ins Gespräch kommen kann, etwas gebastelt oder gezeichnet wird usw. (Bahn et al. 2014).

Auf jeden Fall sollte der Raum sorgfältig und mit Bedacht eingerichtet werden, mit bequemen Sitzmöbeln eine

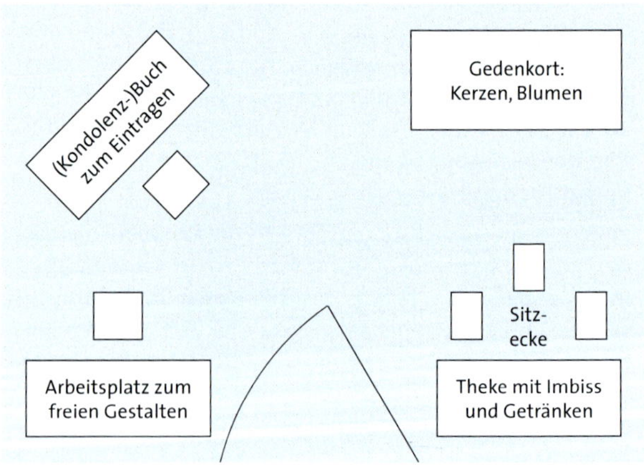


**Abb. 25** ▶ Einrichtung eines Rückzugsraumes (beispielhaft dargestellt)

gewisse Aufenthaltsqualität haben und einladend wirken (s. ABB. 26 U. 27). Er sollte auf dem Schulgelände leicht erreichbar und zugänglich (nicht verschlossen), von außen jedoch auch nicht einsehbar sein. Zudem ist die Raumgröße relevant: In einem sehr großen Raum kann der Eindruck

frei zugänglicher Raum

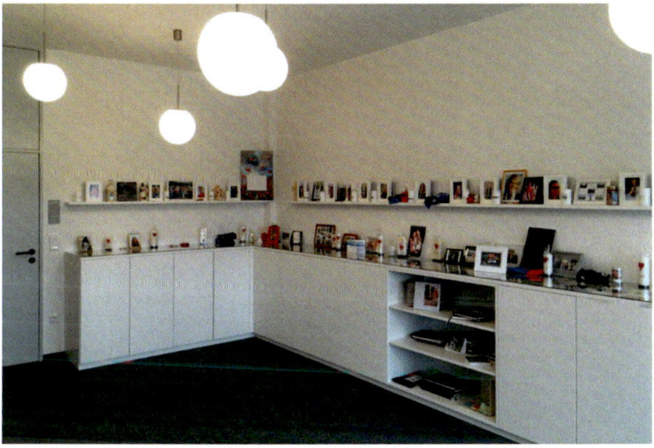

**ABB. 26** ▶ Großzügiger und sehr detailreich eingerichteter Gedenkraum am Joseph-König-Gymnasium in Haltern (Foto: Harald Karutz)

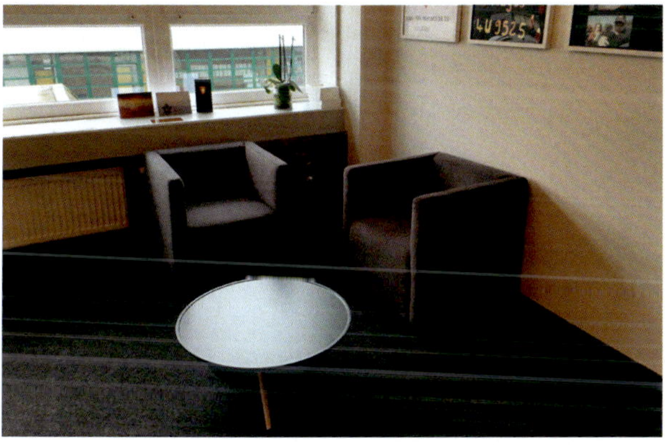

**ABB. 27** ▶ Sitzecke im Gedenkraum am Joseph König-Gymnasium (Foto: Harald Karutz)

entstehen, sich „zu verlieren“, während eine kleine Kammer auch be- und erdrückend wirken kann. Großmann und Glatzer (2011, S. 73) schlagen vor, dass ein solcher Raum *„würdig klein“* sein solle – tatsächlich scheint diese Formulierung angemessen.

Die Mitte in einem solchen Rückzugsraum kann symbolisch gestaltet werden. Man kann auch eine „Klagewand“ einrichten, an der Schüler ihre Gedanken mit selbst gestalteten Karten aufhängen oder anschreiben können. Gleiches gilt selbstverständlich für die Auslage eines Kondolenzbuches in einem Trauerfall (s. Kap. 7.3.1). Sofern es die Möglichkeit geben soll, Kerzen anzuzünden, ist auf die Einhaltung von Brandschutzvorschriften zu achten.

Ausgelegt werden können außerdem einige Informationsmaterialien mit psychoedukativen Hinweisen und Kontaktanschriften unterschiedlicher Helfer (s. Kap. 9.1 u. 9.3), gegebenenfalls aber auch eine Schatulle, die dazu einlädt, für die direkt von einem Unglück Betroffenen zu spenden. „Natürliche Einschnitte“ im Schuljahresverlauf, wie zum Beispiel das Schuljahresende oder der Ferienbeginn, sollten dazu genutzt werden, gemeinsam mit allen Betroffenen darüber nachzudenken und zu entscheiden, wie mit dem Rückzugsraum weiter verfahren werden soll.

„Rückbau“ des Raumes

Wenn der allgemeine Wunsch besteht, diesen Ort weiter aufsuchen zu können, spricht prinzipiell nichts dagegen, dass dies auch ermöglicht wird. In vielen Fällen wird nach einiger Zeit aber auch ein (zuvor abgesprochener!) „Rückbau“ des Raumes legitim und angebracht sein (Großmann und Glatzer 2011).

### 6.1.7 Rituale entwickeln

Rituale geben Halt

Rituale sind symbolische Handlungen, die Schülern nach einem Notfall Halt und Sicherheit vermitteln können. Zudem sind sie Ausdruck von starken Emotionen, sowohl von Betroffenheit als auch von Hoffnung. Wenn sie gemeinsam durchgeführt werden, stärken sie das Zusammengehörigkeitsgefühl, etwa einer Schulklasse oder einer Jahrgangsstufe. Außerdem können sie signalisieren, dass ein Notfall vorbei ist – und schließlich geben sie Anlass, dem oder der Notfallopfer zu gedenken.

Rituale gemeinsam entwickeln

Auch bei der Gestaltung von Ritualen sollten die Anregungen von Schülern unbedingt aufgegriffen werden (Gyger-Stauber 2005). Jedes Ritual muss der individuellen Situation und den Bedürfnissen der Betroffenen angepasst und gemeinsam mit ihnen entwickelt werden, sonst wird es unter Umständen als nicht stimmig empfunden. Das gilt insbesondere für die Art und Weise, in der Monats- und Jahrestage eines Notfalls begangen werden. Als Rituale denkbar sind im Einzelnen (erweitert nach Eckardt 2005, Petermann 2011):

- Anzünden von Kerzen,
- Niederlegen von Blumen oder Kränzen,
- Bemalen und Niederlegen von Steinen,
- gemeinsames Singen,
- Bilden eines Kreises oder einer Menschenkette,
- Veranstaltung einer Fackelwanderung (mit symbolischem Ziel oder Weg),
- Abhalten einer Schweigeminute,
- Abhalten einer stillen Unterrichtsstunde,
- Gestaltung einer Gedenkfeier (15 – 20 Minuten für Grundschüler, 30 – 40 Minuten für ältere Kinder bzw. Jugendliche sollten in der Programmplanung nicht überschritten werden),
- Aussäen von Samen,
- symbolisches Pflanzen eines Bäumchens, ggf. können Schüler daran selbst beschriftete Wunsch- oder Gedankenkarten aufhängen,
- Aufsteigenlassen von Luftballons, eventuell ebenfalls mit angehängten Karten (s. o.),

- Wegschwimmenlassen eines mit Kerzen oder Karten (s. o.) beladenen Papierschiffchens an einem Fluss oder See,
- Aufhängen einer Wandzeitung aus einer Tapetenrolle auf der jeder, der das möchte, aufschreiben kann, was ihn beschäftigt und was er anderen im Hinblick auf den Notfall mitteilen möchte,
- Aufbau einer „Klagemauer“ aus geschlitzten Schuhkartons; auf Zettel notierte Gedanken und Wünsche können dort hineingesteckt werden,
- Einführen eines Gedenktages sowie
- Einrichten einer Gedenkstätte.

Schule nicht zur Gedenkstätte machen

Schulen, an denen sich ein Notfall ereignet hat, sollen jedoch nicht dauerhaft überschattet werden und sozusagen auf ewig mit diesem Ereignis verbunden bleiben. *„Würde die Schule einem jeden Toten [dauerhaft] eine Gedenkstätte errichten, würde sie bald einem Friedhof gleichen“* (Gutzeit, Hemmert und Meißner o. J.). Aus diesem Grund sollten Gedenkstätten in der Regel nur vorüberge-

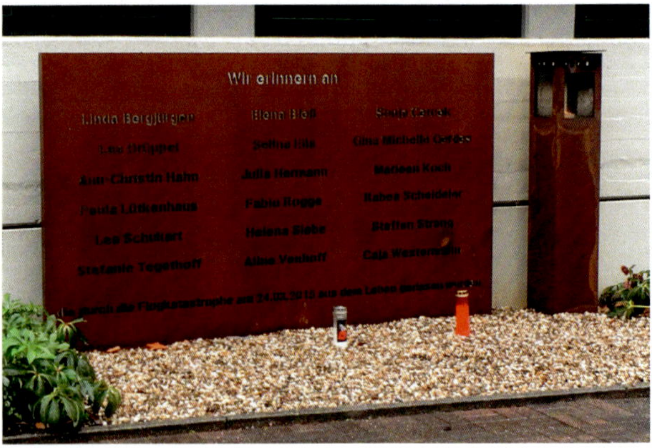


**Abb. 28** ▶ Recht prominente Gedenktafel vor dem Haupteingang des Joseph-König-Gymnasiums in Haltern (Foto: Harald Karutz)

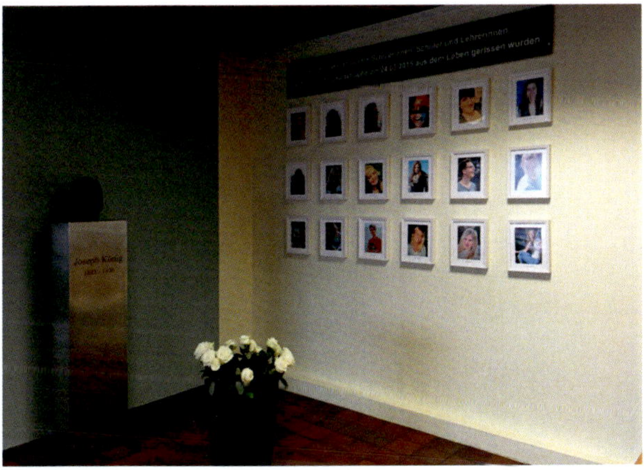

**Abb. 29** ▶ Gedenkwand mit Portraitfotos der bei einem Flugzeugabsturz getöteten Mitglieder der Schulgemeinde im Joseph-König-Gymnasium Haltern: Die Platzierung im Eingangsbereich der Schule ist umstritten und wird mitunter kritisiert, weil man an den Bildern vorbeigehen muss – ob man dies möchte oder nicht (Foto: Harald Karutz).

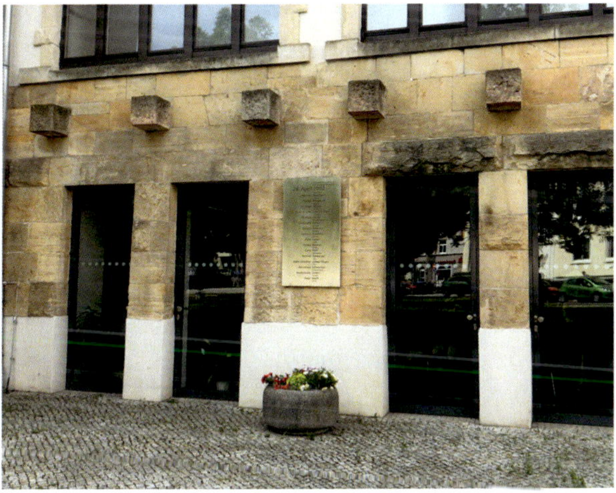

**Abb. 30** ▶ Eher dezent gestaltete Gedenktafel an einer Außenwand des Johann-Gutenberg-Gymnasiums in Erfurt (Foto: Harald Karutz)

hend, eher dezent und nicht im Eingangsbereich der Schule, sondern nach Möglichkeit in einem eigenen Raum oder an einer etwas abseits liegenden Stelle auf dem Schulgelände eingerichtet werden.

Insbesondere ist zu bedenken, dass es Schüler, die von dem Notfall betroffen waren, täglich neu belasten kann, wenn sie beim Betreten der Schule durch die Gedenkstätte immer wieder an das Erlebte erinnert werden (s. Abb. 28 u. 29). Gedenkstätten in einem eigenen Raum sind in dieser Hinsicht günstiger: Schüler *können* sie aufsuchen, wenn sie es möchten – aber sie *müssen* es nicht.

**Beispiel**

Selbst nach dem verheerenden Amoklauf am Gutenberg-Gymnasium in Erfurt 2002 wurde – nach langen Diskussionen mit allen Beteiligten, intensiv durchdacht und gut begründet – lediglich eine recht diskrete Gedenkstätte eingerichtet: An einer Außenwand des Schulgebäudes befindet sich eine Metalltafel, in der die Namen der Getöteten eingraviert sind. Darüber ist zu lesen, dass diese Tafel „verbunden mit der Hoffnung auf eine Zukunft ohne Gewalt" montiert worden ist (s. Abb. 30).

### 6.1.8 Religiöse Bedürfnisse beachten

Notfälle konfrontieren nicht allein mit „psychischen und physischen Belastungsfaktoren", wie es im psychologischen Sprachgebrauch heißt, sondern werfen häufig auch Sinnfragen auf und rücken spirituelle bzw. religiöse Bezüge von Lehrkräften und Schülern in den Vordergrund. Angesichts einer Erfahrung von Unglück, Leid und Tod stellen sich Fragen nach dem Wesen der eigenen Existenz, nach der Begrenztheit des eigenen Daseins sowie nicht zuletzt nach Gott und auch nach dessen Abwesenheit. Mitunter werden Kinder und Jugendliche zum Beispiel irritiert, verzwei-

Fragen nach Gott, Sinn etc. kommen auf

felt und wütend anklagen, wie Gott zulassen konnte, dass etwas derart Schreckliches geschehen ist („Theodizee-Problem"; Schlemmer 2005, Langer 2008).

Bestimmte religiöse Überzeugungen können in Notfällen aber auch hilfreich sein, wie zum Beispiel die Hoffnung, Verstorbene einmal wiederzusehen, Vorstellungen von einem Leben nach dem Tod sowie der Glaube an Gott bzw. ein Gottvertrauen an sich (Ev.-Lutherische Kirche in Bayern und Katholisches Schulkommissariat Bayern 2018).

Für all diese Aspekte der Notfallnachsorge sind Schul- und Notfallseelsorger hervorragend geeignete Ansprechpartner. Sie stehen für tiefergehende Gespräche zur Verfügung, können Segen und Gebete sprechen, eine Andacht bzw. einen Gottesdienst gestalten und mit Hinweisen auf biblische Gleichnisse, Psalmen und den Jahrtausende alten Erfahrungsschatz der Religion in besonderer Weise zur Bewältigung des Erlebten beitragen.

Hilfe von Schul- oder Notfallseelsorgern

Keinesfalls sollte die Bedeutung spirituell aufgeladener, auf „Transzendenz" verweisender Ritualhandlungen nach einem Notfall unterschätzt werden. Oftmals zeigt sich eindrucksvoll, dass der Glaube an Gott gerade in und nach einem schweren Unglück doch eine starke Trost und Kraft spendende Wirkung entfaltet – auch wenn es im Vorfeld vielleicht nicht erwartet worden wäre. Zugleich bedeutet das ausdrücklich *nicht*, dass Notfälle womöglich als Gelegenheit zu missionarischen Aktivitäten betrachtet werden sollten. Dies wäre absolut unangebracht und übergriffig.

Trost und Kraft durch Glaube

Problematisch könnte es auch sein, wenn ein bestimmtes religiös begründetes Angebot kritisch betrachtet oder grundsätzlich nicht akzeptiert wird. Eltern muslimischer Kinder könnten dem Einsatz von Notfallseelsorgern zum Beispiel skeptisch oder sogar ablehnend gegenüberstehen. Allerdings gibt es vielerorts inzwischen auch muslimische Notfallbegleiter, die im System der Notfallseelsorge mitarbeiten, sodass sich etwaige Akzeptanzprobleme deutlich verringern lassen.

Vorbehalte beachten

Ein anderer problematischer Aspekt besteht zweifellos darin, dass manche Jugendliche generell nichts mit „Glauben“ und „der Kirche“ zu tun haben möchten (17-jähriger Schüler: *„Auf 'nen Pfaffen hab ich nun mal keinen Bock!“*). Ein Notfall könnte die ablehnende Haltung von einigen Schülern gegenüber Kirche, Glaube und Religion sogar noch verstärkt haben (*„Wo war dieser seltsame Gott, als mein Freund überfahren worden ist?“*).

Zusammenfassend kann festgestellt werden: Einerseits bietet sich gerade in Notfallsituationen eine seelsorgerliche Begleitung an. Andererseits ist nicht ausgeschlossen, dass schon das Erscheinen eines Schul- oder Notfallseelsorgers bei einigen Schülern zusätzliche Aggressionen hervorrufen wird (Krüger 2012).

### 6.1.9 Auf Schuldgefühle reagieren

Schuldgefühle nie bagatellisieren

Beim Umgang mit Schuldgefühlen ist zunächst zu unterscheiden, ob sie sachlich begründet sind oder nicht. In beiden Fällen dürfen Schuldgefühle nicht bagatellisiert werden (Paul 2016). Bei den weiteren Reaktionen im schulischen Kontext gilt es jedoch zu differenzieren: Zu beachten ist, aus welchem Grund Schuldgefühle entstanden sind (s. Kap. 3.1.4).

tatsächliche Ursachen erklären

Bei Schuldgefühlen, die aus Eigenarten des kindlichen Denkens, fehlendem Wissen oder Verständnis bzw. aus kindlichen Fantasien resultieren, sollten die tatsächlichen Ursachen und Verantwortlichkeiten für einen Notfall kindgerecht erklärt werden. Das kann dazu beitragen, unbegründete Schuldannahmen abzulösen. Auch sollte in diesen Fällen ausdrücklich darauf hingewiesen werden, dass es keinen Grund dafür gibt, sich schuldig zu fühlen. Ein solches „Ent-schuldigen“ von Kindern kann eine uniformierte Person, also ein Polizeibeamter oder ein Feuerwehrmann, vielleicht am besten. Vor allem jüngere Kinder sind für diese

Amtsautorität noch recht empfänglich („*Na, wenn der Polizist das gesagt hat.*“).

Wird Schuld angenommen, um einen besonders intensiv erlebten Kontrollverlust, Ohnmachtsgefühle und Hilflosigkeit zu kompensieren, sollte nach Möglichkeiten für aktives Bewältigungshandeln gesucht werden. Wenn Kinder sich helfend betätigen können, vermittelt ihnen das den Eindruck, die Kontrolle zurückzugewinnen. Zugleich könnten Schüler über die Entstehungsmechanismen ihrer Schuldgefühle aufgeklärt werden, sodass sie selbst erkennen, woraus ihre Schuldgefühle resultieren.

Sofern ein Schüler tatsächlich für einen Notfall (mit-)verantwortlich ist und sich aus diesem Grund schuldig fühlt, steht die ausdrückliche Wertschätzung des Kindes im Vordergrund.

auch bei Schuld wertschätzender Umgang

Trotz seiner Schuld darf ein Kind niemals ausgegrenzt werden, zumal es fraglich ist, inwiefern zumindest jüngere Kinder in juristischer, aber auch entwicklungspsychologisch-philosophischer Hinsicht überhaupt schuldfähig sein können. Auch ein Kind, das durch sein Verhalten einen Notfall verursacht hat, sollte daher möglichst angenommen und in der Klassengemeinschaft integriert bleiben.

Ein Handlungsansatz wäre es, einem betroffenen Schüler mitzuteilen, dass er *diese* Folgen seines Verhaltens sicherlich nicht absehen konnte und in dieser Form auch nicht beabsichtigt hat (etwa im Hinblick auf einen Jugendlichen, der in einem Streit einen Klassenkameraden schubst, worauf dieser die Treppe herunterstürzt und ein schweres Schädel-Hirn-Trauma erleidet). Damit ist aber ausdrücklich nicht gemeint, dass man durchaus vorhandene Schuld bzw. Verantwortung eines Kindes verleugnet oder schönredet.

Schuld auch nicht schönreden

Bagatellisierungen sind im Umgang mit Schuldgefühlen unangebracht und helfen nicht.

Ein weiterer Handlungsansatz besteht darin, das in Schuld enthaltene Lernpotenzial zu thematisieren. Vielleicht kann das sogar zu der Einsicht führen, dass der angerichtete Schaden letztlich etwas Gutes bewirkt. Ein Kind, das durch sein Verhalten einen Notfall verursacht hat, könnte zum Beispiel einen Brief an andere Kinder schreiben, in dem es davor warnt, den gleichen Fehler zu begehen. Die Problematik von Schuld und Verantwortung für einen Notfall sollte generell auch im Klassenverband bzw. in Gruppen von Schülern thematisiert werden – allein schon, um sich verselbstständigenden Bestrafungsmechanismen innerhalb der Klassengemeinschaft entgegenzuwirken („*Weil Jan der Maria so wehgetan hat, reden wir nicht mehr mit ihm. Wir lassen ihn auch nicht mehr mitspielen. Eigentlich will keiner mehr etwas mit ihm zu tun haben!*“).

Thema Verantwortung in Klasse thematisieren

Hilfreich kann es auch sein, wenn ein Kind den- oder diejenigen, die durch sein Verhalten geschädigt wurden, ernsthaft um Entschuldigung bittet oder eine andere (eher symbolische) Wiedergutmachung leistet. Im Gespräch mit einem Seelsorger ist nicht zuletzt die Abnahme der Beichte denkbar (Waterstraat 2009).

aufrichtige Entschuldigung

### 6.1.10 Mit Medienvertretern umgehen

Grundsätzlich gilt, dass die Öffentlichkeit ein Recht darauf hat, von Notfallsituationen an einer Schule zu erfahren. Wenn Medienvertreter nicht angemessen informiert werden, fördert das zudem die Entstehung von Gerüchten. Dann kann der Eindruck entstehen, es würde etwas verheimlicht oder vertuscht, und es entsteht öffentliches Misstrauen. Aus diesen Gründen sollte mit Medienvertretern kooperiert werden. Allerdings ist darauf zu achteten, dass Persönlichkeitsrechte von Betroffenen nicht verletzt werden.

Kooperation unter Wahrung von Persönlichkeitsrechten

Auskünfte an Medienvertreter sollten immer nur autorisierte Personen erteilen, etwa die Schulleitung, die Mitglieder des Notfallteams oder ein Pressesprecher des Schul-

**Tab. 26:** Hinweise zur Vorbereitung auf Pressegespräche

- ggf. die Identität bzw. Seriosität des anfragenden Journalisten überprüfen (in der Redaktion zurückrufen)
- überlegen, ob man sich der Aufgabe aktuell gewachsen fühlt
- überlegen, was man sagen möchte und was nicht
- vor dem Gespräch einige Stichworte als Gedankenstütze notieren (z.B.: Wie viele Verletzte gibt es nach dem derzeitigen Stand? Wie alt sind die betroffenen Schüler?)
- immer nur gesicherte Informationen bzw. die Wahrheit weitergeben
- die jeweiligen Aussagen vorher ggf. mit dem Schulträger, dem Kultusministerium, der Einsatzleitung der Polizei, der Feuerwehr oder des Rettungsdienstes absprechen (Das darf jedoch nicht zu lange dauern!)
- keine voreiligen Schuldzuweisungen, Mutmaßungen bzw. Spekulationen oder Verdächtigungen äußern
- keine Weitergabe persönlicher Daten, Fotos, Anschriften usw.
- nicht bagatellisieren, nicht beschönigen, aber auch nicht dramatisieren – stets sachlich bleiben!
- Wenn das Gespräch gefilmt, evtl. sogar live ausgestrahlt werden soll: Es ist völlig legitim, die einzelnen Fragen vorher abzusprechen.
- sich niemals zu bestimmten Aussagen drängen lassen: Es gibt keine Verpflichtung, auf alle Fragen zu antworten.
- stets in der gewohnten Stimmlage sprechen und das Vokabular der Alltagssprache verwenden, d.h. nicht versuchen, sich besonders gewählt auszudrücken: Das wirkt rasch steif, gestelzt und unecht.
- Ungünstig ist die Aussage: „Kein Kommentar." Besser: „Bitte haben Sie Verständnis dafür, dass ich dazu im Augenblick nichts sagen kann." oder „Dazu liegen mir im Augenblick noch keine Informationen vor."
- in kurzen Sätzen antworten, nicht ausschweifen und plaudern, sondern bei den Fakten bleiben
- Man darf auch eigene Betroffenheit zeigen und braucht sich dafür nicht zu schämen!
- immer freundlich bleiben!

trägers. Letzterer könnte im Umgang mit schwierigen Gesprächssituationen möglicherweise etwas geübter sein. Hinweise zur Vorbereitung auf Pressegespräche und einige Formulierungshilfen enthält TABELLE 26 (ausführlicher s. Huber 2005, Kahr und Robertz 2012).

niemand muss sich Medien gegenüber äußern

Die übrigen Mitglieder der Schulgemeinde sollten ausdrücklich darauf hingewiesen werden, dass niemand mit Medienvertretern sprechen *muss*. Man sollte sich nicht bedrängen lassen. Speziell den Kindern und Jugendlichen sollte geraten werden, sich gegebenenfalls mit deutlichen Worten gegen Befragungen oder Aufnahmen zu wehren („*Bitte lassen Sie mich in Ruhe, ich möchte nicht mit Ihnen sprechen!*“). Wenn Betroffene sich später in einer Mediendarstellung wiederfinden, kann das zusätzlich belasten, erst recht natürlich, wenn Aussagen verzerrt, verkürzt oder aus dem Zusammenhang gerissen wurden. Wenn sich jemand Medien gegenüber allerdings bewusst äußern möchte, ist das zu respektieren.

Aufnahmen ggf. verhindern

Die Medienvertreter sollten darum gebeten werden, die psychische Situation der Betroffenen zu berücksichtigen. Aufnahmen von weinenden oder schreienden Kindern und Jugendlichen sollte man zu deren Schutz verhindern.

Minderjährige dürfen in der Schule ohne Zustimmung der Erziehungsberechtigten nicht fotografiert werden. Auch dürfen sich Medienvertreter nicht ohne Erlaubnis innerhalb des Schulgebäudes aufhalten!

Hausrecht nutzen

Gegebenenfalls kann die Schulleitung von ihrem Hausrecht Gebrauch machen und die Personen des Gebäudes verweisen. Bei Beerdigungen von Mitgliedern der Schulgemeinde kann das Hausrecht auf Friedhöfen von Polizeibeamten in Anspruch genommen werden (Waterstraat 2009). In einigen Fällen wird es sich möglicherweise nicht vermeiden lassen, die Polizei um Schutz vor besonders aufdringlichen Medienvertretern zu bitten – auch wenn diese Maßnahme ihrerseits von den Mitgliedern der Schulgemeinde als eine Belastung erlebt werden kann.

An dieser Stelle soll aber nicht unerwahnt bleiben, dass pauschale Kritik am Verhalten von Medienvertretern unangebracht ist. Wenn über Medienvertreter sehr heftig generalisiert geschimpft wird, könnte das auch mit Übertragungsmechanismen zusammenhängen. Verärgerung über das Erlebte oder aus Hilflosigkeit in einem Notfall entstandene Aggressionen werden womöglich auf Medienvertreter abgelenkt.

eigenen Frust und Ärger nicht an Journalisten abreagieren

Viele Journalisten respektieren die Situation Betroffener durchaus, und sie wissen sich ihnen gegenüber sehr wohl angemessen zu verhalten.

**Mit Vertretern seriöser Medien können in der Regel auch sehr verlässliche Absprachen getroffen werden!**

Eine solche Vereinbarung könnte beispielsweise darauf abzielen, dass von Interviews mit betroffenen Schülern abgesehen wird, dafür aber ausführliche Informationen in regelmäßigen Pressekonferenzen mitgeteilt werden.

auf Pressekonferenz verweisen und deren Rahmen festlegen

Werden Pressekonferenzen veranstaltet, sollte nach Möglichkeit eine schriftliche Erklärung vorbereitet und zu Beginn an die Medienvertreter ausgeteilt werden. Wenn mehrere potenzielle Ansprechpartner an der Pressekonferenz teilnehmen, ist im Vorfeld festzulegen, wer welche Fragen beantworten wird (Fragen zur medizinischen Versorgung von Verletzten beantwortet zum Beispiel ein Leitender Notarzt, Fragen zur Einsatztaktik beantworten Einsatzleiter der Feuerwehr oder der Polizei, Fragen zum schulinternen Notfallmanagement beantwortet die Schulleitung usw.). Nachdem die mitwirkenden Personen sich den Medienvertretern vorgestellt haben, sollten zunächst die vorliegenden Fakten mitgeteilt werden. Anschließend sollten von den Medienvertretern einzelne Nachfragen gestellt werden können.

### 6.1.11 Soziale Medien beachten

Viele Kinder und Jugendliche nutzen soziale Medien; sie sind beispielsweise in Netzwerken wie „Facebook“ aktiv oder nutzen Onlinedienste wie „Instagram“. Auch bei der Bewältigung von Notfällen spielen diese Medien mittlerweile eine große Rolle (Richwin und Karutz 2017).

**Zahlen, Daten, Fakten**

Intentionen: Austausch, Kontakt, Anteilnahme

In einer inhaltsanalytischen Auswertung von 552 Facebook-Beiträgen nach einem Terroranschlag hat sich gezeigt, dass 49 % der Postings v.a. mit dem Ziel verfasst wurden, sich mit anderen Usern über das Geschehen auszutauschen. In 35 % der Postings stand der Ausdruck eigener Emotionen im Vordergrund, in 13 % der Beiträge wurde Kontakt gesucht sowie Anteilnahme und Verbundenheit zum Ausdruck gebracht. Einige User regten beispielsweise an, für die direkt vom Terroranschlag Betroffenen Spenden zu sammeln oder Hilfsaktionen zu initiieren. Rund 3 % dienten schließlich dazu, Informationen zu gewinnen bzw. zu verbreiten. Hier wurden z.B. konkrete Fragen gestellt oder beantwortet (Reuter 2017).

Diese Mediennutzung kann einerseits also durchaus hilfreich sein. Andererseits enthält sie aber auch mehrere problematische Aspekte (s.a. Kap. 5.9):

unkontrollierte Informationsstreuung

- Ebenso wie über Mobiltelefone können sich über die sozialen Medien Nachrichten enorm schnell verbreiten, indem sie „geteilt“ oder „geliked“ werden. Teilweise erfahren selbst Angehörige auf diesem Weg von Verletzungen oder dem Tod eines Familienmitgliedes, noch bevor sie von der Polizei offiziell benachrichtigt werden konnten.
- Die in diesen Medien bereitgestellten Informationen – v.a. Bilder – werden nicht von vornherein gefiltert, sondern ggf. erst nachträglich gesperrt

oder gelöscht. Auf diese Weise kann man auch Dinge erfahren bzw. zu sehen bekommen, die für eine erhebliche Zusatzbelastung sorgen.

Zusatzbelastung und Gerüchte möglich

- Emotionen können in kürzester Zeit aufgeschaukelt werden, und Konflikte können massiv eskalieren. Auch Schuldzuweisungen und Gerüchte verbreiten sich rasch.
- In einigen Fällen posten „Trolle" sogar bewusst Falschmeldungen, um z. B. für Irritationen zu sorgen oder Streitigkeiten – warum auch immer – anzufeuern.

versteckte Interaktionen

Zudem bleibt all dies oftmals unbeachtet bzw. es läuft weitgehend im Verborgenen ab, weil es eben nur von den Personen wahrgenommen wird, die selbst als User im jeweiligen Netzwerk bzw. Onlinedienst aktiv sind.

Wer in und durch die sozialen Medien von einem Notfall erfahren hat und wer in welcher Weise darauf reagiert, ist für Lehrkräfte, Schulpsychologen und psychosoziale Fachkräfte somit nicht unmittelbar zu erkennen.

Screening durch internetaffine Kollegen

Vor diesem Hintergrund empfiehlt es sich, soziale Medien im Rahmen der Notfallnachsorge gezielt zu nutzen. Für den Austausch betroffener Schüler untereinander könnte innerhalb eines sozialen Netzwerkes zum Beispiel eine eigene, möglichst moderierte Gruppe eingerichtet werden. Beiträge, die jemand darin veröffentlicht, sollten aufmerksam gelesen werden, um etwaige Handlungsbedarfe frühzeitig wahrzunehmen. Dies setzt natürlich voraus, dass mindestens eine Fachkraft – sozusagen als „Medienbeobachter" – ohnehin in diesen Medien unterwegs und mit den dort üblichen Regeln und Gepflogenheiten vertraut ist. Ein besonders internet- bzw. medienaffines Mitglied des schulischen Notfallteams oder ein psychosozialer Akuthelfer könnte diese Aufgabe übernehmen.

Nicht zuletzt können auch über die sozialen Medien psychoedukative Hinweise für Betroffene verbreitet werden (s. Kap. 6.1.3).

### 6.1.12 Notfallspuren beseitigen

Der Anblick von Notfallspuren ist vielen Schülern unangenehm, weil sie dadurch an den jeweiligen Notfall erinnert werden. Das gilt auch für Schüler, die den eigentlichen Notfall überhaupt nicht miterlebt haben und nur im Nachhinein Spuren des Ereignisses zu sehen bekommen (s. Kap. 3.1.1).

Spuren zeitnah beseitigen

Bremsspuren, die bei einem Verkehrsunfall vor der Schule verursacht wurden, Bluttropfen auf dem Boden und herumliegende Verpackungsmaterialien vom Einsatz des Rettungsdienstes sowie andere Notfallspuren sollten daher – natürlich nur nach Absprache mit der Polizei – zeitnah beseitigt werden (Karutz 2004a).

### 6.1.13 Dank

Helfern und Einsatzkräften danken

In einigen Fällen kann es hilfreich sein, wenn Betroffene eines Notfalls sich explizit bei den Personen bedanken, die ihnen in der Notfallsituation geholfen haben, so zum Beispiel bei Feuerwehrleuten, Rettungsdienstmitarbeitern und Polizeibeamten (Gutzeit, Hemmert und Meißner o.J.). Ihnen könnte ein Brief geschrieben oder für die geleistete Arbeit ein symbolisches Geschenk überreicht werden. Auf diese Weise könnte sich gegebenenfalls noch einmal verdeutlichen lassen, *dass* Hilfe geleistet wurde, d.h. dass die Betroffenen nicht ausschließlich Belastungen ausgesetzt waren, sondern durchaus auch etwas Positives erfahren haben.

Den Einsatzkräften, die das Erlebte ihrerseits bewältigen müssen, könnte es ebenfalls helfen, wenn sie Dankbarkeit erfahren. Sich bei Helfern zu bedanken, darf den betroffenen Schülern jedoch nicht aufgedrängt werden. Man kann dazu allenfalls behutsam anregen. Sicherlich ist es auch nur dann angebracht, wenn Betroffene die erfolgte Hilfeleistung insgesamt positiv bewerten.

Dankbarkeit für eine Hilfeleistung zu zeigen, die aus Sicht der Betroffenen z. B. völlig chaotisch abgelaufen ist und als zusätzliche Belastung erlebt wurde, wäre geradezu zynisch.

## 6.1.14 Rückkehr zum Schulalltag organisieren

Wann nach einem Notfall in der Schule wieder Alltag einkehren kann, ist im Vorfeld nicht absehbar. Man kann keinen bestimmten Zeitpunkt festlegen, ab dem der Schulbetrieb wieder regulär zu verlaufen hat und keine weiteren Nachsorgemaßnahmen mehr notwendig sind. Solange Schüler Symptome von Belastungsreaktionen zeigen, werden Lernprozesse immer nur eingeschränkt möglich sein. An dieser Stelle kann auch auf die Maslow'sche Bedürfnishierarchie hingewiesen werden: Die Bewältigung anspruchsvoller Lernaufgaben setzt stets voraus, dass Hunger und Durst gestillt sind sowie das persönliche Sicherheitsbedürfnis befriedigt ist.

Belastungen schränken Lernen ein

Ein sorgfältig strukturierter Tagesablauf mit festen Zeiten und Terminen sowie das Angebot von Unterricht können Schülern dennoch Halt geben. Es signalisiert außerdem, dass das Leben – trotz allem – weitergehen darf und muss (Krüger 2012). Gleichzeitig sollten dennoch für längere Zeit Nachsorgemaßnahmen angeboten werden, die den Unterricht begleiten und bei Bedarf in Anspruch genommen werden können.

feste Strukturen geben Halt

Klassenarbeiten bzw. Tests und Prüfungen sowie die Teilnahme an Sportwettkämpfen usw. sollten möglichst nicht unmittelbar nach einem Notfall erfolgen, sondern verschoben werden (Kluwe-Schleberger 2005).

Abschlussfeiern, die für einen Termin kurz nach einem Notfall vorgesehen waren, sollten allerdings nicht abgesagt werden. Nach Gutzeit, Hemmert und Meißner (o.J.) sollte man einerseits *„Trauer und Schmerz anerkennen"*, andererseits aber auch *„das Recht von Überlebenden auf Gefühle des Glücks und andere Gefühle jenseits der Krise"*.

ggf. Schulbetrieb insgesamt unterbrechen

Bei besonders dramatischen und folgenreichen Notfällen wie einem Amoklauf kann es angebracht sein, den Schulbetrieb insgesamt vorübergehend einzustellen. Während der unterrichtsfreien Zeit sollten die Mitglieder der Schulgemeinde an einem neutralen Ort zusammenkommen können, um sich auszutauschen und von den für die Organisation der Nachsorgeangebote verantwortlichen Personen aktuelle Informationen zu erhalten.

konstruktive Auseinandersetzung ist möglich

Mitunter wird empfohlen, Schulgebäude nach Notfallsituationen dauerhaft zu schließen, oder es wird gefordert, das Schulgebäude umzuwidmen. Die weitere Nutzung des Gebäudes als Schule sei den Kindern und Lehrkräften nicht zumutbar. Diese Forderung ist allerdings problematisch und in letzter Konsequenz auch nicht angebracht. Indirekt wird mit einer solchen Forderung der Anschein erweckt, eine konstruktive Auseinandersetzung mit dem Erlebten sowie die Überwindung potenziell traumatischer Notfallerfahrungen seien von vornherein ausgeschlossen. Seidler (2009, S. 206) äußert sich in einem Interview entsprechend: *„Es gab hier und da die Forderung nach dem Abriss von Schulen. Ich finde diese Äußerung, wenn sie von einem Psychotraumatologen kommt, unprofessionell, darüber hinaus egal von wem sie kommt, realitätsblind. Unprofessionell ist sie, weil sie unzulässigerweise an den vorhandenen Möglichkeiten einer angemessenen Therapie zweifelt, realitätsblind ist sie, weil wir dann viele Orte dieser Welt ‚plattmachen' müssten: Man hätte Hamburg, Dresden und die vielen anderen Städte nach dem Zweiten Weltkrieg nicht wieder aufbauen dürfen, man müsste jede Fabrikhalle, in der es einen schweren Arbeitsunfall gab mit vielen Toten, abreißen, usw."*

Zweckmäßiger scheint daher, dass alle Mitglieder der Schulgemeinde gemeinsam überlegen, was in der Schule nach einem Notfall verändert werden soll. Das können bauliche Veränderungen bzw. umfangreiche Renovierungsarbeiten sein, aber auch organisatorische Maßnahmen wie die Einrichtung eines Schulsanitätsdienstes. Vielleicht gibt es nach Notfallerfahrungen auch das gemeinsame Bestreben, zukünftig wertschätzender und freundlicher miteinander umzugehen, insgesamt mehr aufeinander zu achten usw. (s. Kap. 3.1.4.3).

Konsequenzen in Schulgemeinde debattieren

**Die Rückkehr der Schulgemeinde in ein vorübergehend geschlossenes Schulgebäude sollte mit einem Ritual begonnen werden, etwa mit einer persönlichen Begrüßung der Anwesenden, einer auf die Zukunft gerichteten Ansprache der Schulleitung und einer kurzen Andacht.**

Folgende Anzeichen weisen darauf hin, dass Nachsorgemaßnahmen eingestellt oder zumindest in ihrer Intensität und ihrem Umfang deutlich verringert werden können:

- Symptome von Belastungsreaktionen klingen ab,
- Nachsorgeangebote, die freiwillig in Anspruch genommen werden können, werden kaum noch besucht (und das liegt nicht an mangelhafter Organisation bzw. Information, einer methodisch mangelhaften oder inhaltlich problematischen Durchführung und auch nicht an der Person des Durchführenden),
- Gedenkstätten werden kaum noch aufgesucht, gegebenenfalls eingerichtete Internetseiten werden nur noch selten aufgerufen,
- Schüler sprechen untereinander nur noch selten über das Ereignis,
- Schüler wünschen es.

### 6.1.15 Reaktivierende Ereignisse beachten

Berichterstattung zu ähnlichen Vorfällen beachten

Besondere Aufmerksamkeit ist angebracht, wenn sich längere Zeit nach einem Notfall an anderen Orten etwas Ähnliches ereignet: Die Berichterstattung in den Medien kann Hinweisreize auf den selbst erlebten Notfall enthalten.

Bei Notfällen mit „Verknüpfungspotenzial" sollte immer darauf geachtet werden, dass zumindest einige der in diesem Buch dargestellten Nachsorgemaßnahmen ein weiteres Mal notwendig sein könnten.

**Beispiel**

27 Jugendliche, die einen tödlichen Unfall vor ihrer Schule miterlebt hatten, waren auch von einem ähnlichen Ereignis an einer anderen Schule sehr betroffen, das sich sechs Monate später ereignete (13-jähriger Schüler: *„Da war plötzlich alles wieder da, das war echt total schlimm für mich!"*). Die gesamte Schülergruppe äußerte sich insbesondere darüber bestürzt, dass ihre Lehrer diesen Unfall *„mit keinem Wort angesprochen"* hätten. Die Jugendlichen hätten sich jedoch ausdrücklich gewünscht, mit ihren Lehrern noch einmal über das selbst Erlebte und auch über die aktuell aufgetretene Notfallsituation sprechen zu können (Karutz 2004a).

**Beispiel**

Ein Jahr nach dem Amoklauf in Winnenden 2009 gab es eine ernstzunehmende Amokandrohung in einer Nachbargemeinde. Daraufhin kam es jedoch auch bei vielen Schülern der Albertville-Realschule erneut zu heftigen Reaktionen und teilweise „dramatischen Szenen", weil die Schüler massiv an die eigenen Erfahrungen erinnert worden sind (Unfallkasse Baden-Württemberg 2012).

auf emotional aufgeladene Feiertage vorbereiten

Auch an den Jahrestagen eines Notfallgeschehens sowie an Feiertagen wie Weihnachten und Neujahr besteht häufig nochmals ein besonderer Unterstützungsbedarf, weil Erinnerungen wachgerufen werden, viel Zeit zum Nachdenken ist und diese Tage ohnehin emotional stark aufgeladen sind. Mit Gedenkveranstaltungen, psychoedukativen Hinweisen im Vorfeld und einem zumindest telefonisch erreichbaren Hilfeangebot, das dann natürlich rechtzeitig bekannt gemacht werden muss, kann darauf angemessen reagiert werden.

### 6.1.16 Bei Bedarf weitere Hilfe vermitteln

Da sich nach Notfällen verschiedene negative psychische Folgen entwickeln können (s. KAP. 3.1.4), sollten Lehrer ihre Schüler aufmerksam beobachten und darauf achten, ob Veränderungen erkennbar sind.

Keinesfalls sollten Symptome bagatellisiert werden („*Das geht schon wieder vorbei!*“).

In einigen Fällen kann es notwendig sein, weitere fachliche Hilfe zu vermitteln. Das ist insbesondere dann der Fall, wenn

Notwendigkeit von weiterer Hilfe

- ein Kind grundsätzlich besorgniserregende oder nicht nachvollziehbare Verhaltensweisen oder Reaktionen zeigt,
- ein Kind anhaltend posttraumatisch spielt,
- ein Kind besonders ängstlich wirkt,
- ein Kind sich zunehmend zurückzieht,
- ein Kind häufig ohne Anlass wütend und aggressiv wird,
- ein Kind ein in anderer Weise unangepasstes Sozialverhalten zeigt,
- ein Kind suizidal erscheint (s. KAP. 7.4),

- ein Kind Situationen, Orte und Personen anhaltend meidet, die in irgendeinem Zusammenhang mit dem Notfallereignis stehen,
- ein Kind Gewohnheiten wie schlafen, essen und spielen stark ändert (Wie ein Kind schläft, kann in der Schule natürlich nicht beobachtet werden. Häufige Müdigkeit fällt dort aber als Erstes auf!)
- ein Kind stark regressiv reagiert,
- bei einem Kind ein deutlicher Abfall der schulischen Leistungen eintritt,
- bei einem Kind Wahrnehmungsstörungen bzw. dissoziative Symptome auftreten (s. KAP. 3.1.4.1) und
- wenn Symptome psychischer Notfallfolgen länger als vier Wochen bestehen bleiben.

nicht überpathologisieren, aber bei Unsicherheit Rat einholen

Zudem sollten Lehrkräfte in allen Zweifelsfällen, d.h. wenn sie über das weitere Vorgehen selbst unsicher sind, fachlichen Rat einholen. Allerdings sollte man Schüler, die einen Notfall miterlebt haben, auch nicht vorschnell pathologisieren und *jede* Auffälligkeit von vornherein auf einen vorangegangenen Notfall beziehen.

Manchmal ist die Konzentrationsschwäche eines Schülers auch nur von seiner Tagesform abhängig und sollte daher nicht gleich überbewertet werden!

mögliche Anlaufstellen

Ansprechpartner für fachlichen Rat und weitere Hilfe sind neben den psychosozialen Akuthelfern und Schulpsychologen insbesondere Erziehungs- und Familienberatungsstellen, kinder- und jugendpsychiatrische Kliniken sowie Kinder- und Jugendlichenpsychotherapeuten mit notfallpsychologischer bzw. psychotraumatologischer Erfahrung. In vielen Städten gibt es für Kinder und Jugendliche außerdem spezielle Traumaambulanzen.

## 6.2 Nachsorge für Eltern

Ein Belastungsfaktor der Eltern besteht darin, dass auch sie häufig nicht wissen, wie sie sich nach einem Notfall in der Schule ihren Kindern gegenüber verhalten sollen. Deshalb sollten ihnen einige Informationen gegeben werden, die sich auf den Umgang mit ihren Kindern beziehen.

Einzelgespräch oder Informationsveranstaltung

Wenn eine größere Gruppe von Kindern von einem Notfall betroffen ist, könnten solche Informationen nicht nur in Einzelgesprächen, sondern auch im Rahmen einer gemeinsamen Informationsveranstaltung, etwa bei einem Elternabend, vermittelt werden: Ein möglicher Ablauf eines solchen Elternabends ist in TABELLE 27 dargestellt.

Tipps im Internet

Gegebenenfalls ist es angebracht, Hinweise auch in einem Brief zusammenzufassen und diesen den Eltern auszuhändigen (s. KAP. 9.1.3). Ergänzend kann u.a. auch auf eine App hingewiesen werden, die im Internet unter WWW.KIDTRAUMA.COM kostenlos verfügbar ist und Eltern nach Notfallerfahrungen ihrer Kinder ebenfalls hilfreiche Hinweise bietet.

Generell sollten Eltern bzw. andere Bezugspersonen den betroffenen Kindern in den ersten Wochen nach einem Notfall viel Nähe und Zuneigung zeigen. Sie sollten geduldig und verständnisvoll sein, auf ausreichend Schlaf sowie eine gesunde Ernährung ihres Kindes achten, zu hilfreichen Aktivitäten ermutigen usw. (s. KAP. 6.1.3 U. 6.1.4). Für die Bewältigung des Erlebten benötigen Kinder einige Zeit; kindliche Eigenarten des Verarbeitungsprozesses sollten dabei akzeptiert werden (Eckardt 2005, Nader und Pynoos 1993).

Elterncoaching wirkt protektiv für Kinder

Aktuelle Studienergebnisse weisen darauf hin, dass das „Elterncoaching", also die Beratung und Begleitung der Eltern notfallbetroffener Kinder, für eine möglichst günstige Verarbeitung des Erlebten von herausragender Bedeutung ist (Karutz, Fegert und Blank-Gorki in Vorb.). Traumasensible Eltern, die Verständnis für ihre Kinder haben und sie gut bei der Bewältigung unterstützen können, sind eine „protektive Moderatorvariable". Umgekehrt sind Eltern, die die besondere Situation ihrer Kinder nach einem Notfall ignorieren, Belastungen verharmlosen oder spezielle Bedürfnisse einfach nicht wahrnehmen können, ein starker Risikofaktor, der die Entwicklung negativer Notfallfolgen wahrscheinlicher macht (Krüger 2014, s. Kap. 3.1.3.3).

**Tab. 27:** Ablauf eines Elternabends nach einem Notfall in der Schule (beispielhaft dargestellt, modifiziert nach Großmann und Glatzer 2011)

| **Inhalt** | **Zuständigkeit** |
|---|---|
| Begrüßung und Eröffnung des Elternabends | Klassenlehrer, ggf. Schulleitung |
| Kurzer Bericht über den Stand der Dinge:<br>• Was ist passiert, was wurde bisher getan?<br>• Wie ist die aktuelle Situation? | Klassenlehrer, ggf. Schulleitung |
| Ggf. kurzer Bericht von beteiligten Helferinstanzen<br>• Wie ist ein Einsatz in der Schule abgelaufen?<br>• Welche Maßnahmen wurden durchgeführt? | z. B. ein Vertreter der Polizei, des Rettungsdienstes, der Notfallseelsorge, der Schulseelsorge oder der Schulpsychologie |
| Informationen über mögliche Reaktionen von Betroffenen und über hilfreiches Elternverhalten<br>• Wie werden Notfälle von Kindern erlebt?<br>• Was sind typische Reaktionen?<br>• Wie kann Kindern bei der Bewältigung geholfen werden?<br>• Wann ist weitere fachliche Unterstützung angebracht? | Notfallseelsorge, Schulpsychologie oder Schulseelsorge |
| Hinweise auf weiterführende Hilfsangebote<br>• An wen kann man sich wenden?<br>• Welches Hilfsangebot ist in welcher Weise erreichbar? | Notfallseelsorge, Schulpsychologie oder Schulseelsorge |
| Ausblick:<br>• Was ist bereits geplant?<br>• Wie soll es weitergehen? | Klassenlehrer, ggf. Schulleitung |
| Klären offener Fragen | alle Beteiligten |
| Aufgreifen von Anregungen | alle Beteiligten |
| Dank und Verabschiedung | Klassenlehrer, ggf. Schulleitung |

**Beispiel**

Ein Grundschüler, der Augenzeuge eines tödlichen Verkehrsunfalls geworden ist, hat unter Intrusionen zu leiden, möchte nur noch ungern in die Schule gehen und weint sehr viel (s. Kap. 3.1.4). Im Rahmen eines Elternabends, bei dem der Umgang mit eben solchen Reaktionen zum Thema gemacht wird, empört sich ein Vater jedoch: Mit den Worten *„Das Leben ist nun mal kein Ponyhof. Da müssen unsere Jungs jetzt durch!"* lehnt er eine professionelle Unterstützung seines Sohnes als *„verweichlichenden Psychokram"* ab.

## 6.3 Nachsorge für Lehrkräfte

Notfallnachsorge sollte sich nicht ausschließlich auf Schüler beziehen, sondern auch die Situation der Lehrkräfte beachten. Da Lehrer in Notfällen ebenfalls starken Belastungen ausgesetzt sind, sollten auch sie Unterstützungsangebote erhalten.

Lehrkräfte nicht vernachlässigen

**Beispiel**

Manchmal erscheint der Umgang mit den eigenen Belastungen etwas unbeholfen. Lehrer Lappe (2003) schildert beispielhaft eine persönliche Erfahrung nach einem Notfall: *„Gegen Ende der Stunde merkte ich, wie mir die Stimme und die Kraft weggingen. Ich ging ins nahe gelegene Schulleiterzimmer, setzte mich dort auf den Stuhl mit Tränen in den Augen und sagte: ‚Ich kann nicht mehr!' Der Schulleiter war erstmal überrascht und meinte dann: ‚Mann, Lappe, was ist denn, wollen sie 'nen Schnaps?'"* Ein solches Angebot ist natürlich wenig zweckmäßig und sicherlich auch nicht besonders professionell. Andere Unterstützungsangebote dürften hilfreicher sein.

Lehrer sollten nach einem Notfall zunächst auf ihre eigenen Belastungen achten, sich nicht überfordern und auf die Einhaltung regelmäßiger Erholungspausen achten. Persönliche Grenzen, Überforderung und Ratlosigkeit sollten sie

eigene Grenzen beachten, Pausen machen

kollegialer Austausch ohne Schuldzuweisung

sich ehrlich eingestehen. In diesem Zusammenhang kann sicherlich auch ein kollegialer Austausch mit anderen Lehrern hilfreich sein. Das setzt allerdings eine „No-Blame-Culture" voraus, die vermutlich nicht an allen Schulen vorhanden ist.

Wichtig ist der Schutz vor vermeidbaren Zusatzbelastungen. Beispielsweise sollten Medienberichte zwar grundsätzlich aufmerksam verfolgt werden. Reaktionen von Schülern auf diese Medienberichterstattung könnten sonst womöglich nicht nachvollziehbar sein. Auch wird die Medienberichterstattung nach einem Notfall häufig selbst ein Diskussionsthema. Um sachkundig mitdiskutieren zu können, sollten Lehrer darüber informiert sein, was berichtet wurde. Wenn Lehrer die Berichterstattung jedoch als besonders unangenehm erleben, sollten sie sie bewusst ignorieren.

separater Rückzugsraum

Nach Notfällen sollte ferner ein besonders geschützter Raum eingerichtet werden, in dem sich ausschließlich Lehrkräfte zurückziehen und ausruhen können. Das Lehrerzimmer ist dafür in der Regel ungeeignet, weil es häufig auch als Anlaufstelle von Schülern und Eltern genutzt wird.

Seitens der Schulverwaltung könnte auch in Erwägung gezogen werden, den Stellenplan einer notfallbetroffenen Schule vorübergehend zu erweitern, um die unmittelbar betroffenen Lehrkräfte zu entlasten. Nach besonders schwerwiegenden Notfällen kann es außerdem sinnvoll sein, für einige Zeit sogenannte „Lehrertandems" zu bilden.

Demnach würde jede Lehrkraft, die dies wünscht, vorübergehend einen Kollegen zur Seite gestellt bekommen, mit dem sie gemeinsam unterrichten kann und der sie auch bei den Vor- und Nachbereitungen des regulären Unterrichts unterstützt. Von einigen Lehrkräften wird ein solches Angebot sicherlich dankbar aufgegriffen, für andere könnte es aber auch eine weitere Zusatzbelastung darstellen. Der eine oder andere denkt sich womöglich: *„Jetzt bekomme ich auch* *noch einen Aufpasser, der die ganze Zeit neben mir her laufen soll"*, und fühlt sich keineswegs entlastet, sondern überwacht – oder hat den Eindruck, dass man ihm alleine wohl nicht mehr zutraut, gut zu unterrichten. Aus diesem Grund

**Tab. 28:** GESUND-Modell zur Stressbewältigung (Meißner und Sachs o. J., zit. Großmann und Glatzer 2011)

| | |
|---|---|
| G | **Glaube**<br>Der Glaube an sich selbst, an den Sinn des Lebens und an die Zukunft hat eine wichtige Funktion für die psychische Stabilität. Man kann alles ertragen, wenn man stützende und positive Überzeugungen hat. Diese können z. B. religiöse Überzeugungen, Gebete, religiöse Feiern und Zeremonien, Lebensoptimismus oder realistische Zukunftspläne sein. |
| E | **Emotionen**<br>Emotionen, ob bewusst oder unbewusst, bilden den Boden für unsere Erfahrungen in der Begegnung mit der Welt. Daher ist es hilfreich, z. B. Gefühle zuzulassen, wahrzunehmen, auszudrücken oder mit jemandem zu teilen. |
| S | **Soziales Netz**<br>Der Mensch ist zuerst und vor allem ein soziales Wesen. Daher hilft es, z. B. Kontakt mit Freunden und der Familie zu halten, zu telefonieren, zu chatten, Briefe zu schreiben oder gemeinsam etwas zu unternehmen. |
| U | **Umsicht, Denken, Planen**<br>Menschen fühlen sich sicher, wenn sie den Überblick über die Situation haben. Daher ist es wichtig, z. B. Informationen über Hintergründe und Ursachen eines Notfalls zu haben, über Bewältigungsstrategien Bescheid zu wissen und sich Klarheit über die nächsten Schritte zu verschaffen. |
| N | **Natürlich leben, Nahrung, Entspannung, Bewegung, Schlaf**<br>Die Rückkehr zum physiologisch passenden Tagesrhythmus ist der Schlüssel zur Bewältigung von Trauer und Stress. Dazu gehören z. B. eine gesunde Ernährung, genügend Schlaf, Sport, Laufen, Entspannung, Meditation und alle gewohnten Aktivitäten, die in den Alltag zurückführen. |
| D | **Dichtung, Fantasie, Vorstellung**<br>Die künstlerische Auseinandersetzung ist Nahrung für die Seele und gibt auf andere Weise Antworten auf die Fragen, die das Leben stellt. Mögliche hilfreiche Aktivitäten sind z. B. Malen, Musik hören, Tagebuch schreiben, Gedichte oder passende Bücher lesen. |

sollte eine solche Hilfe freiwillig genutzt, aber auch abgelehnt werden dürfen (Berger et al. 2010).

Was anderen Betroffenen hilft, hilft auch Lehrern.

Von diesen speziellen Aspekten abgesehen, können die meisten der in dieser Veröffentlichung bereits beschriebenen Nachsorgemaßnahmen für Schüler (so z. B. die Nutzung persönlicher Bewältigungsstrategien, Gespräche, die Teilnahme an Ritualen, die Inanspruchnahme fachlicher Hilfe usw.) ebenfalls auf Lehrer bezogen werden.

Ergänzend kann auf das GESUND-Modell zur Stressbewältigung hingewiesen werden, das ursprünglich von Lahad (1992) entwickelt wurde, für den deutschsprachigen Raum aber von Meißner und Sachs übersetzt und modifiziert worden ist (Großmann und Glatzer 2011). Die einzelnen Buchstaben des Akronyms „GESUND“ stehen dabei für einzelne Strategien, die jede Lehrkraft nutzen kann, um auch nach einem Notfall gesund zu bleiben bzw. sich gut zu erholen (s. TAB. 28).

## 6.4 Fehler

Notfälle sind immer komplexe und schwierige Situationen, in denen unzählige Dinge beachtet werden müssen. Die für die Hilfeleistung verantwortlichen Personen müssen Entscheidungen häufig unter großem Zeitdruck treffen. Der Handlungsdruck ist enorm. Zudem stehen die Helfer unter Umständen selbst unter dem Eindruck des Geschehens.

Vor diesem Hintergrund ist es nur verständlich, dass es kaum gelingen kann, an alles zu denken und alles richtig zu machen!

ungünstige Verhaltensweisen verhindern

Bestimmte Verhaltensweisen wirken sich jedoch besonders ungünstig aus und sollten deshalb unbedingt vermieden werden. Diese Fehler werden nachfolgend beschrieben.

### 6.4.1 Nichts tun

Nach Notfällen reagieren Verantwortliche in Schulen manchmal resignativ oder fatalistisch (Eikenbusch 2005). Womöglich resultiert das aus der notfallpsychologisch allerdings nicht haltbaren Überzeugung, dass ohnehin keinerlei wirksame Hilfe möglich ist (Schulleiterin: *„Warum sollen wir eine Gedenkfeier veranstalten? Dadurch wird Max auch nicht wieder lebendig!“*). Vielleicht vertritt der eine oder andere Lehrer auch die Auffassung, dass Nachsorgemaßnahmen nicht in seiner Zuständigkeit liegen (Schulleiter: *„Das ist doch Sache der Seelsorger, da haben wir vom Kollegium eigentlich kaum etwas mit zu tun!“*).

„Dafür bin ich nicht zuständig!“

Notfälle bewältigen sich jedoch nicht von allein, und gerade Lehrkräfte können viel zur Bewältigung des Erlebten beitragen.

Deshalb ist es falsch, überhaupt nichts zu tun und einen Notfall „totzuschweigen“; dies fördert lediglich die Entstehung von Gerüchten. Darüber hinaus vermindert es die aufgetretenen Belastungen nicht nur nicht. Untätigkeit im Hinblick auf Nachsorgemaßnahmen kann von den Betroffenen vielmehr als Zusatzbelastung erlebt werden.

Untätigkeit = Zusatzbelastung

**Beispiel**

Eine 16-jährige Schülerin äußerte in einem Interview: *„Dass der Hendrik so schlimm verletzt worden ist, war ja schon schlimm. Aber noch schlimmer war eigentlich, wie sich die Lehrer nach dem Unfall verhalten haben. Die haben mit uns überhaupt nicht darüber geredet!“*

Einen Notfall zu tabuisieren, widerspricht nicht zuletzt auch dem didaktischen Prinzip „Störungen haben Vorrang“!

### 6.4.2 Bagatellisieren, dramatisieren

Angemessenheit liegt zwischen bagatellisieren und dramatisieren

Unangebracht ist es auch, Notfälle zu bagatellisieren, etwa mit Äußerungen wie *„Das geht auch wieder vorbei."* oder *„So schlimm ist es doch gar nicht."* (Eikenbusch 2005). Die aufgetretenen Belastungen werden dadurch verleugnet, die Möglichkeit der Entwicklung negativer psychischer Folgen wird unterschätzt. Zudem fühlen sich Betroffene in ihrer Situation nicht ernst genommen und wertgeschätzt. Umgekehrt sollten Notfälle nicht dramatisiert werden. Eine übertriebene und auch inhaltlich unangemessene Nachsorge kann ihrerseits schaden.

**Beispiel**

Ein Lehrer trifft eine Schülergruppe einige Tage nach einem tödlichen Verkehrsunfall vor der Schule in sichtlich heiterer, ausgelassener Stimmung an und schimpft empört: *„Wie könnt ihr jetzt noch fröhlich sein? Hier gibt es nichts mehr zu lachen. Hört sofort auf damit! Jetzt zünden wir erst mal wieder unsere Kerze an!"*

### 6.4.3 Vorwürfe, Anklagen

Vorwürfe nützen niemandem

Dass Verantwortlichkeiten und Schuldfragen bzw. aufgetretene Schuldgefühle im Rahmen der Notfallnachsorge durchaus thematisiert werden können, vielleicht sogar thematisiert werden *müssen*, ist unstrittig (s. Kap. 6.1.9). Vorwürfe und Anklagen werden jedoch stets als erhebliche Zusatzbelastung erlebt. Sie nützen niemandem und sind daher zu unterlassen.

**Beispiel**

Ennulat (2003) schildert eine bedrückende Situation: *„In einer fünften Klasse mit sehr schwieriger Zusammensetzung* *geschah es, dass sich ein Junge unter den Zug legte und getötet wurde. Das Entsetzen über diese Tat war groß. Aber auch das Unvermögen, damit umzugehen. Der Direktor der Schule überbrachte den Kindern nach dem Wochenende in der ersten Stunde die Nachricht und schloss mit den Worten: Das ist auch kein Wunder bei einer Klasse wie dieser, wenn sich einer umbringt."*

### 6.4.4 Gegeneinander arbeiten

Viele Lehrkräfte verstehen sich als Einzelkämpfer und arbeiten – schon bedingt durch die Struktur des Bildungswesens in Deutschland – in der Regel allein. Team-Teaching-Konzepte werden nur selten angewendet. Darüber hinaus gibt es in vielen Kollegien Streitigkeiten untereinander, die sich auch in Notfallsituationen fortsetzen und womöglich sogar eskalieren. Verhalten, das dazu beiträgt, ist schlichtweg unprofessionell.

bestehende Konflikte können eskalieren

Mehr noch als der Unterrichtsalltag erfordert der angemessene Umgang mit einer Notfallsituation einen intensiven Zusammenhalt, verlässliche Absprachen und ein konstruktives Miteinander aller Beteiligten!

### 6.4.5 Anspruch

Ebenfalls ungünstig ist es, wenn Lehrkräfte sich nach Notfällen selbst unter Druck setzen. Dass mitunter improvisiert werden muss, man nicht allen Bedürfnissen und Erwartungen gerecht wird und Notfallnachsorge trotz großen Engagements nicht immer optimal verläuft, mag schwer zu akzeptieren sein. Es lässt sich aber nicht vermeiden. Insofern sollten Lehrkräfte sich vor Überforderungssituationen schützen und sich der Begrenztheit des eigenen Handlungspotenzials bewusst sein.

eigenes Handlungspotenzial ist begrenzt

Wenn Kollegen oder psychosoziale Fachkräfte um Unterstützung gebeten werden müssen, ist das niemals ein Zeichen von Schwäche, sondern Ausdruck realistischer Selbsteinschätzung!

## 6.5 Evaluation

retrospektiv Probleme ausfindig machen

Einige Zeit nach einem Notfall sollten die durchgeführten Interventionen und Nachsorgemaßnahmen noch einmal kritisch betrachtet und ausgewertet werden. Wenn deutlich wird, dass die Hilfeleistung insgesamt oder zumindest in Teilbereichen hätte besser ablaufen können, sollten die beteiligten Personen (Lehrer, psychosoziale Akuthelfer, Einsatzkräfte usw.) das besprechen und gemeinsam überlegen, was aus den gesammelten Erfahrungen gelernt werden kann. Anlässlich einer Schulkonferenz könnten zum Beispiel folgende Fragen aufgegriffen werden:

- Was wurde wann und von wem getan?
- Was hat gut funktioniert?
- Was hat Probleme bereitet?
- Welche Schwierigkeiten sind aufgetreten?
- Welche persönlichen Konsequenzen können daraus gezogen werden?
- Welche strukturell-organisatorischen Konsequenzen können daraus gezogen werden?
- Welche Änderungen sollten in Zukunft umgesetzt werden?

auch einfach direkt nachfragen

Um zu erfahren, ob die durchgeführten Maßnahmen überhaupt hilfreich gewesen sind, könnten auch die von einem Notfall direkt oder indirekt betroffenen Personen nach ihrer Einschätzung gefragt werden.

Wenn Helfer davon überzeugt sind, dass sie gute Arbeit geleistet haben, müssen die Betroffenen das nicht unbedingt genauso sehen!

Vielleicht haben Betroffene aber auch Aspekte der Hilfeleistung besonders positiv erlebt, mit denen die Helfer selbst eher unzufrieden sind. So könnten von einem Notfall betroffene Schüler – entweder in vertraulichen Einzelgesprächen oder mit Hilfe anonym zu beantwortender Fragebögen – gefragt werden:

Befragung der Schüler

- Wie hast Du die Hilfeleistung erlebt?
- Was hat Dir besonders gutgetan?
- Was hat Dir nicht so gut gefallen?
- Was hättest Du Dir stattdessen gewünscht?

In Schulklassen um solche Rückmeldungen zu bitten, ist allerdings problematisch. Es könnte sein, dass Kinder oder Jugendliche sich in der Gruppe nicht trauen, bestimmte Gefühle und Gedanken auszusprechen – sie würden dann unberücksichtigt bleiben.

Reaktivierung des Erlebten ist unwahrscheinlich

Angst, mit den oben genannten Fragen eine Reaktivierung des Erlebten zu verursachen, scheint weitgehend unbegründet, sofern die Teilnahme an einer schriftlichen oder mündlichen Befragung ausschließlich freiwillig und mit der gebotenen Sensibilität erfolgt. Evaluationsbestrebungen können von den Betroffenen eines Notfalls sogar besonders positiv aufgefasst werden, zumal sie neben Interesse und Engagement insbesondere die Bereitschaft zur Selbstkritik signalisieren (Karutz 2004a).

Wenn Lehrkräfte, die unter Umständen selbst an der Hilfeleistung beteiligt waren, eine Evaluation durchführen, könnten Kinder und Jugendliche jedoch auch im Sinne der sozialen Erwünschtheit reagieren. Sie würden dann eventuell Antworten geben, von denen sie vermuten, dass ihre Lehrer sie hören möchten. Die geäußerte Meinung würde u.U. aber nicht ihrer tatsächlichen Meinung entsprechen. Eine Evaluation durch externe Personen wäre in dieser Hinsicht möglicherweise von Vorteil.

**Kritische Rückmeldungen von Betroffenen sollten konstruktiv genutzt werden. Sie können wertvolle Anregungen beinhalten, mit denen sich die Vorbereitung auf zukünftige Notfallsituationen weiter verbessern lässt.**

Ein gelungenes Beispiel für gelebte „Fehlerkultur" ist die Evaluation der Psychosozialen Notfallversorgung nach dem Amoklauf von Winnenden und Wendlingen 2009 (Blank-Gorki, Karutz und Helmerichs 2017): In einem mehrjährigen Forschungsprojekt wurden dabei Akteure, die seinerzeit im Einsatz waren, anhand eines strukturierten Interviewleitfadens zu ihren Erfahrungen befragt. Zudem wurden Einsatzprotokolle, persönliche Aufzeichnungen und Berichte ausgewertet. Begleitet wurde der Forschungsprozess von einem projektbegleitenden Arbeitskreis, in dem Vertreter aller beteiligten Behörden, Institutionen und Verbände gemeinsam und ohne Angst vor etwaigen „Schuldzuweisungen" oder „Blamagen" ganz offen und konstruktiv über die Forschungsergebnisse diskutieren konnten. Der beim Bundesamt für Bevölkerungsschutz und Katastrophenhilfe (BBK; www.bbk.bund.de) kostenlos erhältliche Abschlussbericht zu diesem Projekt enthält unzählige Hinweise darauf, wie sich die Hilfeleistung in solchen Situationen weiterentwickeln lassen könnte. Unter anderem wurde festgestellt:

**Erfahrungen aus dem Amoklauf in Winnenden und Wendlingen**

- Die Belastung der in einer solchen Lage eingesetzten psychosozialen Akuthelfer ist enorm hoch. Vor allem die Konzentration mehrerer Aufgaben auf einige wenige Personen ist problematisch und führt nicht nur zu intra- und interpersonellen Rollenkonflikten, sondern auch zu Überforderungssituationen.
- Um die rechtzeitig Ablösung erschöpfter Kräfte zu ermöglichen, sollten von vornherein Reserven gebildet und bereitgehalten werden.

- In Großschadenslagen muss *eine* übergeordnete Führungskraft die Gesamtverantwortung für sämtliche Nachsorgemaßnahmen tragen.
- Sämtliche Akteure der Psychosozialen Notfallversorgung müssen sich im Vorfeld vernetzen und kennenlernen. Dazu gehört insbesondere die Klärung von Handlungslogiken, Fähigkeiten, Ressourcen, Weisungsbefugnissen, Fachbegriffen, Aufgaben und Zuständigkeiten.
- Probleme auf der Beziehungsebene führen bekanntermaßen zu Problemen auf der Sachebene. Dies gilt offenbar auch und gerade in Großschadenslagen. Psychosoziale Akuthelfer sollten daher Konfliktlösungsstrategien bzw. Deeskalations- und Distanzierungstechniken vermittelt bekommen.
- Besuche von Politikern und anderen „VIP" an Einsatzorten sind problematisch und können insbesondere bei Angehörigen nachhaltig zu Irritationen führen.
- Für die Begleitung akut betroffener Kinder und Jugendlicher sollten geeignete, d.h. eher kleingliedrige Räumlichkeiten genutzt werden: Die Unterbringung einer großen Anzahl Betroffener in Sporthallen oder anderen Versammlungsstätten ist suboptimal, weil individuellen Bedarfen und Bedürfnissen dort kaum entsprochen werden kann und v.a. die Rahmenbedingungen für Entlastungsgespräche ungünstig sind.
- Bei der Planung von Nachsorgemaßnahmen ist zu beachten, dass Tatorte nicht zwingend auch die Orte der größten Betroffenheit sind. Bei der Tat in Winnenden starben z.B. mehrere Menschen, die nicht in Winnenden, sondern in einem kleinen Nachbarort gelebt haben.

- Außerdem müssen mitbetroffene Familienangehörige, insbesondere Geschwisterkinder, nach schulischen Notfällen stärker beachtet werden als bisher.

Evaluation führt in einen Maßnahmenkreislauf

Letztlich leitet eine solche Evaluation von Interventions- und Notfallnachsorgemaßnahmen immer zur Durchführung von Präventionsmaßnahmen über. Nachsorge führt wieder zur Vorsorge, sodass sich letztlich ein Kreislauf von Maßnahmen vor, während und nach einem Notfall ergibt (s. Abb. 31).

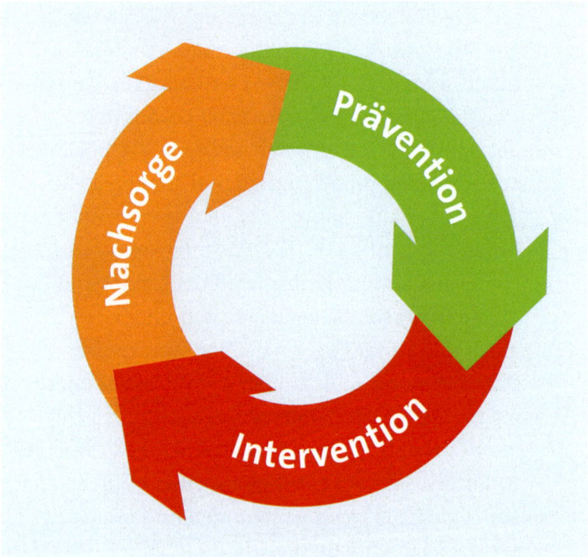


**Abb. 31** ▶ Kreislauf von Prävention, Intervention und Nachsorge

# 7 Ergänzende Hinweise für spezielle Situationen

In manchen Notfällen sind über die bereits dargestellten allgemeinen Hinweise hinaus bei der Intervention und Nachsorge einige zusätzliche Aspekte zu beachten. Nachfolgend werden ausgewählte Situationen exemplarisch dargestellt. Natürlich muss darauf hingewiesen werden, dass nicht jeder denkbare Notfall in jeder vorstellbaren Konstellation thematisiert werden kann. Allein für eine systematisch vollständige Darstellung des Themas „Todesfälle in Schulen" müsste beispielsweise unterschieden werden zwischen ...

- dem Tod eines Kindes,
- dem Tod einer Lehrkraft sowie
- dem Tod eines Angehörigen,

wobei sich jeder dieser Todesfälle sowohl ...

- innerhalb als auch
- außerhalb der Schule

... ereignen könnte. Bei Todesfällen außerhalb der Schule wäre dann zu differenzieren zwischen Todesfällen ...

- während einer Schulveranstaltung, etwa bei einer Klassenfahrt, und
- dem Tod eines Mitglieds der Schulgemeinde in dessen Freizeit.

Ferner müsste berücksichtigt werden, ob ...

- eine oder
- mehrere Personen gestorben sind bzw. getötet wurden.

Dadurch wird indirekt bereits auf ein weiteres Unterscheidungskriterium verwiesen, nämlich die jeweilige Todesursache. Für Nachsorgemaßnahmen nach einem Todesfall ist es keineswegs egal, ob jemand ...

Todesursache maßgeblich

- an einem plötzlichen Herzversagen,
- nach einer langen, schweren Krankheit,
- als Opfer eines Mordanschlags oder
- bei einem Erdbeben verstorben ist,

... und was die jeweiligen Todesumstände gewesen sind.

In Abhängigkeit von der jeweiligen Todesursache kann vorrangig Trauerarbeit (z.B. Trauer zum Ausdruck bringen, Abschied nehmen, eines Verstorbenen gedenken usw.), die Bewältigung eines Traumas (z.B. Sicherheit vermitteln, das Geschehene begreifen helfen, Übererregung abbauen usw.) oder auch beides gleichzeitig notwendig sein.

Eine umfassende Darstellung müsste also sämtliche dieser Aspekte und noch viele weitere berücksichtigen. Das ist hier jedoch nicht möglich. Vermutlich können die folgenden Ausführungen aber sinngemäß und gegebenenfalls leicht variiert auf andere, vergleichbare Ereignisse übertragen werden.

## 7.1 Medizinischer Notfall

Rettungsdienst alarmieren, und Erste Hilfe leisten

Wenn ein Mitglied der Schulgemeinde verletzt oder akut erkrankt ist, steht die Alarmierung des Rettungsdienstes und, sofern vorhanden, des Schulsanitätsdienstes im Vordergrund. Schon vor dem Eintreffen der Rettungskräfte sind Maßnahmen der medizinischen Ersten Hilfe durchzuführen (d.h. Bewusstlose in die stabile Seitenlage bringen, bei Herz-Kreislauf-Stillstand den Patienten beatmen und

Herzdruckmassage ausführen, bei starken Blutungen einen Druckverband anlegen, Verbrennungen kühlen usw.).

Fleischhackl und Sterz (2006) fordern, dass in Schulen spätestens 90 Sekunden nach dem Notfallereignis mit einer solchen Hilfeleistung begonnen werden muss!

Dies ist keineswegs nur aus medizinischen oder juristischen, sondern auch aus psychologischen Gründen notwendig. Nicht nur von Notfallpatienten, sondern auch von Augenzeugen und Zuschauern wird es als starke zusätzliche Belastung empfunden, wenn in einem Notfall niemand hilft.

**Beispiel**

In einer Befragung von 96 Schülern gaben 63 von ihnen an, dass sie die Untätigkeit bzw. offensichtliche Hilflosigkeit der (erwachsenen) Personen in Notfallsituationen als besonders unangenehm empfunden haben (11-jährige Schülerin: *„Dass unsere Lehrer auch nur dumm ‚rumgestanden' haben, das fand ich total schlimm!“*). Umgekehrt wurde der Anblick einer fachkundigen Hilfeleistung stets als etwas sehr Entlastendes beschrieben (Karutz 2004a).

fachkundige Hilfe wirkt entlastend

Die einzelnen Erste-Hilfe-Maßnahmen sollten dem Patienten jeweils kurz erläutert werden. Auf diese Weise vermitteln Helfer einen besonders kompetenten Eindruck, der nicht zuletzt auch zur Beruhigung des Betroffenen beiträgt. Offene Wunden sollten möglichst rasch steril bedeckt werden, und zwar nicht nur um eine Infektion zu vermeiden, sondern auch, um vor dem bedrohlichen Anblick der Verletzung zu schützen. Grundschüler sollten ein Stofftier wie zum Beispiel einen Teddybären geschenkt bekommen, mit dem sie kuscheln und an dem sie sich in der Notfallsituation festhalten können (Karutz 2008b).

**Verletzungen und die erfolgte Hilfe müssen im Hinblick auf eventuelle Haftungsansprüche stets in einem Verbandbuch dokumentiert werden. Diese Aufzeichnungen sind mindestens fünf Jahre lang aufzubewahren.**

Begleitung im Rettungswagen

Wird ein Schüler vom Rettungsdienst transportiert, sollte er von einer Bezugsperson begleitet werden. Bei Grundschulkindern sollte es sich eher um eine erwachsene Person handeln, bei älteren Kindern und Jugendlichen könnte auch ein Freund bzw. Klassenkamerad mit in das Krankenhaus oder in die Arztpraxis fahren. Stellt sich im Nachhinein heraus, dass die Alarmierung des Rettungsdienstes zwar in guter Absicht erfolgt, aus medizinischer Sicht aber nicht notwendig gewesen ist, entstehen dem Anrufer übrigens keine Kosten.

Besuche im Krankenhaus

Wenn ein Patient stationär in einem Krankenhaus behandelt werden oder bedingt durch seinen Gesundheitszustand zumindest für einige Zeit zu Hause bleiben muss, könnte abgesprochen werden, ob Besuche erwünscht sind. Ist das der Fall, könnten Schüler einem verletzten oder erkrankten Klassenkameraden zum Beispiel einen Gruß zur Genesung oder auch ein kleines Geschenk überbringen. Vielleicht hat der Patient einen besonderen Herzenswunsch, den seine Mitschüler erfüllen können.

Rituale können Kindern und Jugendlichen Hoffnung vermitteln, dass ein Notfallpatient bald wieder genesen wird (s. Kap. 6.1.7). Bei Verletzungen oder Erkrankungen, die lebensbedrohlich sind, sollte allerdings auch der ungewisse Ausgang thematisiert werden.

**Darüber, wie ernst eine Situation ist, sollten Schüler stets offene und ehrliche Informationen erhalten!**

Bei längerfristigen Krankenhausaufenthalten eines Schülers sollte überlegt werden, wie er dennoch am Unterrichtsgeschehen teilnehmen und in die Klassengemeinschaft integriert bleiben kann. Eine Möglichkeit ist die Installation einer Webcam im Klassenzimmer, sodass der Unterricht in ein Krankenhaus übertragen werden kann.

Rückkehr in Klassenverband vorbereiten

Nach einem längeren Krankenhausaufenthalt sollten sowohl der Rekonvaleszent als auch dessen Klassenkameraden auf die Rückkehr vorbereitet werden. Das ist insbesondere dann von Bedeutung, wenn sich ein Schüler durch eine Verletzung oder Erkrankung anders verhält als früher oder verändert aussieht, etwa bei Verbrennungen oder Amputationsverletzungen. In diesen Fällen sollte offen darüber gesprochen werden, welche Reaktion angebracht ist. Dabei müssen die Wünsche des betroffenen Schülers beachtet werden.

Wenn ein Kind z.B. nicht auf seine Verletzung angesprochen werden möchte, sollte das respektiert werden. Vielleicht würde sich ein Schüler aber auch darüber freuen, wenn er auf seine Verletzung angesprochen wird und sich eine Gelegenheit ergibt, mit Gleichaltrigen darüber zu sprechen!

moderiertes Gruppengespräch denkbar

Sofern ein Kind dafür psychisch stabil genug ist und es das explizit möchte, könnte bei seiner Rückkehr in die Schulklasse sogar ein Gruppengespräch moderiert werden, bei dem die Mitschüler „institutionalisiert" eine Gelegenheit bekommen, Fragen zu stellen. Da die Reaktion auf Verletzungs- und Erkrankungsfolgen individuell sehr unterschiedlich ausfällt, können an dieser Stelle jedoch kaum allgemeingültige Empfehlungen gegeben werden.

## 7.2 Entführung

Entführungen unterscheiden sich deutlich von anderen Notfällen (ausführlich s. Krol 2009). So kann es sich unter Umständen um ein sehr lang andauerndes Notfallgeschehen handeln. Auch ist der Ausgang dieses Geschehens in

evtl. lange Akutphase und unklarer Ausgang

der Regel nicht vorherzusehen. Denkbar ist, dass ein entführtes Kind unverletzt freigelassen oder von der Polizei befreit wird. Es kann aber auch verletzt oder tot aufgefunden werden. Oder es bleibt verschwunden. Zudem ist von Bedeutung, ob der jeweilige Täter bekannt ist (also identifiziert wurde) und ob er festgenommen werden konnte oder nicht.

**Bei einer Entführungssituation können sich über einen längeren Zeitraum spezifische Belastungen ergeben, mit denen in dieser Form bei anderen Notfällen eher nicht zu rechnen ist!**

Mehrere Tage, vielleicht sogar mehrere Wochen oder Monate lang muss zunächst Ungewissheit ertragen werden. Man bangt und hofft um das Leben des entführten Kindes. Aber je länger ein Kind verschwunden bleibt, umso mehr ahnt man möglicherweise, dass dieses Notfallgeschehen ein furchtbares Ende nehmen wird. Je häufiger Suchmaßnahmen vergeblich eingestellt werden, umso stärker kann auch die eigene Verzweiflung und Hilflosigkeit empfunden werden („*Wir haben doch wirklich überall gesucht! Was können wir denn noch tun?*“).

große Verzweiflung bei erfolgloser Suche

Solange der Täter nicht gefasst worden ist, können Schüler zudem große Ängste entwickeln, selbst entführt zu werden. Sie wissen schließlich, dass sich der Entführer des anderen Kindes noch immer frei bewegt und daher auch ihnen etwas antun könnte. Solche Ängste werden durch Fantasien darüber, was dem entführten Kind angetan worden sein könnte, zusätzlich verstärkt. Viele Kinder identifizieren sich mit dem Entführungsopfer („*Das hätte mir auch passieren können!*“), vor allem dann, wenn sie ebenso alt sind oder den gleichen Schulweg gehen, den das entführte Kind gegangen ist.

Gefühl der Unsicherheit

**Zur Ungewissheit über den Ausgang der Entführung kommt schließlich noch eine tiefe Verunsicherung hinzu: Das Gefühl, nicht mehr sicher zu sein, solange der Täter nicht festgenommen wird!**

Unmittelbar nach dem Verschwinden eines Kindes könnte es hilfreich sein, wenn Mitschüler sich indirekt an Suchmaßnahmen beteiligen. Sie könnten zum Beispiel überlegen, gegebenenfalls aufschreiben und der Polizei mitteilen, an welchen Orten ihrer Ansicht nach gesucht werden sollte. Dabei geht es nicht nur darum, dass Schüler auf diese Weise tatsächlich bei der Suche mithelfen. Vielmehr kommt es darauf an, Hilflosigkeit und Ohnmachtsgefühlen entgegenzuwirken (Krol 2009).

In den Tagen und Wochen nach dem Verschwinden bzw. nach der Entführung eines Kindes besteht die Schwierigkeit – ähnlich wie bei einem lebensbedrohlichen medizinischen Notfall – darin, einerseits Hoffnung zu vermitteln, andererseits den Ausgang offenzuhalten. Rituale, insbesondere spirituelle Impulse können auch in dieser Situation helfen, Ungewissheit zu ertragen.

**Sie sollten allerdings nicht unendlich lang fortgeführt werden, sondern – sofern ein Kind verschwunden bleibt – gegebenenfalls mit einer vorläufig abschließenden Ritualhandlung beendet werden!**

Keineswegs signalisiert dies das Aufgeben jeder Hoffnung. Würde ein solcher Eindruck entstehen, könnten Angehörige und Mitschüler des entführten Kindes das als *„pietätlos und empörend"* empfinden (Gutzeit, Hemmert und Meißner o.J.). Das Festhalten an einem permanent wiederholten Ritual könnte jedoch den letztlich notwendigen Übergang zum Schulalltag verhindern oder zumindest erschweren.

Bei der Gestaltung des Schulalltags sollte beachtet werden, dass einige Kinder im Hinblick auf die außergewöhnliche Situation dauerhaft großen Gesprächsbedarf haben, während andere froh darüber sind, wenn regulärer Unterricht sie von dieser Situation ablenkt. Eine sinnvolle Vorgehensweise besteht deshalb darin, einige Tage nach der Entführung eines Schülers zunächst zum gewohnten Stundenplan zurückzukehren. Zugleich sollten Lehrer jedoch permanente Gesprächsbereitschaft signalisieren. Vor allem dann, wenn Schüler über die Medien neue Informationen zur Entführung ihres Mitschülers oder zu den laufenden Ermittlungen erhalten haben, sollte das auch in der Klassengemeinschaft wieder aufgegriffen werden. Zudem sollte man den Entführungsfall auch unabhängig von neuen Erkenntnissen regelmäßig, aber eben nicht permanent thematisieren. Krol (2009) schlägt beispielsweise vor, einmal pro Woche eine „stille Stunde“ zu halten, in der Fragen gestellt, Informationen ausgetauscht und Gefühle ausgedrückt werden können.

Gesprächsbereitschaft signalisieren, aber Entführung nicht permanent thematisieren

Insbesondere bei einer Entführung kann es aber auch notwendig sein, Schülern ausdrücklich zu erlauben, dass sie weiterhin ausgelassen spielen und fröhlich sind. Sie brauchen sich nicht dafür zu schämen und auch kein schlechtes Gewissen zu haben, wenn sie zeitweise nicht an ihren entführten Kameraden denken!

man kann nicht permanent betroffen sein

Ohnehin können Humor und Heiterkeit eine durchaus entlastende, Anspannung reduzierende und insofern positive Wirkung haben, die nicht unterbunden werden darf.

Fragen von Schülern sollten, wie sonst auch, ehrlich, aber kindgerecht beantwortet werden (Frage eines 10-jährigen Mädchens an ihre Klassenlehrerin: „*Was heißt das eigentlich, wenn der Jonas vergewaltigt worden ist?*“). Eine Antwortmöglichkeit könnte in solchen Fällen zunächst auch darin bestehen zurückzufragen, was das Kind denn selbst vermutet und die zutreffenden Überlegungen dann zu bestätigen.

## 7.3 Tod

### 7.3.1 Tod eines Kindes (außerhalb der Schule)

Spezielle Aspekte der Vorgehensweise nach dem Tod eines Kindes werden nachfolgend anhand einzelner Trauerphasen dargestellt (ausführlicher s. Witt-Loers 2009, 2013 sowie Kern, Rinder und Rauch 2017). Diese Phasen werden nicht von allen Menschen einheitlich durchlaufen und können nicht immer eindeutig voneinander abgegrenzt werden. Auch verläuft Trauer nicht linear, sondern „diskontinuierlich" (Juen, Warger und Nindl 2015). Betroffene können zum Beispiel mehrfach von einer Trauerphase in eine andere wechseln und dabei andere Phasen überspringen. Zudem können die einzelnen Phasen bei jedem Trauernden unterschiedlich lang anhalten. Gerade bei Kindern können Trauerreaktionen sogar innerhalb kurzer Zeiträume stark variieren. *„Ein eben noch heftig weinendes, zutiefst betrübtes Kind singt im nächsten Moment ein lustiges Lied oder beschäftigt sich ausgelassen und fröhlich mit anderen Dingen"* (Körblein 2003).

**Trauer ist individuell und diskontinuierlich**

Insgesamt ist Trauer also ein sehr dynamischer und individuell bestimmter Prozess, der sich nicht in ein starres Stufenschema fassen lässt!

**Trauerphasen als grobe Orientierung**

Rein aus didaktischen Gründen ist die Darstellung von Trauerphasen (s. Tab. 29) dennoch hilfreich: Die variierenden Bedürfnisse trauernder Schüler und die jeweilige Notwendigkeit ebenso unterschiedlicher Interventionen können mit ihnen anschaulich verdeutlicht werden.

Wichtig ist allerdings, auch darauf zu achten, dass die Bedürfnisse von Trauernden und Traumatisierten sich deutlich voneinander unterscheiden können. Beiden gerecht zu werden, kann schwierig sein, wenn „Trauer" und „Trauma" durch das auslösende Notfallgeschehen untrennbar miteinander verbunden sind:

**TAB. 29:** Trauerphasen und -aufgaben

| **Trauerphase** (nach Kast 2006) | **Grundsätzliche Bewältigungsaufgabe** (nach Worden 2006) |
|---|---|
| Phase des Nicht-wahrhaben-Wollens | Tod als Realität begreifen |
| Phase der aufbrechenden Emotionen | Trauerschmerz erfahren, ausdrücken bzw. aushalten lernen |
| Phase des Suchens und Sich-Trennens | sich erinnern und Abschied nehmen |
| Phase des neuen Selbst- und Weltbezugs | sich anpassen an eine Welt, in der der Verstorbene fehlt, neue Kraft schöpfen |

Trauer vs. Traumatisierung

- Bei akuter Trauer sind Erinnerungen an einen Verstorbenen meist hilfreich und ausdrücklich angebracht.
- Bei einer akuten Traumatisierung stehen demgegenüber Bemühungen zur Stabilisierung und Distanzierung im Vordergrund. Erinnerungen (z.B. an gemeinsam Erlebtes) können hier reaktivierend bzw. sogar sekundärtraumatisierend wirken und zu einer erheblichen Verstärkung der Belastungsintensität führen.

Liegt eine Vermengung von Trauerreaktionen und einer posttraumatischen Symptomatik vor (s. KAP. 3.1.4), ist bei der Gestaltung von Nachsorgeangeboten besondere Sensibilität und Vorsicht angebracht!

#### 7.3.1.1 Phase des Nicht-wahrhaben-Wollens

Betroffene zeitgleich informieren

Zunächst ist die Art und Weise von Bedeutung, in der eine Todesnachricht überbracht wird. Nach Möglichkeit sollten alle betroffenen Schüler gleichzeitig vom Tod ihres Klassenkameraden erfahren. Sofern mehrere Klassen informiert werden müssen (z.B. die Klasse, in die der Verstorbene gegangen ist, und Parallelklassen), sollte deshalb eine verbindliche Absprache erfolgen, wann, d.h. in welcher Unterrichtsstunde die Schüler benachrichtigt werden.

Die Todesnachricht sollte von einer Person mitgeteilt werden, die den Schülern vertraut ist, z.B. vom jeweiligen Klassenlehrer oder Jahrgangsstufenkoordinator.

Denkbar ist auch, dass diese Aufgabe von der Schulleitung oder dem schulinternen Notfallteam übernommen wird. Gegebenenfalls können bereits zum Überbringen einer Todesnachricht Schulpsychologen oder psychosoziale Akuthelfer um ihre Unterstützung gebeten werden. Traut ein Lehrer es sich allein nicht zu, eine Todesnachricht zu überbringen, sollte er zumindest von einem Kollegen bzw. einer Kollegin begleitet werden (Weidemann und Heider 2003).

Wenn die Todesnachricht überbracht wird, wird häufig empfohlen, dass die Mitschüler des Verstorbenen in einem Stuhlkreis sitzen. Die Mitte des Kreises könnte dann mit farbigen Tüchern und Blumen, einer Kerze oder Ähnlichem gestaltet werden (s. Kap. 6.1.5.5). Bei der Information, dass ein Mitschüler gestorben ist, sollten eindeutige Worte wie zum Beispiel *„... ist tot."* gewählt werden. Vor allem bei Kindern im Grundschulalter sind möglichst konkrete Beschreibungen hilfreich, um die Endgültigkeit des Todes zu vermitteln, etwa *„Das Herz hat aufgehört zu schlagen."*, *„Er atmet auch nicht mehr."* sowie *„Er kommt nie mehr wieder zu uns."*).

klare Worte statt Euphemismen

Verschleiernde oder beschönigende Formulierungen wie *„... ist von uns gegangen."*, *„... ist friedlich eingeschlafen."*, *„... ist auf eine Reise gegangen."* usw. sind unangebracht, weil sie missverstanden werden oder auch Ängste hervorrufen können (ausführlich s. Karutz in Vorb.).

Wichtig ist außerdem,

- ▶ Rückfragen der Schüler ehrlich zu beantworten,
- ▶ orientierende Informationen zur Todesursache mitzuteilen,
- ▶ spontane Äußerungen von Emotionen zu legitimieren und auszuhalten,
- ▶ gegebenenfalls eigene Trauerreaktionen zuzulassen und diese zu erklären („*Seht ihr, ich bin auch ganz traurig!*") sowie
- ▶ in einer angemessenen Weise Körperkontakt herzustellen, vor allem bei jüngeren Kindern.

auch Eltern informieren

Nachdem alle Mitschüler des Verstorbenen informiert worden sind, sollten unbedingt auch die Eltern der betroffenen Kinder über den Todesfall benachrichtigt werden, beispielsweise mit einem Brief (s. KAP. 9.1). Zudem könnte ein Kondolenzbuch ausgelegt werden.

**Begriffsklärung**

Beileid ausdrücken oder letzte Worte an Verstorbenen richten

Ein Kondolenzbuch (von lat. „con" für „mit", „zusammen" und lat. „dolere" für „leiden", „trauern") kann dazu dienen, dass Trauernde durch persönliche Worte, Erinnerungen, die Schilderung einer verbindenden Erfahrung, eine Zeichnung, einen Bibelvers oder ein tröstendes Gedicht ihr Beileid schriftlich zum Ausdruck bringen (Rieske und Unruh 2012). Die Worte in einem Kondolenzbuch richten sich dabei eigentlich an die Angehörigen, manchmal wird aber auch ein letzter Gruß an den Verstorbenen oder die Verstorbene gerichtet. Üblicherweise wird ein Eintrag in einem Kondolenzbuch mit der eigenen Unterschrift versehen. Inzwischen gibt es sogar Kondolenzbücher im Internet, die man „online" gestalten kann. Beim Erstellen sind (nach Rieske und Unruh 2012) grundsätzlich folgende Hinweise zu beachten:

- Auf die ersten Seiten gehört eine Einleitung. Darin sollte eine Beileidsbekundung an die nächsten Angehörigen enthalten sein, die deutlich macht, dass die gesamte Klasse bzw. Schulgemeinde um den Verstorbenen trauert.

- Jedem, der etwas einträgt, sollte klar sein, dass ein Kondolenzbuch „halböffentlich" ist. Das bedeutet: Alle Einträge können auch von allen gelesen werden, die Zugang zu diesem Buch haben.

auf Halböffentlichkeit hinweisen

- Geklärt werden sollte im Vorfeld, wer etwas in das Kondolenzbuch eintragen kann: Eine Schulklasse, eine Jahrgangsstufe oder die gesamte Schulgemeinde?
- Jemand sollte die Entstehung des Kondolenzbuches begleiten und z.B. regelmäßig nachlesen, was bereits eingetragen worden ist.
- Das Kondolenzbuch sollte so ausgelegt werden, dass Einträge darin einerseits in Ruhe und unbeobachtet verfasst werden können. Andererseits sollte es gut erreichbar sein und nicht erst „gesucht" werden müssen, um etwas einzutragen.
- Oftmals ist eine Lose-Blatt-Sammlung hilfreich, weil die einzelnen Seiten sich dann später noch ordnen und z.B. mit einem besonderen Einband versehen lassen. Manche Schüler und Lehrkräfte schreiben ihren Beitrag für das Kondolenzbuch vielleicht auch lieber zu Hause und bringen ein fertig gestaltetes Blatt mit in die Schule, das dann problemlos eingefügt werden kann.
- Einträge aus dem Kondolenzbuch können in Abstimmung mit den Hinterbliebenen auch in einer Trauerfeier oder einem Gottesdienst noch einmal aufgegriffen werden.
- Vor der Übergabe an die Hinterbliebenen sollte eine Kopie des Kondolenzbuches angefertigt werden, die in der Schule verbleibt und auf die beispielsweise an einem Todestag noch einmal zurückgegriffen und Bezug genommen werden kann.

Um das Geschehene – die Tatsache, dass ein vertrauter Mensch nicht mehr lebt – überhaupt begreifen zu können, kann es auch hilfreich sein, den Ort aufzusuchen, an

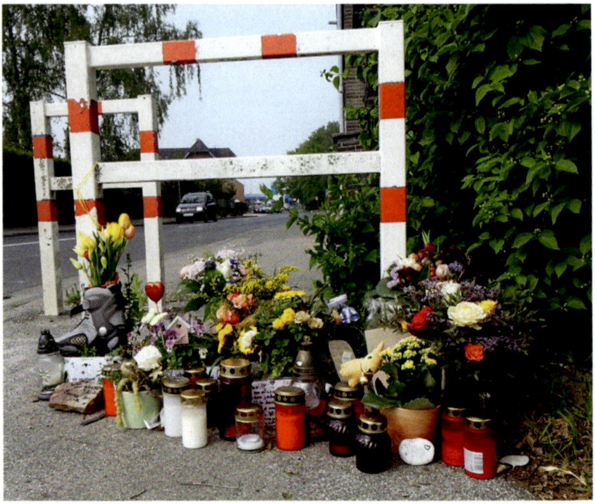

**ABB. 32** ▶ Spontan entstandene Gedenkstätte am Unfallort, an dem ein Schüler tödlich verunglückt ist (Foto: Lars Tutt)

Besuch der Unfallstelle (mit psychosoz. Akuthelfer)

dem jemand gestorben ist. An einer Unglücksstelle könnten Schüler, wenn sie dies wünschen, zum Beispiel Blumen niederlegen oder in anderer Weise einen Gruß hinterlassen (s. ABB. 32). Das Aufsuchen eines solchen Ortes sollte aber ausschließlich freiwillig (ggf. mit Zustimmung der Eltern) erfolgen und muss unbedingt sorgfältig vorbereitet werden. Da mit starken emotionalen Reaktionen zu rechnen ist, sollten ausreichend viele Helfer dabei sein (s. KAP. 6.1.1). Sofern man sich in einem öffentlichen Verkehrsraum befindet, muss in besonderer Weise auf Sicherheit geachtet werden. Man könnte auffordern, gemeinsam einen Moment innezuhalten. Ein Schul- oder Notfallseelsorger könnte eventuell auch ein Gebet sprechen.

Allein die Angst vor starken emotionalen Reaktionen sollte kein Grund sein, um auf den Besuch des Ortes, an dem jemand verstorben ist, generell zu verzichten. Insbesondere ist zu bedenken, dass viele Jugendliche diesen Ort auch von sich aus aufsuchen möchten und dies ohnehin tun werden. Dann ist es günstiger, wenn sie fachlich begleitet werden, als wenn sie dabei allein sind.

#### 7.3.1.2 Phase der aufbrechenden Emotionen

Raum und Zeit für Trauer

In dieser Phase steht im Vordergrund, der Trauer Raum und Zeit zu geben. Ebenso wichtig ist aber auch die Schaffung *„trauerfreier Zonen"* (Karasch 2008). In welchem Umfang ein Todesfall thematisiert wird, muss sich nach den Bedürfnissen der Schüler richten.

Eine Möglichkeit, mit Kindern und Jugendlichen über einen verstorbenen Schüler ins Gespräch zu kommen, besteht in der symbolischen Gestaltung eines Trauerwegs. In der Mitte eines Stuhlkreises wird ein Tuch ausgebreitet. An dem einen Ende wird ein Foto des Verstorbenen aufgestellt, am anderen wird eine Kerze angezündet. Jeder Schüler platziert nun auf dem Tuch einen beliebigen Gegenstand, den er mit dem Verstorbenen verbindet und sagt etwas dazu. Zum Abschluss des Gesprächs wird als symbolischer Abschiedsgruß eine Blume vor das Foto gelegt. Mit Schülern könnte außerdem über folgende Fragen gesprochen werden:

- Wann und wo habt Ihr den Verstorbenen zuletzt gesehen?
- Was habt Ihr zuletzt mit ihm getan?
- Was mochtet Ihr an ihm, was nicht?
- Was würdet Ihr ihm gerne noch sagen, wenn es noch ginge?
- Was würdet Ihr gern noch mit ihm erleben, wenn es noch ginge?
- Was werdet Ihr am meisten vermissen?
- Woran erinnert Ihr Euch besonders gern, wenn Ihr an den Verstorbenen denkt?

Als Alternative oder Ergänzung zu einem Gespräch könnten Schüler über die angeführten Fragen auch eigene Texte verfassen. Denkbar ist außerdem, dass die Mitschüler eines Verstorbenen ihr Mitempfinden in Briefen an dessen Eltern oder Geschwister zum Ausdruck bringen.

es gibt keine „falsche" Trauer

In der Phase aufbrechender Emotionen sollten Schüler darüber informiert werden, dass jeder Mensch anders trauert. Vielleicht zeigen einige Schüler besonders sichtbare Reaktionen wie zum Beispiel häufiges Weinen, während andere eher im Verborgenen trauern. Vor allem Jugendliche sind äußerlich oftmals eher gelassen und beherrscht. Sie wirken deshalb vielleicht kalt. Vor allem Jungen möchten womöglich auch deshalb keine Trauerreaktionen zeigen, weil das unmännlich erscheinen könnte (s. Kap. 6.1.3).

Kein Schüler darf, weil er aus der Sicht der anderen nicht „richtig" trauert, verurteilt oder aus einer Gemeinschaft *anders* trauernder Kinder oder Jugendlicher ausgeschlossen werden (13-jährige Schülerin: *„Ich fand total blöd, wie der Florian sich nach dem Tod von Eric benommen hat. Dem war wohl egal, dass Eric gestorben ist."*). Tatsächlich gibt es kein „Richtig" oder „Falsch". Jeder darf zunächst so reagieren, wie er es möchte.

### 7.3.1.3 Phase des Suchens und Sich-Trennens

Sitzplatz des Verstorbenen

In dieser Trauerphase sollte eine Regelung für den Umgang mit dem früheren Sitzplatz des Verstorbenen vereinbart werden. Das ist jedoch nicht unproblematisch.

**Beispiel**

In einer Studie zur Notfallnachsorge bei Kindern äußerten viele Schüler ihre Bestürzung darüber, dass eine Klassenlehrerin bereits einen Tag nach dem Tod des Klassenkameraden die gesamte Sitzordnung bzw. die Anordnung der Tische im Klassenraum so verändert hatte, dass der Sitzplatz des Verstorbenen nicht mehr sichtbar war. Allerdings stieß diese Maßnahme keineswegs bei allen Kindern auf Ablehnung. Einige waren darüber ausdrücklich froh, weil es ihnen half, nicht ununterbrochen an den Verstorbenen denken zu müssen und sich etwas abzulenken (Karutz 2004a).

Vor diesem Hintergrund empfiehlt es sich, die künftige Sitzordnung in der Klassengemeinschaft zu thematisieren und nach einer Lösung zu suchen, die alle Schüler akzeptieren können. Ein Kompromiss könnte zum Beispiel darin bestehen, dass man für eine Woche (oder einen Monat) zunächst den leeren Stuhl stehen lässt und am Platz des Verstorbenen eine Kerze oder einen Blumenstrauß aufstellt. Nach diesem Zeitraum wird die Anordnung der Tische und Stühle im Klassenraum jedoch verändert.

aktiv an Verstorbenen erinnern

Um sich nochmals an den Verstorbenen zu erinnern, könnten gemeinsam ältere Klassenfotos, Bilder von früheren Klassenausflügen oder Kindergeburtstagen angeschaut werden. Im Klassenzimmer könnte ein Erinnerungstisch mit Andenken aufgestellt werden. Zudem könnte man mit den Schülern etwas unternehmen, was der Verstorbene auch gern getan hat, zum Beispiel ein bestimmtes Lied oder Musikstück singen bzw. hören, Fußball spielen (ein Spiel zu Ehren des Verstorbenen) oder Ähnliches.

mit Eltern des Verstorbenen abstimmen

Die weitere Vorgehensweise sollte in einem persönlichen Gespräch mit den Eltern des verstorbenen Kindes besprochen werden. Konkrete Vorstellungen und Wünsche sind dabei zu respektieren (Iwersen 2005). Die folgenden Nachsorgemaßnahmen sollten nur durchgeführt werden, wenn die Eltern mit ihnen einverstanden sind:

- Veranstalten eines schulinternen Gedenkgottesdienstes oder einer Trauerfeier,
- Veröffentlichen einer Todesanzeige,
- Verfassen eines schriftlichen Abschiedsgrußes für den Verstorbenen,

- Basteln eines Blumengestecks oder einer Beigabe für den Sarg,
- Planen der Beerdigung unter Berücksichtigung von Vorschlägen der Mitschüler,
- Teilnehmen von Mitschülern an der Beerdigung.

Die Befürchtung, Schüler könnten durch die Teilnahme an einer Beerdigung Schaden nehmen, ist zwar weitgehend unangebracht. Allerdings muss eine sorgfältige Vorbereitung erfolgen (Hausmann 2006). Dazu gehört, dass geklärt wird:

**Teilnahme an Beerdigung vorbereiten**

- Was passiert bei einer Beerdigung? Wie läuft sie ab?
- Wie sollen die Schüler sich während der Beerdigung verhalten?
- Wer wird bei den Schülern sein? (Bei der Beerdigung eines Grundschülers sollten z. B. auch die Eltern der Mitschüler mitkommen können.)
- Was können die Schüler während der Beerdigung tun?
- Was passiert, wenn ein Schüler die Beerdigung plötzlich verlassen möchte?

Zudem sollten geduldig alle Fragen beantwortet werden, die Schüler im Hinblick auf die Beerdigung, den Tod und den Verstorbenen äußern. Solche Fragen könnten sein:

**Fragen geduldig beantworten**

- Warum werden Menschen nach ihrem Tod überhaupt beerdigt?
- Warum werden manche Menschen nach ihrem Tod verbrannt und in einer Urne bestattet?
- Warum sind die Besucher einer Trauerfeier schwarz gekleidet?
- Was ist eine Aussegnung?
- Warum wird Erde auf den Sarg gestreut?

- Wie kann man gleichzeitig im Sarg und bei Gott sein?
- Wo ist der Mensch nach seinem Tod?
- Gibt es eine Hölle?
- Was ist die Seele? usw.

keine Überzeugungen aufdrängen

**Auf religiöse Fragestellungen kann man durchaus mit persönlichen Überzeugungen antworten („*Weißt Du, ich stelle mir das so vor …*“). Keinesfalls dürfen sie jedoch aufgedrängt werden (Karasch 2008)!**

Fragen nach Glaubensvorstellungen können zunächst auch an die Schüler zurückgegeben werden („*Was meinst Du denn selbst?*“), um eigene Überlegungen anzustoßen (s. KAP. 6.1.8). Eine pragmatische Vorgehensweise scheint hier angebracht, d.h. primär kommt es nicht darauf an, ob Antworten religionswissenschaftlich einwandfrei begründet und korrekt sind, sondern darauf, dass Kinder Antworten finden, die sie zufriedenstellen und die sie für sich akzeptieren können (Juen, Warger und Nindl 2015).

Zusätzliche Fragen könnten sich aus Bestattungsritualen anderer Kulturen ergeben. Muslime sollen zum Beispiel innerhalb von 24 Stunden und ohne Sarg beigesetzt werden, d.h. der Verstorbene wird lediglich in ein Tuch gehüllt und mit dem Gesicht in Richtung Mekka beerdigt (Rüttinger 2006b). Erläuterungen solcher Rituale sollten von einer entsprechend kompetenten Person gegeben werden.

keinen Gruppendruck aufbauen

Im Vorfeld sollten Schüler selbstständig entscheiden können, ob sie an einer Beerdigung teilnehmen möchten oder nicht. Die Entscheidungsfindung sollte von Erwachsenen nicht beeinflusst werden, weder in die eine, noch in die andere Richtung. Vor allem darf in einer Schulklasse kein Gruppendruck entstehen, etwa nach dem Motto: „*Es gehen doch alle mit, also solltest Du auch mitkommen.*“ Stattdessen sollte man, das Einverständnis der Erziehungsberechtigten immer vorausgesetzt, die Teilnahme an der Beerdigung freistellen und von vornherein ein Alternativangebot für die Schüler überlegen, die an der Beerdigung nicht teilnehmen.

Verabschiedung von einem Verstorbenen

Dass Kinder einen verstorbenen Mitschüler vor der Beisetzung noch einmal anschauen können, kann weder pauschal empfohlen, noch kann davon pauschal abgeraten werden. Positive Erfahrungen schildern Infanger, Infanger und Fässler-Weibel (2005). Nach dem Tod eines an Krebs erkrankten Jungen wurde dieser zu Hause aufgebahrt, und die gesamte Schulklasse hat ihn noch einmal in seinem Kinderzimmer besucht. Argumenten, die für eine solche Vorgehensweise sprechen (z.B. die Tatsache des Todes erkennen und unmittelbar Abschied nehmen können), lassen sich Argumente, die eher dagegen sprechen, gegenüberstellen (z.B. eine denkbare Belastungsverstärkung durch den Anblick des Toten). Auf jeden Fall sollten Verletzungen und Entstellungen, die durch einen Unfall oder Gewaltanwendung entstanden sind, mit Tüchern bedeckt werden. Gegebenenfalls könnten Kinder nur die Hand eines Verstorbenen sehen und berühren. Fraglich ist in diesem Fall allerdings, inwieweit dann Fantasien über das angeregt werden, was den Kindern auf diese Weise verborgen bleibt.

Der unmittelbare Abschied von einem Verstorbenen sollte, ebenso wie die Teilnahme an einer Beerdigung, ausschließlich freiwillig und nur nach einer sorgfältigen Vorbereitung erfolgen.

#### 7.3.1.4 Phase des neuen Selbst- und Weltbezugs

Nach einiger Zeit – einem Monat, einem Schulhalbjahr oder eventuell auch einem ganzen Schuljahr – steht die Wiederherstellung des regulären Schulalltags an. Damit verbunden ist, Namen der Verstorbenen von Klassenlisten zu löschen und ihre letzten persönlichen Gegenstände, die sich noch im Klassenraum bzw. in der Schule befinden, zusammenzuräumen. Gegebenenfalls können sie von Schülern gemeinsam mit dem Klassenlehrer, dem Jahrgangsstufenkoordinator oder der Schulleitung den Eltern übergeben werden (Berger et al. 2010).

**Wenn die Eltern verstorbener Kinder damit *nicht* einverstanden sein sollten, muss man dies jedoch akzeptieren!**

Übergang zum Alltag individuell entscheiden

Wann diese letzte Verabschiedung eines Verstorbenen und der Übergang zum Alltag erfolgen, kann nicht einfach angeordnet werden. Stattdessen sind die Befindlichkeit und die Bedürfnisse der Schüler zu berücksichtigen. Das gilt auch für das weitere Gedenken. Sofern seitens der Schüler der ausdrückliche Wunsch besteht, könnte am Geburtstag oder am Todestag des Verstorbenen regelmäßig eine Kerze angezündet, ein bestimmtes Lied gesungen oder ein anderes kurzes Ritual durchgeführt werden. Ebenso könnten Schüler noch einmal das Grab des Verstorbenen besuchen und dort Blumen niederlegen. Auch bei einer späteren Entlassungsfeier (Abiturfeier, Verabschiedung nach Ende der Schulzeit) könnte noch einmal des Verstorbenen gedacht werden.

## 7.3.2 Tod eines Kindes (innerhalb der Schule)

Todesnachricht immer im direkten Kontakt überbringen

Die meisten Hinweise zum Thema „Tod eines Kindes", die in diesem Buch bereits gegeben wurden, gelten auch dann, wenn ein Kind in der Schule stirbt. Ergänzend kommt hinzu, dass den Eltern des verstorbenen Kindes zeitnah die Todesnachricht überbracht werden muss. Das darf keinesfalls schriftlich oder durch einen Anruf erfolgen.

**Eine Todesnachricht sollte immer persönlich mitgeteilt werden, d.h. die Eltern müssen zu Hause oder, wenn er bekannt ist, an ihrem Arbeitsplatz aufgesucht werden!**

In der Regel übernehmen Polizeibeamte diese Aufgabe, häufig gemeinsam mit psychosozialen Akuthelfern. Bei Todesfällen in der Schule könnte überlegt werden, ob ein Vertreter der Schule mitkommt, etwa der Klassenlehrer, die Schulleitung oder ein speziell für diese Aufgabe vorgesehenes Mitglied des schulinternen Notfallteams.

### 7.3.3 Tod einer Lehrkraft (außerhalb der Schule)

Beim Tod einer Lehrkraft ist die Vorgehensweise grundsätzlich ähnlich wie bei dem Tod eines Schülers. Im Vordergrund steht auch hierbei zunächst ...

- das Vermitteln von Informationen,
- die Ermöglichung, Trauer zu zeigen,
- das Auslegen eines Kondolenzbuches,
- das Durchführen eines Abschiedsrituals bzw.
- die Veranstaltung einer schulinternen Trauerfeier,
- die Teilnahme von Schülern und/oder Kollegen des Verstorbenen an der Beerdigung, sofern das von den Angehörigen erwünscht ist, usw.

Speziell nach dem Tod eines Lehrers können einige besondere Reaktionen auftreten, die bei der Nachsorge beachtet werden müssen. Wenn es sich um eine eher unbeliebte Person gehandelt hat, kann deren Tod bei einigen Mitgliedern der Schulgemeinde auch Erleichterung, vielleicht sogar (heimliche) Freude hervorrufen (Randegger 2015). Gerade dieses Empfinden kann aber Schuldgefühle zur Folge haben (17-jähriger Schüler: *„Ich schäme mich richtig, weil ich froh bin, dass der Herr Müller jetzt tot ist. Ich weiß selbst, dass ich mich darüber eigentlich nicht freuen darf.“*).

Schuldgefühle könnten zudem auftreten, wenn Schüler oder Kollegen sich für den Tod des Verstorbenen direkt oder zumindest indirekt verantwortlich fühlen (16-jährige Schülerin: *„Wenn wir ihn nicht immer so geärgert hätten, hätte er vielleicht keinen Herzinfarkt bekommen!“*).

**Sofern Mitglieder der Schulgemeinde sich gegenseitig Schuld zuweisen, sollte Hilfe durch externe (!) psychosoziale Akuthelfer oder Schulpsychologen in Anspruch genommen werden.**

## 7.3.4 Tod eines Angehörigen (außerhalb der Schule)

Wenn ein Angehöriger eines Schülers stirbt, sollte die weitere Vorgehensweise zunächst mit dem betroffenen Kind und dessen Erziehungsberechtigten abgesprochen werden. Sinnvoll ist es sicherlich, dass der Tod eines Angehörigen in der Schule thematisiert wird. Das sollte jedoch in angemessener Weise erfolgen. Zu Beginn eines Schultags könnte das Kind, dessen Angehöriger verstorben ist, seinen Mitschülern zum Beispiel selbst mitteilen, was passiert ist. Diese Aufgabe könnte natürlich auch der Klassenlehrer übernehmen; je nachdem, wie es gewünscht ist.

**Klassenkameraden informieren**

Das betreffende Kind sollte von den anderen Mitgliedern der Schulgemeinde nicht nur Anteilnahme erfahren, zum Beispiel indem es in den Arm genommen, mit ihm gespielt oder es auf besondere Weise in eine andere Aktivität eingebunden wird. Ihm sollte auch mitgeteilt werden, dass es sich in der Schule jederzeit mit Fragen oder Schwierigkeiten vertraulich an einen erwachsenen Ansprechpartner wenden kann, etwa den Klassenlehrer, den Vertrauenslehrer, den Schulpsychologen oder Schulseelsorger.

**Anteilnahme ausdrücken**

Zu beachten ist insbesondere, dass der Tod eines Familienmitglieds auch dazu führen kann, dass erwachsene Hinterbliebene sich plötzlich nicht mehr in der gewohnten Weise um das Kind kümmern können bzw. nicht mehr wie sonst für das Kind da sind, weil ihre eigene Trauer dies unmöglich macht. Kinder erleben solch ein Verhalten trauernder Eltern unter Umständen als einen weiteren schmerzhaften Verlust.

Lehrer als stellvertretende Bezugspersonen

**Vor diesem Hintergrund kommt den erwachsenen Bezugspersonen des Kindes in der Schule eine besondere Bedeutung zu. Bis die familiären Bezugspersonen wieder ausreichend stabilisiert sind, nehmen sie möglicherweise eine Ersatz- oder Stellvertreterfunktion ein!**

Betroffenen beobachten und ggf. regulierend eingreifen

Vorausgesetzt, dass auch dies zuvor so abgesprochen wurde, sollten die Mitschüler des trauernden Kindes darauf hingewiesen werden, dass sie zum Tod des Angehörigen durchaus Fragen stellen können. Starke Neugierde oder zu intensives Nachfragen kann jedoch zusätzlich belasten. Daher sollten die anderen Kinder akzeptieren, wenn das betroffene Kind mitunter keine Antwort geben oder einfach nur in Ruhe gelassen werden möchte. Gegebenenfalls sollte von einer Lehrkraft oder einem psychosozialen Akuthelfer regulierend eingegriffen werden. Gleiches gilt für das Spenden von Trost. Vor allem bei jüngeren Kindern kann das (in guter Absicht!) mit einer solchen Intensität und Herzlichkeit erfolgen, dass das betroffene Kind es als unangenehm empfindet. In einem solchen Fall sollte ebenfalls interveniert werden („*Es ist sehr lieb von Euch, wie Ihr den Max tröstet, aber man kann auch zu viel trösten.*“).

**Eine „Stigmatisierung“ des betroffenen Schülers muss unbedingt vermieden werden!**

keine Sonderrolle schaffen

Anteilnahme an der Trauer um einen verstorbenen Angehörigen sollte nicht dazu führen, dass ein Kind in eine Sonderrolle gedrängt und dadurch langfristig ausgrenzt wird. Auch ist es nicht angebracht, ein trauerndes Kind von Hausaufgabenkontrollen, der Übernahme des Tafeldienstes usw. auszunehmen.

Während ein Kind zu der Beerdigung eines Angehörigen geht, könnte die Schulklasse allerdings um eine Schweigeminute gebeten werden, um das Geschehene zu verinnerlichen, Anteilnahme auszudrücken und dem Mitschüler und seiner Familie in dieser Situation gedanklich beizustehen. Wenn es gewünscht wird und alle Beteiligten einverstanden sind, könnte ein enger Freund bzw. eine Freundin des betroffenen Schülers diesen zur Beerdigung seines Angehörigen begleiten. Eventuell könnte auch der Klassenlehrer an der Beerdigung teilnehmen.

## 7.4 Suizidalität und Suizid

**Begriffsklärung**

Der Begriff *„Suizid"* ist als Selbsttötung eines Menschen definiert. Demgegenüber werden alle Handlungen, die jemand in Selbsttötungsabsicht unternimmt, die aber nicht tödlich enden, als *Suizidversuch* bezeichnet. Suizidgefährdung, d.h. ein psychischer Zustand, in dem Gefühle, Gedanken und Handlungen einer Person zunehmend auf eine mögliche Selbsttötung fokussiert sind, wird auch *Suizidalität* genannt.

Von einem *erweiterten Suizid* ist die Rede, wenn andere Personen in die eigene suizidale Handlung einbezogen, d.h. ebenfalls getötet werden.

Der in der Öffentlichkeit häufig verwendete Terminus *„Selbstmord"* ist problematisch, weil er suggeriert, dass die Selbsttötung eines Menschen wie jeder andere Mord als kriminelle Tat, als ein Verbrechen bewertet wird (Bründel 2015). Auch die Formulierung, dass jemand den *Freitod* gewählt hat, sollte nach Möglichkeit nicht verwendet werden. Hierbei handelt es sich um einen verschleiernden Euphemismus.

### 7.4.1 Suizidalität

für Erwachsene häufig überraschend

Eine Besonderheit der Suizidalität von Jugendlichen besteht darin, dass sie sich für Erwachsene häufig überraschend, ohne eine erkennbare längere Vorgeschichte entwickelt (Frank 2005, Juen et al. 2008). Ein Grund dafür könnte sein, dass Jugendliche meist nicht mit Erwachsenen über ihre Suizidgedanken reden, sondern mit Gleichaltrigen, denen sie wiederum verbieten, mit weiteren Personen darüber zu sprechen. Jugendliche, die von den Suizidgedanken anderer Jugendlicher erfahren, nehmen diese Äußerungen auch nicht immer ausreichend ernst, insbesondere dann nicht, wenn sie eher spielerisch kommuniziert werden (15-jährige Schülerin beiläufig zu einer Freundin: *„Stell Dir mal vor, ich würde von der Brücke hier runterspringen. Das wäre doch voll krass, oder?"*). Kommt es dann zum Suizid, können starke Schuldgefühle die Folge sein, weil die Brisanz der Äußerungen nicht rechtzeitig erkannt wurde (van Wissen und Korittko 2002, Juen et al. 2008).

**Zahlen, Daten, Fakten**

Etwa 15 % aller 14 bis 15-jährigen Schülerinnen und Schüler berichten über Suizidgedanken, wobei diese Gedanken bei Mädchen häufiger sind als bei Jungen. Ca. 20 % der Mädchen geben in Untersuchungen an, schon einmal über eine Selbsttötung nachgedacht zu haben, bei den Jungen sind dies rund 9 % (Ev.-Lutherische Kirche in Bayern und Katholisches Schulkommissariat Bayern 2018).

Ursache vs. Auslöser

Wichtig ist die Unterscheidung zwischen den Ursachen und dem Auslöser einer Suizidhandlung. Die Ursachen einer Suizidhandlung sind in der Regel multifaktoriell, d.h. es kommen mehrere Faktoren zusammen. Der Auslöser könnte ein einzelner Streit mit einem Mitschüler sein, ebenso die Information über eine schlechte Zensur oder darüber, dass ein Schüler nicht versetzt wird usw. Solche *Auslöser* sind aber nicht die *Ursache* der Suizidhandlung.

Als Risikofaktoren für suizidales Verhalten bei Jugendlichen gelten (nach Schmidtke et al. 2002, Juen et al. 2008, Bründel 2015)

Risikofaktoren für Suizidalität

- biologische Prädisposition,
- körperliche Krankheiten,
- psychische Störungen, insbesondere Depression,
- Depression bei einem Elternteil,
- ungünstige familiäre Bedingungen,
- besondere Vulnerabilität, bedingt durch die Pubertät,
- besonders starke Empfindsamkeit bzw. akzentuierte Wahrnehmung von Gefühlen: Niemand ist so sehr verliebt, glücklich, unglücklich usw. wie ein Jugendlicher; *„Glück wird ebenso tief und absolut erlebt wie Schmerz.“*,
- traumatische bzw. andere besonders negative Lebenserfahrungen (z. B. Mobbing, aber auch die Trennung bzw. Scheidung der Eltern),
- fehlende oder gescheiterte soziale bzw. emotionale Beziehungen,
- gering ausgeprägte persönliche Bewältigungsstrategien,
- gering ausgeprägte interpersonelle Fähigkeiten,
- ein negatives Selbstkonzept,
- straffälliges Verhalten,
- Substanzmissbrauch,
- Schulschwierigkeiten,
- eine besonders ausgeprägte Tendenz, sich nach Vorbildern auszurichten sowie
- ein generell höheres Risikoverhalten von Jugendlichen (Sensation-Seeking-Phänomen).

Weitere Risikofaktoren sind vorangegangene Suizide im Umfeld bzw. die Medienberichterstattung über Suizide (Robertz 2007b, s. Kap. 7.7).

**Zahlen, Daten, Fakten**

Nach der 1981 ausgestrahlten Sendung „Tod eines Schülers“, in der über den Suizid eines Jugendlichen berichtet wurde, stieg die Anzahl der Suizide bei den männlichen Schülern im Alter von 15 bis 19 Jahren in den folgenden 70 Tagen um 175 % an: von vorher durchschnittlich 7,6 Fällen auf 21 Fälle (Himmelrath und Neuhäuser 2014)!

Für einen Nachahmungssuizid (nach Goethes Roman „Die Leiden des jungen Werthers“ auch „Werther-Effekt“ genannt) besonders gefährdet sind (nach Michel, Vorster und Probst o.J.)

Risiko für Nachahmung bei...

- Geschwister und Freunde des Suizidenten (vor allem dann, wenn sie von der Suizidalität wussten, evtl. aber nichts dagegen unternommen haben),
- Zeugen des Suizids,
- Kinder und Jugendliche mit früherem Suizidversuch,
- Kinder und Jugendliche mit Depressionen bzw. der Tendenz zu depressiven Reaktionen,
- Kinder und Jugendliche mit psychischer Instabilität in der Familie sowie
- Kinder und Jugendliche mit sonstigen starken familiären, schulischen oder persönlichen Vorbelastungen.

Auf einen bevorstehenden Suizidversuch weisen folgende Anzeichen hin (nach Weinhardt et. al. 2005, Hessisches Kultusministerium 2007, Bründel 2015):

Hinweise für bevorstehenden Suizidversuch

*Ungewöhnliche Veränderungen im Verhalten:*

- sozialer Rückzug, insbesondere aus dem Freundeskreis

- Verlust früherer Interessen (z.B. Arbeitsgruppe, Hobbys, Sportverein usw.)
- Weglaufen, um gesucht zu werden („*Mal sehen, ob ihr mich sucht!*“)
- Herumstreunen („*Ich gehöre nirgendwo hin.*“)
- zunehmendes Interesse am Thema Tod, intensive Auseinandersetzung mit dem Tod
- Sammeln von Todesanzeigen, Bildern von Gräbern und Friedhöfen
- häufiges Entlanggehen von Bahngleisen oder das Aufsuchen von Brücken und Hoch- oder Parkhäusern
- Malen und Zeichnen düsterer Bilder
- verstärkter Alkohol- und Drogenkonsum
- Schlafstörungen bzw. auffällige Müdigkeit als Folge von Schlaflosigkeit
- Konzentrationsstörungen
- häufigere Fehlzeiten in der Schule bis hin zur völligen Schulverweigerung
- plötzlicher Leistungsabfall (oder auch plötzliche Leistungssteigerung!)
- veränderte Essgewohnheiten
- psychosomatische Beschwerden (Bauchschmerz, Kopfschmerz, Verspannungen)
- häufige Unfallbeteiligung, bedingt durch hohes Risikoverhalten
- offensichtliche Selbstverletzungen
- Gleichgültigkeit
- Depression
- körperliche Verwahrlosung, mangelnde Selbstpflege
- Unordentlichkeit
- im Unterricht auffällige Unaufmerksamkeit, gedankliche Abwesenheit

- nach einer längeren Phase sichtbarer Erregung und Anspannung wirkt jemand plötzlich sehr ruhig und gelassen
- Sammeln von Medikamenten (Tabletten)
- Verschenken persönlicher Gegenstände
- Handlungen zum Ordnen des Nachlasses (Auflösung eines Bankkontos, Zimmer aufräumen usw.)
- unvorhergesehene Abschiedsbesuche bei Bezugspersonen

*Mündliche Äußerungen:*

- In Gesprächen (auch in Unterrichtsbeiträgen!) werden philosophische Fragen aufgeworfen wie z.B. *„Darf man sich eigentlich das Leben nehmen?“* oder *„Was kommt nach dem Sterben?“*
- *„Wie ist das wohl, wenn man tot ist?“*
- *„Niemand kann mir helfen.“*
- *„Ich kann nicht mehr.“*
- *„Ich bin froh, wenn das alles vorbei ist.“*
- *„Am liebsten wäre ich tot.“*
- *„Ihr werdet schon sehen!“*
- *„Schluss zu machen, ist sowieso das Beste.“*
- *„Gut, dass ich mich darum nicht mehr kümmern muss.“*
- *„Diese Dinge gehen mich bald sowieso nichts mehr an.“*
- *„Bald habt ihr es geschafft.“*
- *„Bald seid ihr mich los.“*
- *„Ich bin bald eh nicht mehr da.“*
- *„Für mich hat alles keinen Sinn mehr.“*
- *„Ohne mich wäre die Stimmung in der Klasse viel besser.“*
- permanent sarkastische, ironische oder aggressive Betonungen in alltäglichen Gesprächen oder Unterrichtsbeiträgen
- Angaben zur Gestaltung der eigenen Beerdigung

*Schriftliche Äußerungen:*

- Zeichnungen von Todessymbolen, z. B. Kreuze, Särge oder Gräber
- Zeichnungen, in denen eine konkrete Suizidhandlung gezeigt wird
- Niederschriften mit Testamentcharakter wie z. B. *„Meine Bücher könnt ihr verschenken."*
- Abschiedsbriefe
- Tagebücher mit einschlägigen Eintragungen, die offen herumliegen: Das macht deutlich, dass sie gelesen und wahrgenommen werden sollen.
- Zettel mit schriftlich formulierten Suizidgedanken, die zwar zerknüllt im Papierkorb liegen, aber eben doch so platziert sind, dass sie anscheinend gefunden werden sollen.

Grundsätzlich ist zu beachten, dass das Risiko umso höher ist, je konkreter die Suizidgedanken bzw. -planungen sind. Dennoch ist *jedes* Anzeichen für eine eventuelle Suizidgefährdung unbedingt ernst zu nehmen!

je konkreter, desto ernster nehmen

Beim Auftreten verdächtiger Hinweise sollte der betreffende Schüler zunächst nicht mehr allein gelassen werden. Wenn befürchtet wird, dass eine Suizidhandlung unmittelbar bevorsteht, sollten potenziell gefährliche Gegenstände wie Messer aus der Umgebung entfernt, mögliche Fluchtwege gegebenenfalls versperrt werden (Frank 2005).

Ein Gespräch mit dem Schüler sollte in einer ruhigen, geschützten Atmosphäre stattfinden, gegebenenfalls sind auch die Erziehungsberechtigten und ein Schulpsychologe oder psychosozialer Akuthelfer hinzuzuziehen. Suizidgedanken sollen offen und direkt angesprochen werden. Im weiteren Verlauf empfiehlt sich eine nicht-direktive Gesprächsführung. Prinzipiell sollten suizidgefährdete Schüler jedoch zeitnah therapeutische Hilfe erhalten.

offen und direkt ansprechen

**Das Vereinbaren von sogenannten Überlebensverträgen sollte speziell dafür ausgebildeten und entsprechend erfahrenen Personen vorbehalten bleiben (Englbrecht und Storath 2005)!**

### 7.4.2 Suizid

Ein Suizid sollte nicht verschwiegen oder vertuscht werden. Ebenso wie bei anderen Todesfällen sollten Schüler ihre Gefühle von Trauer, Wut und Unverständnis zum Ausdruck bringen können (Juen, Warger und Nindl 2015).

**Bei Nachsorgemaßnahmen nach einem Suizid ist allerdings darauf zu achten, dass keine Heroisierung, Mystifizierung oder Romantisierung des Verstorbenen bzw. seiner Suizidhandlung erfolgt (Bronisch 2014)!**

Aus gegebenem Anlass sollten Kinder und Jugendliche über Ursachen und Anzeichen von Suizidalität aufgeklärt werden. Um von Schuldgefühlen zu entlasten, sollte sinnvollerweise auf die multifaktorielle Verursachung von Suizidhandlungen hingewiesen werden (van Wissen und Korittko 2002).

*besonderer Stellenwert der Psychoedukation*

Die Informationen zu Belastungsreaktionen und Psychoedukation (s. Kap. 6.1.3) gelten auch in diesem Fall. Die Schüler sollten jedoch darauf hingewiesen werden, dass Anzeichen von Suizidgedanken und -planungen unbedingt an einen Erwachsenen (Lehrer, Schulpsychologen) weitergegeben werden müssen (Langer 2006). Das ist ausdrücklich kein Petzen, sondern ein unter Umständen lebensrettendes Verhalten. Zudem sollte vermittelt werden, welche Hilfsangebote in suizidalen Krisen zur Verfügung stehen und wie sie in Anspruch genommen werden können. Ansprechpartner sollten zum Beispiel mit allen wichtigen Informationen zu ihrer Erreichbarkeit (Sprechzeiten, Notrufnummern usw.) vorgestellt werden.

*Hilfsangebote vorstellen*

**Dass einzelne Suizidmethoden in Nachsorgegesprächen nicht detailliert beschrieben werden dürfen, um keine Anleitung für Nachahmungstaten zu geben, versteht sich von selbst!**

Die gelegentlich geäußerte Empfehlung, für Personen, die sich selbst getötet haben, keine Gedenkfeier zu veranstalten, ist allerdings problematisch. Ein solches Vorgehen könnte indirekt so verstanden werden, dass Trauer in dieser Situation „nicht sein darf". Das Bedürfnis, Trauer in angemessener Weise auszudrücken, besteht jedoch auch bei einem Suizid. Zudem könnten Schüler, wenn seitens der Schule keine Gedenkfeier ausgerichtet wird, eine solche Veranstaltung selbstständig organisieren. Im Hinblick auf den oben beschriebenen „Werther-Effekt" sowie Heroisierungs-, Mystifizierungs- oder Romantisierungstendenzen kann dies weitaus kritischer zu bewerten sein als eine sorgfältig vorbereitete, „offizielle" Trauerfeier! Trauerfeier für Suizidenten

## 7.5 Feuer

Bei Bränden im Schulgebäude geht die größte Gefahr nicht von den Flammen oder der Hitzeeinwirkung, sondern von der starken Rauchentwicklung aus (s. ABB. 33). Das Einatmen der hochgiftigen Brandgase führt innerhalb kürzester Zeit zur Bewusstlosigkeit und im weiteren Verlauf zum Tod durch Ersticken. Eigene Löschversuche sollten daher nur unternommen werden, wenn sie gefahrlos möglich sind. Rauch = größte Gefahr

***Vor*** **jedem Löschversuch ist die Feuerwehr zu alarmieren!**

Mit einem geeigneten Alarmsignal muss die Schulgemeinde bei einem Brand rasch gewarnt und, sofern das noch möglich ist, zum Verlassen des Gebäudes aufgefordert werden. Bevor man die Tür eines Klassenraums öffnet, sollte sie vorsichtig auf Wärmeentwicklung abgetastet werden, um eine unter Vorsicht Gebäude verlassen

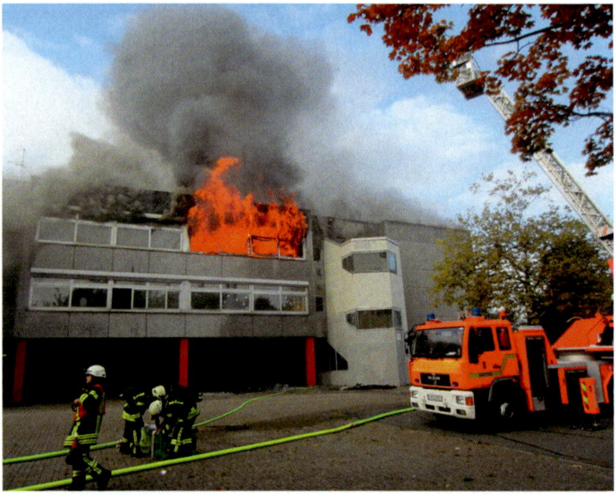

**Abb. 33** ▶ Feuer in einem Schulgebäude: Glücklicherweise wurden bei diesem Brand eines Klassenraumes keine Personen verletzt (Foto: Berufsfeuerwehr Mülheim an der Ruhr).

unmittelbare Brandgefahr dahinter abschätzen zu können. Nach der Türkontrolle soll außerdem die „Fluchtwegkontrolle" erfolgen (Landesfeuerwehrschule Baden-Württemberg 2009). Dabei wird die Tür zunächst nur einen Spalt weit geöffnet, um nachzusehen, ob der Flur und das Treppenhaus verraucht sind. Nur wenn das nicht der Fall ist, sollen Lehrer und Schüler den Klassenraum verlassen.

Die Schüler sollten ihre Jacken rasch anziehen. Eine Klassenliste bzw. das Klassenbuch sollte mitgenommen werden, Schultaschen und Rucksäcke bleiben jedoch im Klassenraum. Das Zusammenpacken würde zum einen zu einer Zeitverzögerung führen, zum anderen würden die Fluchtwege eingeengt, wenn jeder Schüler größeres Gepäck mit sich führt. Bei aller gebotenen Eile sollte man beim Verlassen des Gebäudes keinesfalls rennen, um Stürze zu vermeiden. Lehrer müssen immer als Letzte gehen und darauf achten, dass niemand zurückbleibt. Toiletten und Fachräume sollten gegebenenfalls noch einmal kontrolliert werden.

Toiletten und andere Räume ggf. kontrollieren

Fenster und Türen müssen geschlossen werden, um die Ausbreitung von Brandrauch zu verhindern.

Nach dem Verlassen des Gebäudes haben sich alle Mitglieder der Schulgemeinde an den vorher festgelegten Sammelpunkten zusammenzufinden.

an vorab festgelegten Sammelpunkten treffen

**Mit Hilfe der Klassenlisten muss umgehend überprüft werden, ob alle Schüler angekommen sind!**

Wird jemand vermisst, ist das unverzüglich den Rettungskräften zu melden, damit die notwendigen Suchmaßnahmen eingeleitet werden. Der beste Ansprechpartner ist immer der jeweilige Einsatzleiter. Vielerorts wird er mit einer farbigen (meist gelben) Weste gekennzeichnet, sodass er sich von den anderen Helfern unterscheidet und rasch ausfindig machen lässt. Falls man den Einsatzleiter nicht sofort findet, kann man sich an die anderen Rettungskräfte wenden. Sie geben die Informationen an ihn weiter.

Vermisste der Feuerwehr melden

Während der Löscharbeiten müssen die Schüler an den Sammelpunkten aufmerksam beaufsichtigt werden. Auch muss darauf geachtet werden, dass kein Kind in das Gebäude zurückläuft, etwa um doch noch persönliche Gegenstände zu holen.

Wenn Mitglieder der Schulgemeinde ihr Klassenzimmer nicht mehr verlassen können, weil der Fluchtweg bereits brennt oder verraucht ist, sollten sie sich an den Fenstern bemerkbar machen. Sie werden dann von der Feuerwehr über Leitern gerettet. In höchster Not, d. h. bei unmittelbarer Lebensgefahr durch Brandrauch oder Flammen im Klassenzimmer, können eingeschlossene Personen auch in ein großes aufblasbares Luftkissen (Sprungretter) springen, das die Feuerwehr in solchen Fällen vor den Fenstern aufbaut. Der Sprung aus größerer Höhe darf jedoch nur erfolgen, wenn die Einsatzkräfte dazu aufgefordert haben. Wenn Personen springen, ohne dass ein Sprungretter vollständig aufgebaut

wenn Fluchtweg versperrt, am Fenster bemerkbar machen

ist, hat das fast immer schwere, unter Umständen sogar tödliche Verletzungen zur Folge.

**Anweisungen der Feuerwehr ist zwingend Folge zu leisten!**

Um das Eindringen von Brandrauch in das Klassenzimmer in der Wartezeit bis zur Rettung zu verhindern, sollten Türritzen und Schlüssellöcher gegebenenfalls mit Kleidungsstücken abgedichtet werden.

bei Bränden keine Aufzüge nutzen

Zu ergänzen ist an dieser Stelle noch, dass Aufzüge bei Bränden grundsätzlich nicht benutzt werden dürfen. Durch einen Stromausfall könnten sie stecken bleiben und, sobald Brandgase eindringen, für die Personen darin zur Todesfalle werden.

## 7.6 Körperverletzung

**Begriffsklärung**

Eine einheitliche Definition von *Gewalt* gibt es nicht, was eine systematische Auseinandersetzung mit der Thematik enorm erschwert. Unterschieden werden können mindestens folgende Formen von Gewalt:

- *Physische Gewalt*, z.B. die körperliche Verletzung anderer Personen, aber auch Sachbeschädigung, das Erstellen von Graffitis usw. und *psychische Gewalt*, z.B. verbales Lächerlichmachen, Bloßstellen, Beleidigen, Drohen, Belügen, Anbrüllen usw.
- Ferner: *personale Gewalt*, d.h. Gewalt, die von einer Person bzw. mehreren Personen ausgeübt wird, und *strukturelle Gewalt* wie z.B. Leistungsdruck, Benotung, Selektionscharakter der Schule, die Möglichkeit des Sitzenbleibens, der „heimliche Lehrplan" usw.

Bullying = aggressives, schädigendes Verhalten über längere Zeit

- Spezielle Gewaltformen in Schulen sind: *Bullying*, d.h. ein aggressives, absichtlich schädigendes Verhalten, das wiederholt und über einen längeren Zeitraum von einem oder mehreren Schülern gezeigt wird und sich gegen einen oder mehrere Mitschüler richtet. Vorauszusetzen ist dabei, dass zwischen Täter(n) und Opfer(n) ein tatsächliches oder zumindest subjektiv erlebtes Macht- bzw. Kräfteungleichgewicht besteht (Scheithauer und Bull 2009). Der englische Begriff „Bullying" basiert auf dem Wort „bully", was soviel wie „Schläger", „brutaler Typ" bedeutet. Beim *Cyberbullying* handelt es sich um eine Sonderform des Bullying. Hier geht es um Beleidigungen und Diffamierungen, die vor allem im Internet veröffentlicht werden.

Cyberbullying = Beleidigung/ Diffamierung im Internet

- *Happy Slapping* umschreibt schließlich eine physische Gewaltanwendung gegen Einzelne, die mit einer Video- oder Handykamera aufgezeichnet und per MMS, Messenger-Dienste oder im Internet zur Schau gestellt wird. Auch dieser Begriff stammt aus dem Englischen. Sinngemäß übersetzt bedeutet er „fröhliches Zuschlagen".

Happy Slapping = Videoaufzeichnung körperlicher Übergriffe

Diese allgemeinen Begriffsklärungen vorangestellt, soll nachfolgend ausschließlich auf einen spezifischen Aspekt physischer Gewalt an Schulen fokussiert werden: die (mehr oder weniger) schwere Körperverletzung.

Für die Ausübung körperlicher Gewalt unter Schülern lassen sich zunächst zahlreiche Risikofaktoren identifizieren. Diese Faktoren beeinflussen sich wechselseitig – Gewalt wird ebenfalls stets „multifaktoriell" verursacht (nach Preuschoff und Preuschoff 2000, Olweus 2002, Bachheibl 2016):

Risikofaktoren für Gewaltverhalten

*Risikofaktoren der Person:*

- biologische Prädisposition
- Persönlichkeitsstörungen
- Missbrauchs- bzw. Misshandlungserfahrungen
- Veränderungskrisen (z. B. Pubertät)
- häufige Versagenserlebnisse
- misslungene Identitäts- und Sinnsuche

- geringes Selbstwertgefühl
- Zurückweisung bei Partnersuche
- wenig soziale Kontakte
- negative Einflüsse der Peer-Gruppe
- Angst vor Gewalt
- langfristig ungünstige Ernährung (vor allem phosphor- und zuckerhaltige Nahrung)

*Risikofaktoren der Familie:*

- generelle Erziehungsunfähigkeit der Eltern
- unterdrückendes, inkonsequentes Erziehungsverhalten
- fehlende Grenzsetzung in der Erziehung
- Erziehungsabstinenz des Vaters
- alleinerziehender Elternteil
- Aufwachsen in einer Patchworkfamilie
- Konflikte, Scheidung der Eltern
- niedrige soziale Schicht bzw. Armut
- Alkohol- und Drogenkonsum
- Arbeitslosigkeit der Eltern
- ungünstige Wohnverhältnisse
- Gewalttätigkeit in der Familie
- Anmeldung eines Kindes an einer weiterführenden Schule, für die es nicht empfohlen wurde (z.B. Gymnasium anstelle einer Realschule)

*Risikofaktoren der Schule:*

- starker Selektions- bzw. Leistungsdruck
- unzureichend aus- und fortgebildete, überforderte Lehrkräfte (z.B. mit geringer eigener Konfliktlösungs- und Deeskalationskompetenz)
- uneinheitliches Lehrerverhalten
- abwertendes Lehrerverhalten
- mangelnde Wertschätzung
- negative Anerkennungsbilanz
- Bullying-Erfahrungen

- ein nur wenig schülerzentrierter Unterrichtsstil, wenig Methodenvarianz („Frage-Antwort-Geplänkel“, Preuschoff und Preuschoff 2000)
- wenig Bewegung bzw. körperliche Aktivität durch langes Sitzen, noch dazu auf u. U. ergonomisch mangelhaften Stühlen
- Humorlosigkeit
- Über- oder Unterforderung, Langeweile
- schulische Misserfolge und dadurch bedingte Frustration
- fehlende Möglichkeit, sich selbst zu verwirklichen, vorrangige Fremdbestimmung
- keine festen Beziehungen, schlechte Qualität der Beziehungen zwischen Schülern und Lehrern
- schlechtes Klima im Lehrerkollegium
- insgesamt schlechtes Schulklima

*Risikofaktoren der Gesellschaft:*

- Akzeptanz von Gewalt (z. B. Machokultur)
- sozialer Brennpunkt
- Arbeitsmarktlage
- materielle und gesellschaftliche Perspektivlosigkeit
- verringerte Zugangschancen für den Arbeitsmarkt
- hoher Konkurrenzdruck
- hoher Konformitätsdruck
- negative Auswirkungen bestimmter Mediendarstellungen
- gescheiterte Integrationsprozesse von Kindern ausländischer Herkunft
- Integration in eine gewaltbereite Peer-Gruppe bzw. einen delinquenten Freundeskreis

Wenn es eine körperliche Auseinandersetzung gegeben hat, bei der jemand verletzt wurde, ist es zunächst notwendig, sich – ebenso wie bei anderen Notfällen – einen Überblick über die Situation zu verschaffen. Wenn Täter und Opfer nicht sofort klar unterschieden werden können, ist Neutralität angebracht. Sofern die Rollenverteilung offensichtlich ist, muss entschieden zugunsten des Opfers Partei ergriffen werden.

entschieden eingreifen

**Oberste Priorität hat, die Gewaltanwendung unverzüglich zu stoppen. Gugel (2008) empfiehlt eindeutige Instruktionen wie *„Sofort aufhören! Hier wird nicht geschlagen!"* oder *„Auseinander, das ist hier verboten."***

Gleichwohl gilt auch in diesen Situationen, dass niemand sich unnötig in Gefahr bringen soll. Ein eigenes körperliches Eingreifen in eine noch andauernde Schlägerei ist, wenn überhaupt, nur bei klarer eigener Überlegenheit zu empfehlen.

**Besondere Vorsicht ist geboten, wenn Waffen angewendet werden. Eigenschutz hat immer Vorrang. Hier gilt der Grundsatz: Ein verletzter Helfer ist kein guter Helfer.**

Gegebenenfalls sollten zusätzliche Lehrkräfte, bei Bedarf auch die Polizei hinzugerufen werden. Sofern ein Unterbrechen der Gewalthandlungen bis zum Eintreffen weiterer Hilfe nicht verantwortet werden kann, sollte man den Tathergang zumindest aufmerksam beobachten und, sofern möglich, deeskalierend einwirken. Mitunter werden Schlägereien auf dem Schulgelände zum Beispiel durch Umstehende noch angefeuert. Ein solches Verhalten muss unverzüglich unterbunden werden.

Kontrahenten voneinander trennen

Nachdem eine Gewalthandlung beendet ist, sollten die Kontrahenten voneinander getrennt werden, um in einer *„Off-Situation"* (Walker 1995) für *„emotionale Abkühlung"* zu sorgen. Je nach Situation bzw. den Bedürfnissen der Beteiligten kann das durch unterschiedliche Maßnahmen erreicht werden, sowohl durch Atemübungen (*„Atme erst einmal tief ein und aus!"*), Zuwendung und Ruhe als auch durch (weitere) Bewegung oder Ablenkung (Gugel 2007). Zweckmäßigerweise kümmert sich ein Helfer um den Täter, ein anderer um das Opfer.

keine Stigmatisierung von Opfer oder Täter

Das *Opfer* sollte in Sicherheit gebracht und vor den Blicken der Zuschauer geschützt werden. Eine Stigmatisierung als Opfers ist jedoch zu vermeiden. Um den Betroffenen aus der Opferrolle herauszuholen, kann er zum Beispiel danach gefragt werden, welche Hilfe er sich in diesem Augenblick wünscht. Vielleicht möchte das Opfer einer Körperverletzung, dass ein Freund bei ihm ist, die Eltern benachrichtigt werden oder Ähnliches. Solchen Wünschen sollte selbstverständlich entsprochen werden.

*Zuschauer* bzw. Augenzeugen einer gewalttätigen Auseinandersetzung sollten aufgefordert werden, sich als Zeuge zur Verfügung zu stellen.

Schüler, die eingegriffen und Schlichtungsversuche unternommen haben, sollten dafür ausdrücklich gelobt bzw. auch belohnt werden. Zivilcourage verdient Anerkennung und Respekt!

Konsequenzen deutlich machen

Ebenso wie Opfer dürfen *Täter* nicht stigmatisiert werden (zum sog. Etikettierungsphänomen S. A. KAP. 7.7). Ihnen muss jedoch unmissverständlich deutlich gemacht werden, dass eine Gewaltanwendung immer und zwingend Konsequenzen nach sich zieht („*Dafür musst Du Dich verantworten!*"). Diese müssen, nachdem sie angekündigt wurden, auch umgesetzt werden.

Leere Drohungen können die Bereitschaft zu gewalttätigem Handeln eher noch verstärken, weil sie deutlich machen, dass Täter letztlich nichts zu befürchten haben!

Zumindest ist es angebracht, dass ein Täter bei seinem Opfer (ernsthaft!) um Entschuldigung bittet. Über weitere Sanktionen, etwa einen Tatausgleich bzw. eine zu leistende Wiedergutmachung sollte in einem Mediationsprozess, gegebenenfalls auch vom Klassenrat, einem Schülergericht oder natürlich der Disziplinarkonferenz einer Schule entschieden werden. Tat und Strafe sollten dabei in einem möglichst angemessenen Verhältnis zueinander stehen (Walker 1995).

nach Ursachen suchen

Nach der Intervention im Notfall sollte zudem nach konkreten Ursachen für die Gewalthandlung gesucht werden. Vor dem Hintergrund der oben genannten Risikofaktoren ist Folgendes möglich:

- Eine Gewalthandlung wurde ausgeübt, um einen Konflikt zu lösen. Hier wäre es notwendig, alternative Konfliktlösungsstrategien zu vermitteln.
- Eine Gewalthandlung resultiert aus Frust über schulische Misserfolge. Hier wären zum einen spezifische Fördermaßnahmen angebracht. Zum anderen könnten einem Schüler Erfolge in anderen Bereichen ermöglicht werden, etwa in einer Arbeitsgemeinschaft.
- Mit einer Gewalthandlung wurde im Wesentlichen ein Modellverhalten imitiert. Hier wäre eine Änderung des Modellverhaltens anzustreben.
- Eine Gewalthandlung wurde ausgeübt, um mehr Aufmerksamkeit zu erhalten. In diesem Fall sollte reflektiert werden, woraus sich dieses Bedürfnis ergibt. Weitere Maßnahmen ergeben sich entsprechend.
- Es liegt eine psychische Störung vor. Daraus ergibt sich die Notwendigkeit einer entsprechenden Therapie.

keine Rechtfertigungen akzeptieren

Niemals akzeptiert werden dürfen Rechtfertigungsstrategien wie die Folgenden (nach Gugel 2007):

- Ablehnung der Verantwortung: *„Ich habe mich doch nur gewehrt. Der Andere hat angefangen!“*

- Ablehnung des Unrechts: *„Es ist doch gar nichts passiert. Ich habe ihm überhaupt nicht wehgetan. Der tut nur so!"*
- Die Situation ist schuld: *„Das hat sich einfach so ergeben. Ich wollte gar nichts machen!"*
- Das Opfer ist schuld: *„Der ist doch selbst schuld! Warum ist der auch immer so frech zu mir!"*
- Bestrafung für Unrecht: *„Das war doch nur die gerechte Strafe für den!"*
- Einzige Lösung des Problems: *„Reden bringt doch sowieso nichts. Der versteht sowieso nicht, wenn ich dem etwas sage!"*
- Ausnahme von der Regel: *„Sonst bin ich doch immer ganz brav. Ich mache so etwas sonst nie!"*

Nicht unerwähnt bleiben soll, dass Lehrer von gewalttätigen Auseinandersetzungen häufig nichts mitbekommen. Ihnen wird nur selten direkt von Gewalterfahrungen berichtet. Lediglich 16,9 % aller Gewaltopfer wenden sich an ihre Lehrer oder die Schulleitung. Gleichaltrige, Eltern oder Geschwister werden viel häufiger informiert (Baier et al. 2009).

Opfer wenden sich selten an Lehrer

Daraus lässt sich ableiten, dass Lehrer besonders aufmerksam sein müssen, um überhaupt von Gewalthandlungen zu erfahren. Sie dürfen sich nicht darauf verlassen, dass sie schon informiert werden, wenn etwas passiert!

## 7.7 Amoklauf bzw. School Shooting

**Begriffsklärung**

Benennung und Definition der in diesem Abschnitt dargestellten Notfälle sind bislang nicht abschließend einheitlich geregelt. Derzeit werden viele verschiedene Begriffe parallel verwendet. Die Bezeichnung *„School Shooting"* scheint

zielgerichteter bewaffneter Angriff auf Schüler und Lehrer

sich in Fachkreisen durchzusetzen und wird auch in diesem Buch mehrfach verwendet. Dabei handelt es sich um einen *„zielgerichteten, bewaffneten Angriff mit Tötungsabsicht auf Lehrer oder Mitschüler, bei dem entgegen dem etwas irreführenden Begriff nicht nur Schusswaffen zum Einsatz kommen können, sondern zum Beispiel auch Klingenwaffen, stumpfe Gegenstände oder Bomben"* (Scheithauer und Bondü 2008, S. 21-22). Man könnte auch von *„zielgerichteten, schweren Gewalttaten an Schulen"* sprechen (Robertz 2007a, S. 9). Diese Formulierung ist jedoch recht unhandlich und sperrig.

häufig gerade nicht spontan, sondern gut geplant

Ein School Shooting als *Amoklauf* zu bezeichnen, ist zwar weit verbreitet und (auch in der vorliegenden Publikation) üblich, aber keineswegs unumstritten. Das Wort „Amok" ist aus dem Malaiischen abgeleitet und bedeutet „wütend" oder „rasend". Ein Amoklauf wird demnach ungeplant-rauschhaft, impulsiv-raptusartig und eher kurzschlussartig verübt. Die Ereignisse in Erfurt, Emsdetten und Winnenden waren jedoch langfristig und sorgfältig vorbereitet, also gerade nicht spontan. Zudem wirkten die jeweiligen Täter ruhig, konzentriert und keineswegs erregt (Waldrich 2007).

Auch der alternativ unter anderem von Lasogga, Quellmelz und Roeder (2011) vorgeschlagene Begriff *„Massaker"* ist problematisch, zumal mit ihm eher militärische Aktionen bzw. Tötungshandlungen im Kontext von Kriegen beschrieben werden (Albrecht 2002).

Die Worte *„Schülermassenmord"* bzw. *„Lehrermassenmord"* beinhalten nicht zwingend, dass die Tötungen – wie es für ein School Shooting besonders typisch ist – rasch hintereinander, im Rahmen einer Tat und an einem Ort verübt werden. Einige Kriminologen lehnen die Begriffe deshalb als zu unspezifisch ab.

Der Terminus *„Homizid-Suizid"* (Kriminalistisch-kriminologische Forschungsstelle NRW 2007) wird ebenfalls kritisiert. Er bezieht sich auf die Tötung anderer Menschen im Zusammenhang mit der anschließenden Selbsttötung. School Shootings enden jedoch keineswegs immer mit dem Suizid oder einem Suizidversuch des Täters – auch wenn das bei den Ereignissen in Deutschland bislang fast immer so gewesen ist. 80 % der School Shootings weltweit endeten vielmehr mit der Festnahme des Täters (Robertz 2004).

Täter mehrheitlich festgenommen und nicht suizidiert

Nicht zuletzt werden in der kriminologischen Forschung Parallelen zwischen School Shootings und *Terrorakten* untersucht. Auch hier gibt es einige Gemeinsamkeiten (z.B. die zugrunde liegende Tötungsabsicht sowie die Verbreitung eines größtmöglichen Schreckens), aber wiederum auch Unterschiede (z.B. liegt bei einem School Shooting kein religiöses oder politisches Motiv vor). Einen ausführlichen Überblick zu all diesen Vergleichen, Kategorisierungsversuchen und Differenzierungen bietet Salzig (2019).

Die Ermordung eines oder mehrerer Menschen an einer Schule ist immer ein absolutes Extremereignis. Spätestens seit den Amokläufen am Gutenberg-Gymnasium in Erfurt 2002 sowie in Winnenden 2009, die bis heute zu den weltweit folgenschwersten Taten dieser Art gehören, ist die gesamte Öffentlichkeit für solche Taten sensibilisiert. Die psychische Belastung der betroffenen Schulgemeinde und der eingesetzten Helfer, aber auch die Medienwirksamkeit solcher Ereignisse ist enorm.

absolutes Extremereignis für Schulgemeinde

Nach neueren Forschungsergebnissen sind solche School Shootings immer das Ergebnis einer längeren Entwicklung, die nicht auf eine einzelne Ursache zurückgeführt werden kann.

Anders als in der öffentlichen bzw. politischen Diskussion mitunter dargestellt, ergeben sich School Shootings keineswegs nur aus dem Konsum spezieller Computerspiele (sog. „Killerspiele“)!

Stattdessen ist eine Vielzahl unterschiedlicher Risikofaktoren zu beachten, deren genaue wechselseitige Beeinflussung noch nicht abschließend erforscht ist. Die nachfolgenden Ausführungen geben jedoch einen Überblick über die

keine singuläre Ursache

inzwischen als relativ sicher geltenden Erkenntnisse (ausführlicher s. z. B. Bannenberg 2010 sowie Böhmer 2019).

### 7.7.1 Risikofaktoren

**Gesellschaftliche Risikofaktoren:** Gesellschaftliche Risikofaktoren könnten unter anderem eine als schwierig eingeschätzte Situation auf dem Arbeitsmarkt, Normen- und Wertesysteme, bestimmte rechtliche Regelungen (vor allem Schul- und Waffengesetze) sowie ein hoher Konformitätsdruck sein. Zumindest weisen viele Täter in ihren medialen Hinterlassenschaften deutlich darauf hin, dass sie das bestehende Gesellschaftssystem äußerst kritisch bewerten und sie sich von diesem System stark benachteiligt oder ausgegrenzt fühlen.

Gefühl der gesellschaftl. Ausgrenzung

Auffällig ist, dass School Shootings in kleineren Ortschaften, in denen nahezu jeder jeden kennt, häufiger auftreten als in größeren und sicherlich anonymeren Städten bzw. Metropolen (Scheithauer und Bondü 2011)!

**Schulische Risikofaktoren:** Bei schulischen Risikofaktoren ist sicherlich auf einen tatsächlich ausgeübten oder zumindest subjektiv empfundenen Leistungsdruck hinzuweisen. Mitunter wird die Meinung vertreten, dass die schulischen Anforderungen an Schüler insgesamt gestiegen sind. Daraus könnte u. U. auch resultieren, dass für den Aufbau persönlicher Beziehungen zwischen Schülern und Lehrern immer weniger Zeit zur Verfügung steht. Die Untersuchungskommission, die nach dem School Shooting in Erfurt 2002 eingesetzt worden war, hat seinerzeit jedenfalls festgestellt: *„Die Schule wird […] nicht selten als entfremdetes System empfunden, in dem die Freude am Lernen keinerlei Rolle mehr spielt, sondern lediglich ein unpersönliches Leistungsschema erlernt und abgefragt wird“* (Gasser et al. 2004).

Tendenz zur Entfremdung von Schule

**Mittlere und höhere Schulformen sind besonders häufig von einem School Shooting betroffen (Hoffmann, Roshdi und Robertz 2009)!**

Nicht zuletzt könnten aber auch die üblichen schulischen Regelungen für den Umgang miteinander problematisch sein. Bei Röthlein (2007, S. 96) heißt es dazu: *„Während es für Schüler verpönt und mit Sanktionen belegt ist, ihre Lehrer zu missachten, anzuschreien oder zu beleidigen, vermögen Lehrkräfte, oft in subtiler Form, Druck auszuüben, Schüler anzufahren oder vorzuführen, ohne dass den Schülern eine adäquate Form der Wehr zur Verfügung steht."*

**Dass „Schule" bei den Tatplanungen eine besondere Rolle spielen muss, liegt schon deshalb nahe, weil die Taten nun einmal in der Schule verübt werden!**

**Familiäre Risikofaktoren:** Als familiärer Risikofaktor kann bezeichnet werden, wenn Eltern vorrangig auf die Leistungen ihres Kindes bzw. ihrer Kinder fixiert sind und die familiären Bindungen insgesamt nur gering ausgeprägt sind. Ungünstig ist sicherlich auch, wenn Eltern wenig mit ihren Kindern kommunizieren und nur wenig von ihnen wissen. Viele „School Shooter" haben zudem ein sozial erfolgreicheres Geschwisterkind (Hoffmann, Roshdi und Robertz 2009).

Leistungsorientierung und wenig familiäre Bindung

**Familiäre Merkmale, die ansonsten als Risikofaktoren für Gewalttätigkeit gelten (s. Kap. 7.6), sind im Hinblick auf School Shootings allerdings gerade *nicht* relevant.**

**Täter:** Die Täter kommen keineswegs aus zerrütteten, besonders schwierigen Verhältnissen, sondern eher aus einer gut situierten Mittelschichtfamilie. Folgende weitere Merkmale werden ihnen zugeordnet (gebündelt nach Paulus 2007, Robertz und Wickenhauser 2007, Scheithauer und Bondü 2011, Hoffmann, Roshdi und Robertz 2009, Zettl et al. 2019):

i.d.R. gut situierte Familien

- Geschlecht: häufiger Männer als Frauen
- Alter: zwischen 14 und 22 Jahre (Altersdurchschnitt 17 Jahre)
- durchschnittliche bis hohe Intelligenz (keineswegs liegt immer eine gescheiterte Schulkarriere vor)

häufig junge, introvertierte Männer mit hoher Vulnerabilität

- oftmals vorangegangene Verlusterfahrungen
- ausgeprägte Vulnerabilität bzw. Kränkbarkeit
- geringes oder übersteigertes Selbstwertgefühl
- geringe Problemlösungsfähigkeiten (machen z.B. bevorzugt andere für ihre Probleme verantwortlich)
- geringe psychosoziale Kompetenzen (z.B. Unfähigkeit, Konflikte konstruktiv zu lösen; Schwierigkeiten, mit Veränderungen umzugehen usw.)
- kontaktscheu, introvertiert und sozial eher (aber nicht immer!) isoliert
- Sofern es Freunde gibt, sind sie unter Umständen ebenfalls Einzelgänger. Zudem sind bestehende Freundschaften oftmals nur wenig tragfähig.
- Mitunter wird das Vorliegen psychischer Erkrankungen oder zumindest einzelner Symptome psychischer Erkrankungen angenommen, etwa einer Borderline-, antisozialen bzw. soziopathischen, depressiven oder narzisstischen Störung.

Rolle psychischer Erkrankungen

**Zahlen, Daten, Fakten**

Bei 28,6 % der deutschen Täter war eine psychische Erkrankung im Vorfeld bekannt. In 57,1 % der Taten, die sich in Deutschland ereignet haben, zeigten die Täter einzelne depressive Symptome. Sie haben für sich z.B. keine Zukunftsperspektive gesehen und hatten Versagens- oder Zukunftsangst (Hoffmann, Roshdi und Robertz 2009).

Für sich betrachtet geben diese „Makrovariablen" jedoch keine ausreichende Erklärung für die spätere Tat. Einige

Merkmale sind so allgemein, dass sie auf extrem viele oder sogar sämtliche Jugendliche zutreffen. Sie kennzeichnen daher kein Täterprofil im eigentlichen Sinn und sind auch nicht geeignet, um anlassunabhängig eine Art „Screening" potenzieller Täter durchzuführen (Kriminalistisch-kriminologische Forschungsstelle NRW 2007). Ihre Erklärungskraft für die Entstehung von School Shootings ist gering. Die Vorstellung eines klaren Profils, mit dessen Hilfe man potenzielle Täter unter allen Schülern erkennen kann, bezeichnen Hoffmann, Roshdi und Robertz (2009) dementsprechend als *„absurd"*.

**kein einheitliches Täterprofil**

Gleichwohl wirken sich die genannten Persönlichkeitsmerkmale auf das subjektive Erleben von Konflikten und Verlusterfahrungen aus. Hänseleien, schlechte schulische Leistungen, Zurückweisungen durch Mädchen usw. werden als besonders schwerwiegend, kränkend und verletzend empfunden.

Selbst Bagatellsituationen wie eine bloße Meinungsverschiedenheit oder eine unbedachte Äußerung können für die betreffende Person bereits ein *„kritisches Ereignis"* darstellen (Hoffmann 2007).

Im weiteren Verlauf werden dann kompensatorische Rachegedanken und gewalthaltige Machtfantasien (*„Grandiositätsphantasien"*, Hoffmann, Roshdi und Robertz 2009) entwickelt. *„Die Phantasie hilft, sich nicht als ein Mann zu fühlen, der Angst empfindet, sondern als einer, der Angst verursacht"* (Robertz und Wickenhäuser 2007). Zusätzlich gespeist werden diese Fantasien durch weitere, Risiko erhöhende Einflüsse aus mindestens vier Bereichen:

**Risiko erhöhende Einflüsse**

**Gewalthaltige Computerspiele:** Sie reichern die Fantasie an und können als Vorbild bzw. Anregung für spätere Taten dienen. Indem der Spieler für bestimmte Tötungshand-

Verstärkereffekt von PC-Spielen

lungen mit Punkten und dem Erreichen höherer Spiellevel belohnt wird, ergibt sich eine *„entethisierende"* Verstärkung (Gasser et al. 2004). Computerspiele können zudem als Tötungstraining genutzt werden, indem man einübt zu zielen und indem sie die Hemmschwelle, Menschen zu töten, herabsetzen. Eine solche Desensibilisierung wird auch bei der Ausbildung von Soldaten angewendet!

**Zahlen, Daten, Fakten**

Gewalthaltige Computerspiele als solches sind dennoch keinesfalls die „Ursache" von Amokläufen, auch wenn dies medial mitunter so dargestellt wird. Dies ergibt sich schon daraus, dass 48 % aller Jugendlichen zwischen 10 und 12 Jahren regelmäßig solche Computerspiele spielen. Bei 46 % dieser Jugendlichen gehören gerade „Ego-Shooter", bei denen man aus der Ich-Perspektive heraus agiert, sogar ausdrücklich zu den Lieblingsspielen (Robertz und Wickenhäuser 2007). Wären Computerspiele allein für die Tatplanungen und -ausführungen verantwortlich, müsste es weitaus mehr solcher Ereignisse geben. Glücklicherweise ist dies aber nicht der Fall!

Nachahmungstäter?

**Berichterstattung in den Medien:** Ähnlich wie gewalthaltige Computerspiele vermitteln auch Medienberichte über School Shootings ein Modell des Fehlverhaltens und regen zur Tat an („Copycat-Effect", Coleman 2004). Anhand einer Analyse der Berichterstattungen zu 143 Amokereignissen konnten Schmidtke et al. (2002) nachweisen, dass nach Pressemeldungen über Amokläufe regelmäßig mehrere ähnliche Taten verübt werden. Die Forschergruppe kommt zu dem Schluss, dass es *„wahrscheinlich gefährlich ist, über solche Ereignisse sensationell zu berichten"*. Noch deutlicher formuliert Waldrich (2007): *„Ohne die Veröffentlichung von Schul- oder Hochschulamokläufen fänden diese nicht statt oder wären zumindest wesentlich seltener."* Dabei sind im

Hinblick auf die Medienberichterstattung vor allem folgende Effekte problematisch:

Modellverhalten für Imitatoren

- Das Modellverhalten wird konkret und im Detail gezeigt.
- Das Modellverhalten wird mehrfach wiederholt.
- Das Modellverhalten wird in der Öffentlichkeit besonders beachtet.
- Das Modellverhalten erscheint dem potenziellen Imitator subjektiv sympathisch und nachvollziehbar begründet.
- Die dargestellten Konsequenzen des Modellverhaltens werden vom potenziellen Imitator als erstrebenswert angesehen.
- Der das Modellverhalten Ausführende und der potenzielle Imitator weisen Ähnlichkeiten auf.

Darüber hinaus ungünstig sind vereinfachende Erklärungen für die Ursachen einer Tat („*Er hasste seine Lehrer!*“, „*Es war Rache!*“), die Beschreibung von positiven Eigenschaften des Täters („*Er war so ein sensibler Junge!*“) sowie heroisierende Darstellungen des Tatablaufs (Schmidtke et al. 2002).

Eine ungünstige Medienberichterstattung trägt zweifellos zur Entstehung bzw. zur Anreicherung von Tatplanung und letztlich auch zur Art und Weise der Tatausführung bei!

**Verfügbarkeit von Waffen:** Dass die Verfügbarkeit von Waffen dazu beiträgt, schreckliche Tatplanungen umso leichter umsetzen zu können, liegt auf der Hand. Wenn Jugendliche Zugang zu einer Schusswaffe haben, stellt dies auf jeden Fall einen weiteren Risiko erhöhenden Faktor dar.

**Zahlen, Daten, Fakten**

In 68 % der Elternhäuser von US-amerikanischen „School Shootern" waren Waffen vorhanden. 63 % der Täter hatten Erfahrungen im Umgang mit Waffen (Vossekuil et al. 2002). Von den deutschen Tätern hatten sogar 85,7 % Zugang zu Waffen und immerhin 57,1 % verfügten über Erfahrung im Umgang mit ihnen (Hoffmann, Roshdi und Robertz 2009).

Zugang zu Waffen entscheidend

Die Verfügbarkeit von Waffen zu verhindern, ist vor diesem Hintergrund zweifellos eine wichtige Präventionsaufgabe. Unter anderem könnte eine verschärfte Nachweispflicht und Überprüfung der Aufbewahrung von Waffen und Munition für mehr Sicherheit sorgen (Robertz 2012). Allerdings muss darauf hingewiesen werden, dass Schüler, die eine solche Tat planen, nicht unbedingt von ihren Vorhaben absehen, nur weil sie keinen Waffenzugang haben: *„Es ist nicht die Waffe, die tötet, sondern der Wille dahinter"* (Himmelrath und Neuhäuser 2014, S. 5). Gegebenenfalls werden daher lediglich andere Tatmittel verwendet, z.B. Messer oder Sprengsätze, die nach Bauanleitungen aus dem Internet zusammengesetzt worden sind.

Externe Bestärkung: In mehr als der Hälfte der School Shootings, die sich in der Zeit von 1974 bis 2000 in den USA ereignet haben, wurden die Täter von anderen Personen ausdrücklich ermutigt, ihre Pläne zu verwirklichen (Landscheidt 2006). Ob es sich dabei um ernst gemeinte Bestärkungen oder um ein völliges Verkennen der Ernsthaftigkeit von Tatplanungen gehandelt hat (*„Mach doch! Das traust Du Dich ja doch nicht!"*), sei dahingestellt.

ggf. konkretes auslösendes Moment

In einigen Fällen konnte schließlich noch ein konkretes, Tat auslösendes Ereignis identifiziert werden, etwa ein Zeugnistermin oder der Verlust der letzten vorhandenen sozialen Bindung (Umzug eines Freundes in eine andere Stadt o.Ä.).

**Tab. 30:** Entwicklungsstufen eines School Shootings

| | |
|---|---|
| **1** | subjektives Erleben kritischer Ereignisse |
| **2** | kompensatorischer Rückzug in gewalthaltige Fantasien mit ersten, anfänglich noch vagen, jedoch zunehmend konkreter werdenden Überlegungen bezüglich einer Tatausführung |
| **3** | Vermischung von Fantasie und Realität, Fantasien gewinnen zunehmend die Kontrolle. Zugleich wird eine Tat konkret vorbereitet, z.B. durch Auskundschaften des Schulgebäudes, Anfertigen eines Lageplanes, Besorgen der Bewaffnung, Sammeln von Munition usw. |
| **4** | eventuell ein erneutes kritisches Ereignis als unmittelbarer Tatauslöser und Ausführung der Tat |

Bei ohnehin intensiver Tatvorbereitung und fortgeschrittener Planung ist das Erleben eines solchen Ereignisses jedoch nicht zwingend notwendig!

Die einzelnen Entwicklungsstufen bis zur Tatausführung werden zusammenfassend in Tabelle 30 aufgeführt. Abbildung 34 veranschaulicht das Zusammenwirken der einzelnen Risikofaktoren noch einmal grob schematisch: Der gedankliche Horizont eines potenziellen Täters verengt sich dabei, wie das Dreieck symbolisiert, immer weiter in Richtung der Tatausführung. Diese relativ klar gegliederte Tatgenese erscheint plausibel. Dennoch handelt es sich lediglich um *eine* mögliche Visualisierungsform: Die genauen Wirkmechanismen und Wechselwirkungen der einzelnen „Puzzleteile", vor allem die jeweiligen Wirkungs*stärken* und die Chronologie innerhalb des Entwicklungsprozesses bis hin zur Tatausführung, sind trotz aller Forschungsbemühungen in den vergangenen Jahren längst noch nicht abschließend geklärt.

genauer Weg zur Tatausführung ungeklärt

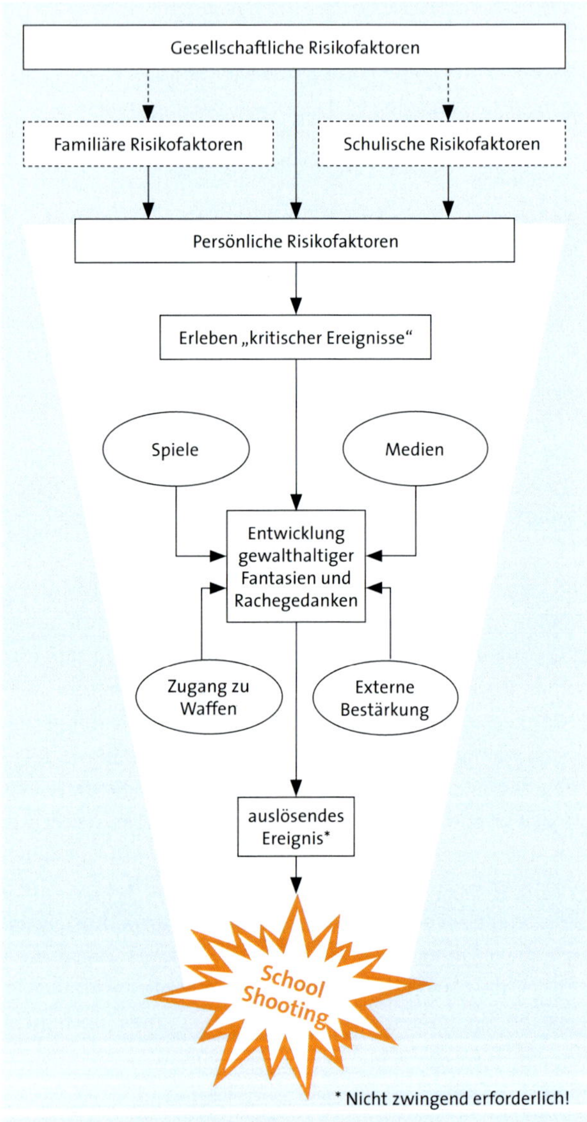


**Abb. 34** ▶ Didaktisch stark vereinfachte Darstellung der Tatgenese von School Shootings

### 7.7.2 Bedrohungssituation

Im Vorfeld eines School Shooting gibt es häufig bereits Anzeichen für die spätere Tat. In 81 % der Fälle äußerten die Täter ihr Vorhaben gegenüber *einer* anderen Person, in 59 % der Fälle sogar gegenüber mehreren Personen. Allerdings richten sich diese Äußerungen in der Regel nur an Angehörige der gleichen Altersgruppe (Peer-Gruppe), sodass Erwachsene meist nichts davon erfahren. Bei diesen auch „Leaking" (von engl. „durchsickern") genannten Anzeichen wird direktes und indirektes sowie frühes, mittleres und spätes Leaking unterschieden (Robertz 2007a, Eckardt 2008; s. TAB. 31). „Vorwarnungen"

**TAB. 31:** Leaking im Vorfeld eines School Shooting

| | **frühes Leaking** | **mittleres Leaking** | **spätes Leaking** |
|---|---|---|---|
| **direkt** | | • Planungs- und Vorbereitungshandeln (z. B. Sammeln von Munition und Waffen, Basteln von Sprengkörpern)<br>• Anfertigen von Todeslisten<br>• Tischgekritzel, Bilder, Comics, Skizzen oder Graffitis an Wänden des Schulgebäudes mit tatbezogenen Andeutungen | • Gespräche (persönlich oder telefonisch), in denen konkret auf die geplante Tat hingewiesen wird<br>• schriftliche Tatankündigungen in Schulaufsätzen, Briefen, E-Mails, SMS, Chatrooms, Internetforen und Weblogs<br>• Videobotschaften (z. B. auf www.youtube.de)<br>• Mitbringen und Demonstrieren von Waffen in der Schule |
| **indirekt** | • allgemeines Interesse an Waffen, Gewalt, Krieg<br>• Tragen von Tarn- bzw. Militärkleidung<br>• martialisches Auftreten | • generell: auffällige Veränderungen im Auftreten und/oder Verhalten<br>• Sammeln von Material über Amok an Schulen<br>• Verherrlichung von Gewalttaten<br>• häufiger Konsum gewalthaltiger Mediendarstellungen | • Gespräche (persönlich oder telefonisch), in denen symbolisch auf die geplante Tat hingewiesen wird (*„Wartet nur ab, Ihr werdet schon sehen, wer hier zuletzt lacht!"*)<br>• Suizidandrohungen |

Für das Auftreten solcher Warnsignale werden verschiedene Gründe vermutet. Insbesondere in der frühen Vorbereitungsphase könnte ein Täter mit seinen Äußerungen bewusst oder unbewusst dafür sorgen wollen, dass die Tat verhindert wird. Denkbar ist aber auch, dass Leaking eine Machtdemonstration oder ein Probehandeln darstellt, um die Reaktion der Umwelt zu testen. Wenn Personen dann verängstigt reagieren, könnte das den Täter in seinen Planungen bestärken. Der gleiche Effekt könnte eintreten, wenn sich zum Beispiel jemand über Tatandrohungen lustig macht. Da das von dem Täter möglicherweise als eine weitere Kränkung empfunden wird, kann der Gedanke reifen: *„Jetzt erst recht!"* (Scheithauer und Bondü 2011).

Leaking als Machtdemonstration und Probehandeln

Ein Problem besteht darin, dass längst nicht jeder, der eine einzelne Tatandrohung ausspricht oder bei dem andere Auffälligkeiten beobachtet werden, auch wirklich eine entsprechende Tat plant. Es könnte sich auch nur um einen üblen Scherz oder um eine unbedachte Äußerung ohne ernsten Hintergrund handeln. Schüler sollten daher nicht vorschnell stigmatisiert werden. Ein solches Etikettierungsphänomen kann Kinder und Jugendliche nachhaltig schädigen.

**Beispiel**

In der Fachliteratur wird von einem 10-jährigen Mädchen berichtet, das in Colorado (USA) von der Schule verwiesen wurde, weil es ein kleines Küchenmesser mitgebracht hatte, um in der Pause einen Apfel zu schälen. In New Jersey (USA) mussten zwei Kindergartenkinder die Betreuungseinrichtung wechseln, weil sie Räuber und Gendarm gespielt und dabei ihre Finger als Pistolen benutzt hatten (Robertz und Wickenhäuser 2007).

Auch in Deutschland hat es bereits Fälle gegeben, in denen Schüler vorschnell verdächtigt worden sind, ein School Shooting zu planen, und daraufhin beispielsweise die Schule wechseln mussten – obwohl der Verdacht letztlich vollkommen unbegründet war.

Um die Ernsthaftigkeit einer Tatandrohung einzuschätzen und flüchtige, eher harmlose von substanziellen Drohungen unterscheiden zu können, sollten daher (nach Robertz 2007a) folgende Kriterien herangezogen werden:

Ernsthaftigkeit einer Amokdrohung einschätzen

- das Detailreichtum und die Konkretisierung etwaiger Planungen,
- die Plausibilität,
- die Konsistenz,
- die Häufigkeit der Tatandrohungen sowie
- das gemeinsame Auftreten von direktem und indirektem Leaking.

Auch wurden in den USA bereits vor mehreren Jahren Leitfragen eines „Threat Assessment“, d.h. eines Verfahrens zur Beurteilung von Drohungen, erarbeitet. Sie können allerdings nur beantwortet werden, wenn der Urheber von Tatandrohungen bekannt ist. Die Fragen lauten im Einzelnen (ausführlich s. Fein et al. 2002):

- Welche Motive hat ein Schüler und welche Ziele verfolgt er?
- Gibt es Aussagen oder Aufzeichnungen des Schülers, die auf eine Tatidee oder Absicht hindeuten?
- Hat der Schüler ein unangemessenes Interesse an Waffen oder an Vorfällen schwerer Gewalt?
- Zeigt der Schüler tatbezogene Verhaltensweisen wie Tatplanungen, Waffenerwerb oder Auskundschaften des möglichen Tatorts oder aggressive Verhaltensweisen?
- Ist der Schüler grundsätzlich dazu in der Lage, schwere zielgerichtete Schulgewalt auszuführen? Verfügt der Schüler über die erforderliche Planungs- und Handlungsfähigkeit sowie die dafür notwendigen Mittel?

- Ist der Schüler psychisch gestört, hat er akustische, befehlende Halluzinationen, Wahn- oder Verfolgungsideen und bereits nach diesen gehandelt?
- Ist der Schüler hoffnungslos oder verzweifelt? Gibt es Verlusterlebnisse oder Suizidabsichten?
- Hat der Schüler eine Bezugsperson?
- Hält der Schüler Gewalt für ein akzeptables, wünschenswertes oder für das einzige Mittel, um (seine) Probleme zu lösen?
- Stimmen die Angaben des Schülers mit dessen Handlungen überein?
- Welche weiteren Umstände könnten die Wahrscheinlichkeit einer Tatausführung beeinflussen?
- Machen sich andere Personen über das Gewaltpotenzial des Schülers Sorgen?

**Zahlen, Daten, Fakten**

häufig Täter schon vorab im Fokus

In einer Studie des US-amerikanischen Secret Service wurde festgestellt, dass das Verhalten der späteren Täter in 93 % der untersuchten Fälle bei Personen aus dem Umfeld Besorgnis ausgelöst hatte (Robertz und Wickenhäuser 2007). Auch bei den Taten in Deutschland machten sich in 74,4 % der Fälle Personen aus dem Umfeld des Täters bereits im Vorfeld Sorgen (Hoffmann, Roshdi und Robertz 2009).

computergestütztes Screening

Eine weitere Hilfestellung bei der Einschätzung von Bedrohungen bietet das *„Dynamische Risiko-Analysesystem“* DyRiAS (Hoffmann und Roshdi 2016): Hierbei handelt es sich um ein Online-Instrument, das eingesetzt werden kann, wenn ein Schüler durch Androhungen, Gewaltfantasien oder Ähnliches bereits auffällig geworden ist. Nach einer Anwenderschulung, die auf die Nutzung des Programms vorbereitet, müssen am Computer rund 30 Fragen beantwortet werden, die sich auf die aktuelle Situation in der Schule sowie das Verhalten des betreffenden Schülers beziehen. Zusätzlich vermittelt das Programm zu jeder einzelnen Frage zahlreiche Hintergrundinformationen und Hinweisen zu weiterführenden Quellen. Als Ergebnis bekommen die Nutzer des Programms einen Risikoreport zugesendet, der unmittelbare Auskunft darüber gibt, wie hoch das aktuelle Risiko für eine bevorstehende Gewalttat ist. Dieses Programm ist evaluiert und wird derzeit bereits an vielen Schulen in Deutschland, Österreich und der Schweiz eingesetzt. Weitere Informationen zum Screening-Modul unter: https://www.dyrias.com/de/.

Darüber hinaus wurde im Rahmen des Forschungsprojektes *„Network Against School Shootings“* (NETWASS) ein sehr umfassender Ansatz für den Umgang mit Leakings bzw. Bedrohungen in Schulen entwickelt. Dieses Verfahren zielt nicht erst auf die Verhinderung einer unmittelbar bevorstehenden Gewalttat ab, sondern setzt bereits deutlich früher ein und beinhaltet vier Schritte (ausführlicher s. Scheithauer et al. 2015 sowie unter http://www.netwass-projekt.de):

- Das aufmerksame *Hinsehen*, um auffälliges Verhalten von Schülern überhaupt erst einmal wahrzunehmen, 4 Präventionsstrategien
- das *Sammeln aller verfügbaren Informationen*, die bei einem Schüler auf eine krisenhafte Entwicklung hindeuten könnten,
- die *Bewertung der Situation und das Beraten der weiteren Vorgehensweise* in einem interdisziplinär zusammengesetzten Team, das speziell für diese Aufgabe ausgebildet sein muss, sowie
- die weitere *Fallbegleitung*. Dazu gehört vor allem, einem auffällig gewordenen Schüler individuelle Unterstützung zukommen zu lassen und darauf zu achten, dass die eingeleitete Hilfestellung auch tatsächlich Wirkung zeigt.

Auf diese Weise sollen problematische Entwicklungen bei einzelnen Schülern schon so frühzeitig erkannt werden, dass etwaige Tatvorhaben sich von vornherein verhindern lassen und es überhaupt nicht erst zu einer weiteren Zuspitzung der Lage bzw. zu konkreten Tatplanungen und vorbereitungen kommt. Bei einer nur „flüchtigen" Drohung eines Schülers wird sich sicherlich rasch herausstellen, dass keine ernsthaften Gedanken vorhanden sind, die sich auf die tatsächliche Ausführung einer schweren Gewalttat beziehen. Auch wird sich der zunächst verdächtigte Schüler glaubhaft von seinem vermeintlichen Vorhaben distanzieren, sodass „Entwarnung" gegeben werden kann. Allenfalls ist eine disziplinarische Reaktion angebracht (s. Abb. 35).

ggf. zur Abklärung Polizei informieren

**Bei einer substanziellen Bedrohung muss jedoch umgehend reagiert werden: entweder mit geeigneten Hilfsangeboten im Sinne des NETWASS-Projektes oder – bei unmittelbarer Gefahr – auch mit einer sofortigen polizeilichen Intervention wie z.B. einer Gefährderansprache oder Wohnungsdurchsuchung, um eine bevorstehende Tatausführung zu verhindern!**

Besonders schwierig ist der Umgang mit anonymen Tatandrohungen, d.h. mit Drohungen, deren Urheber eben nicht bekannt ist. Auch in diesen Fällen sollte die Reaktion der Schule stets in enger Abstimmung mit der Polizei erfolgen.

Verhalten bei telefonischer Amokdrohung

Bei einem anonymen Drohanruf sollte das Telefon nach Möglichkeit so eingestellt werden, dass andere Personen das Gespräch ebenfalls hören können. Im günstigsten Fall wird wörtlich notiert, was der Anrufer sagt. Dieser sollte möglichst nicht unterbrochen werden, gegebenenfalls kann man aber nachfragen:

- Was genau wird angedroht?
- Wann wird das angedrohte Ereignis eintreten?
- Aus welchem Grund wird die Drohung geäußert?

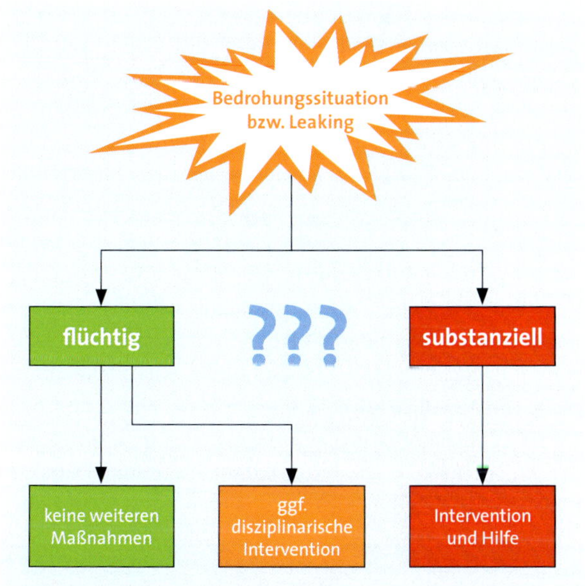


**Abb. 35** ▶ Einschätzung von Leaking

Für die Ermittlungsarbeit der Polizei ist ferner von Bedeutung:

- Handelt es sich bei dem Anrufer um eine männliche oder weibliche Person?
- Wie alt wird der Anrufer eingeschätzt?
- Was für eine Stimme und welchen Tonfall hat der Anrufer?
- Hat der Anrufer mit einem Akzent gesprochen?
- Kennt der Anrufer die Schule? Zeigen seine Äußerungen beispielsweise, dass er über besondere Ortskenntnis verfügt? Nennt der Anrufer Details, die nur Mitglieder der Schulgemeinde kennen können?
- Gibt es während des Telefonats Hintergrundgeräusche?

Auch wenn das Gespräch beendet ist, sollte der Hörer nicht aufgelegt werden. Die Polizei muss nach Möglichkeit von einem anderen Telefon aus angerufen werden!

Drohungen dokumentieren und Polizei einschalten

Sofern eine Schule per E-Mail, mit Äußerungen in einem Chatroom oder Gästebucheinträgen auf einer Internetseite bedroht wird, sollten die jeweiligen Dateien aus Ermittlungsgründen zunächst nicht gelöscht, sondern gesichert werden. Bei Tatandrohungen, die auf dem Postweg zugestellt wurden, sollte das entsprechende Schreiben nur mit Handschuhen (aus einem Verbandkasten) oder einer Pinzette angefasst werden, um eventuell vorhandene Spuren nicht versehentlich zu beseitigen. Ein Drohbrief darf auch weder geknickt, gelocht, gestempelt oder beschriftet werden. Vielmehr sollte man ihn behutsam in eine Klarsichthülle stecken und der Polizei übergeben!

## Zahlen, Daten, Fakten

mehr Drohungen nach tatsächlichem Vorfall

In einer Auswertung der statistischen Angaben aus zehn Bundesländern hat sich gezeigt, dass Androhungen von Amoktaten bzw. School Shootings enorm häufig auftreten. So wurden in den Jahren von 2005 bis 2010 insgesamt 2.612 Fälle registriert, d.h. 435 pro Jahr. Allein in Nordrhein-Westfalen sind 1.279 Fälle festgestellt worden, wobei diese sehr hohe Zahl auch lediglich an dem sehr genauen Erfassungssystem liegen kann, das in diesem Bundesland etabliert ist. Vor allem kurz nach einer ausgeführten Amoktat wird eine bis zu 30-fache Steigerung der ansonsten gemeldeten Fälle registriert. Etwa drei Wochen nach einer Tatausführung nimmt die Anzahl der Drohungen dann wieder deutlich ab (Himmelrath und Neuhäuser 2014).

Den meisten Tätern, die sich mit derartigen Drohungen lediglich einen Spaß machen wollen, ist der Ernst ihres Handelns vermutlich nicht bewusst. Die psychischen, finanziellen und (straf)rechtlichen Folgen einer bloßen Amokandrohung sind jedoch enorm!

### 7.7.3 Tatausführung

School Shootings sind in der Regel rasch beendet. Etwa die Hälfte der von Vossekuil et al. (2002) untersuchten Taten dauerten weniger als 20 Minuten. Nur in sehr seltenen Fällen gibt es zwei oder mehr Täter. Fast immer (in 97 % der weltweiten School Shootings) wurden die Taten von einem „Campus-Killer" allein ausgeübt (Robertz 2004, Waldrich 2007).

**fast ausschließlich Einzeltäter**

Während eines School Shooting besteht für alle Personen, die sich auf dem Schulgelände und in dessen näherer Umgebung aufhalten, eine extreme Gefahr. Die gesamte Schulgemeinde sollte mit einem speziellen Klingelzeichen, einer Sirene oder einem Codewort alarmiert werden, das sich deutlich von anderen Alarmierungssignalen wie zum Beispiel einem Feueralarm unterscheidet (s. Kap. 4.3). Eine ergänzende, kurze Durchsage an alle Personen, die sich auf dem Schulgelände aufhalten, kann nach dem *AIDA-Prinzip* gestaltet werden (Himmelrath und Neuhäuser 2014):

**Durchsage nach AIDA-Prinzip**

- *Aufmerksamkeit erreichen:* „Achtung! An alle Personen auf dem Schulgelände: Hier spricht die Schulleitung!"
- *Informationen vermitteln:* „Wir haben eine ernste Lage. Bleiben Sie in den Klassenräumen oder suchen Sie umgehend einen Klassenraum auf."
- *Dringlichkeit verdeutlichen:* „Schließen Sie die Türen ab und verbarrikadieren Sie sich! Meiden Sie unbedingt den Aufenthalt vor Fenstern und Türen und suchen Sie sofort Deckung!"
- *Ausweg aufzeigen:* „Die Lage wird geklärt. Verhalten Sie sich ruhig, bis neue Anweisungen kommen. Polizei und Rettungskräfte sind bereits unterwegs. Ihnen wird geholfen!"

Bei der Benachrichtigung der Polizei sollten, sofern das möglich ist, schon telefonisch folgende Fragen beantwortet werden:

**Meldung an die Polizei:**

- Um wie viele Täter handelt es sich?
- Wie sieht der bzw. sehen die Täter aus (Alter, Geschlecht, Kleidung, besondere Merkmale)?
- Ist der bzw. sind die Täter namentlich bekannt?
- Wenn das der Fall ist: Könnte der bzw. könnten die Täter ein spezielles Ziel haben? Gab es im Vorfeld der Tat konkrete Drohungen gegen einzelne Schüler oder Lehrer?
- Wo ist der bzw. sind die Täter im Augenblick?
- Hat der bzw. haben die Täter an ihrem Aufenthaltsort Zugriff zu Medien (Fernsehen, Radio, Internet)?
- Wie ist der bzw. sind die Täter bewaffnet?
- Hat der bzw. haben die Täter besondere Gegenstände dabei?
- Wie ist die Tat bisher abgelaufen?
- Wie viele Verletzte hat es gegeben?
- Wo befinden sich die Verletzten?
- Wo halten sich andere Schüler und Lehrer auf?
- In welchen Räumen ist gerade Unterricht gewesen?

Empfohlen wird, das Telefon auch nach der Beantwortung dieser Fragen nicht gleich aufzulegen, sondern die Leitstelle bis zum unmittelbaren Eintreffen der Einsatzkräfte über weitere Veränderungen der Lage zu informieren („*Im Augenblick fallen keine Schüsse mehr.*").

Gegebenenfalls kann auch ein geschützter Treffpunkt vereinbart werden, an dem sich ein Vertreter der Schule mit den zuerst eintreffenden Polizeibeamten trifft, um ihnen aktuelle Hinweise mitzuteilen. Im weiteren Verlauf ist den Anweisungen der Einsatzkräfte unbedingt Folge zu leisten.

**Im Vordergrund steht, sich und andere umgehend in Sicherheit zu bringen!**

Deckung suchen

Aus diesem Grund sollte man in dem Raum, in dem man sich gerade aufhält, umgehend Deckung suchen (etwa hinter Wänden und Möbeln) und sich nach Möglichkeit einschließen. Türen und Fenster sollten zusätzlich verbarrikadiert werden. Wer sich außerhalb eines Gebäudes auf dem Schulgelände befindet, sollte fliehen, ohne sich dabei in ein mögliches Schussfeld für den Täter zu begeben, oder sich hinter einer Mauer verstecken. Das weitere Verhalten richtet sich in dieser Situation ausschließlich nach den Anweisungen der Polizei.

keine Überwältigungsversuche

Von Versuchen, einen Täter während der Tatausübung zu stoppen, ist ausdrücklich abzuraten. Beeinflussungsversuche sind in der Regel aussichtslos. Sie könnten vom Täter sogar als zusätzliche Provokation betrachtet werden (Hehne 2007). Wenn es gefahrlos möglich ist, kann der Täter möglicherweise in einem Raum festgesetzt werden. In einem solchen Fall muss jedoch sichergestellt sein, dass keine anderen Personen versehentlich mit eingeschlossen werden!

Sicherheitsgefühl wieder herstellen

Nach einem School Shooting sollte den betroffenen Schülern – sofern es zutrifft – v. a. mitgeteilt werden, dass sie sich wieder in Sicherheit befinden. Hilfreich sind die Nähe vertrauter Bezugspersonen und das Schaffen einer räumlichen Distanz zum Tatort. Auch sind die elementaren Grundbedürfnisse der Schüler zu beachten. Wenn sie frieren, sollten sie beispielsweise in einen geschützten, warmen Raum gebracht oder zumindest mit Decken versorgt werden. Auch Körperkontakt zu erwachsenen Bezugspersonen und nicht zuletzt eine helle Beleuchtung vermitteln Schülern Sicherheit (Krüger 2012).

Die häufig geäußerte Empfehlung, die Aufmerksamkeit der Kinder auf die starke Polizeipräsenz zu lenken, ist zwiespältig zu bewerten. Einerseits kann die Anwesenheit vieler Polizeibeamter Sicherheit vermitteln, andererseits kann sie aber auch das Gegenteil bewirken (Motto: *„Wenn wir in Sicherheit sind, müssten da wohl kaum so viele Polizisten sein!“*).

Ein ebenfalls besonders problematischer Aspekt der Nachsorge eines School Shootings ist der Umgang mit dem Täter. Eine generell angemessene Vorgehensweise gibt es hier nicht. Im Bewusstsein der besonderen Problematik muss stattdessen eine sorgfältig begründete Einzelfallentscheidung getroffen werden.

**Beispiel**

Bei der Trauerfeier nach dem Amoklauf in Erfurt 2002 wurde – abseits von den Kerzen für die Getöteten – auch für den Täter eine Kerze aufgestellt, zumal es Menschen gab, die auch um ihn trauerten. Angehörige der Opfer empfanden dieses Gedenken des Täters jedoch als starke Belastung. Als bei einer Gedenkfeier im folgenden Jahr bewusst *keine* Kerze für den Täter aufgestellt wurde, ist allerdings auch dies kritisiert worden, denn *„gerade die Kirche müsse doch offen sein für Schuldiggewordene“* (Schlemmer 2005).

## 7.8 Notfall auf einer Klassenfahrt

Bei Notfällen auf Klassenfahrten sind die Schüler üblicherweise von ihren Eltern getrennt. Sie sind mehr oder weniger weit von ihnen entfernt.

Im Rahmen der Notfallnachsorge sollte stets für eine baldige Zusammenführung der Schüler und ihrer Eltern gesorgt werden. Ob es günstiger ist, mit den Schülern zurückzureisen oder die Eltern an den Notfallort zu bringen, hängt von der jeweiligen Situation ab – es empfiehlt sich, in Absprache mit allen Beteiligten eine möglichst einvernehmliche Lösung zu finden.

Auf jeden Fall sollte, sobald sich während einer Klassenfahrt ein Notfall ereignet hat, eine erwachsene Kontaktperson permanent erreichbar sein, idealerweise über ein Mobiltelefon (Borger 2003). Die Eltern der verreisten Kinder sollten zeitnah über das Notfallgeschehen informiert werden. Wie der Informationsfluss in diesem Fall geregelt wird, sollte vor einer Klassenfahrt konkret abgesprochen werden. Denkbar ist die Einrichtung einer Telefonkette, oder es wird zum Beispiel verabredet, dass die Eltern sich bei einem Notfall während der Klassenfahrt sofort in der Schule ihrer Kinder zusammenfinden und dort genauere Informationen erhalten.

Prozedere im Notfall und Kontaktkette vorab festlegen

Eine weitere Besonderheit von Notfällen auf Klassenfahrten besteht darin, dass Lehrer in diesen Situationen häufig starke Schuldgefühle entwickeln. Mitunter glauben sie, der jeweilige Notfall wäre bei einer intensiveren Beaufsichtigung der Schüler vielleicht zu verhindern gewesen. Lehrer befinden sich auf Klassenfahrten jedoch in einem schwierigen Spannungsfeld. Einerseits ist eine sorgfältige Beaufsichtigung der Schüler zu fordern, andererseits sollen Kinder und Jugendliche auch eine aus pädagogischen Gründen bewusst eingeräumte Freiheit nutzen können (Hillebrand 2003). Die Frage nach Verantwortlichkeiten und einer denkbaren Verletzung von Aufsichtspflichten wird für die betroffenen Lehrkräfte bei Notfällen auf Klassenfahrten daher immer ein spezieller Belastungsfaktor sein.

Schuldgefühle bei Lehrern

## 7.9 Notfall im Umfeld der Schule

Auch bei Notfällen im Umfeld einer Schule können Nachsorgemaßnahmen notwendig sein, etwa wenn in dem Ort, in dem sich die Schule befindet, ein Verbrechen verübt wurde oder sich ein schwerer Verkehrsunfall ereignet hat. Das gilt in gleicher Weise für Großschadenslagen und Katastrophen, die sich zwar weit entfernt ereignet haben, von denen Schüler und Lehrer jedoch über die Medien erfahren. Die Schule

indirekte Betroffenheit bei Unfällen im Umfeld der Schule

bzw. die Mitglieder der Schulgemeinde sind in diesen Fällen zwar nicht direkt, aber doch indirekt betroffen (Richwin und Karutz 2017).

Im März 2009 musste zum Beispiel ein Kölner Gymnasium vorübergehend geschlossen werden und in andere Räume ausweichen, nachdem das benachbarte Stadtarchiv eingestürzt war. In den vergangenen Jahren verursachten insbesondere zahlreiche Terroranschläge und der (noch immer andauernde) Krieg in Syrien auch bei vielen Schülern in Deutschland Angst und Verunsicherung (8-jähriger Grundschüler: *„Kann der Krieg auch zu uns kommen?"*). Barkowski (2006b) spricht im Hinblick auf solche Situationen davon, dass eine *„kollektive Betroffenheit"* zu konstatieren ist.

Die Medienberichterstattung ist hierbei von besonderer Bedeutung. Bilder von Zerstörungen, aber auch von trauernden, schockierten und verletzten Menschen können vor allem jüngere Kinder stark belasten. Bei Großschadenslagen werden sie zudem permanent wiederholt, sodass man sich ihnen kaum entziehen kann.

informationsbetonter Umgang mit medial präsentierten Notfällen

Als Ausdruck der eigenen Anteilnahme könnte in solchen Situationen zu einer Schweigeminute angehalten werden, oder es wird symbolisch eine Kerze angezündet. Wenn Schüler stärker belastet sind, sollte die Situation jedoch intensiver thematisiert werden. Eine Möglichkeit besteht darin, sich genauer und betont sachlich über den Notfall zu informieren. Schüler könnten auf einer Landkarte nachschauen, wo sich der Notfall ereignet hat. Gegebenenfalls könnte man weitere Informationen über den Notfallort und, wenn dieser weit entfernt liegt, über die dortigen Lebensumstände einholen. Man könnte auch recherchieren lassen, welche Ursachen zu diesem Notfall geführt haben, wie vor Ort geholfen wird, welches eigene Verhalten in solchen Situationen angebracht ist, wie man selbst helfen kann usw. Möglicherweise können die Ergebnisse dieser Arbeit sogar im Rahmen einer kleinen Ausstellung präsentiert werden.

Um vor allem jüngere Kinder zu beruhigen, sollte ausdrücklich darauf hingewiesen werden, wie selten und unwahrscheinlich ein solches Ereignis ist. Eventuell könnte ein externer Experte, etwa ein Vertreter der Feuerwehr oder des Rettungsdienstes, in die Schule kommen und berichten, wie (gut) man im eigenen Wohnort auf vergleichbare Situationen vorbereitet ist. Wenn es von den Schülern gewünscht wird, könnte zudem ein symbolisches Erste-Hilfe-Paket versendet, ein Anteilnahme ausdrückender Brief an die Betroffenen geschrieben, eine Spendensammlung, ein Trödelbasar oder ein schulinternes Benefizkonzert zugunsten der Opfer veranstaltet werden. Nach Naturkatastrophen ist auch die langfristige Unterstützung humanitärer Hilfsprojekte oder die Übernahme von Patenschaften für eine Schulklasse im Krisengebiet denkbar.

Engagement für Opfer vor Ort

Besondere Aufmerksamkeit sollten Schüler erhalten, die in irgendeiner Weise einen persönlichen Bezug zu der Notfallsituation haben. Das können z.B. Kinder sein, die aus der Gegend stammen, in der sich ein Erdbeben ereignet hat; Kinder, die vor einem Krieg oder aus einer Krisenregion geflohen sind usw. Wenn sie es möchten und sie psychisch ausreichend stabil sind, könnte man sie in der Klasse eventuell von ihren Erfahrungen erzählen lassen. Solche Gesprächssituationen sollten allerdings sorgfältig vorbereitet und nach Möglichkeit von einem Schulpsychologen oder einem psychosozialen Akuthelfer begleitet werden.

## 7.10 Umgang mit Flüchtlingskindern

Flüchtlingskinder häufig traumatisiert

Der Umgang mit oftmals traumatisierten oder akut trauernden Flüchtlingskindern stellt Lehrkräfte im Schulalltag vor eine besondere Herausforderung. Über die bereits dargestellten Notfallfolgen (s. Kap. 3.1.4) und Nachsorgemaßnahmen (s. Kap. 6.1) hinaus können daher einige weitere Hinweise zu beachten sein.

**Zahlen, Daten, Fakten**

71.472 Menschen, die 2018 in Deutschland einen Antrag auf Asyl gestellt haben, waren jünger als 16 Jahre (Bundeszentrale für politische Bildung 2019). 51.144 unbegleitete minderjährige Flüchtlinge und junge Volljährige leben in Deutschland derzeit in der Zuständigkeit der Kinder- und Jugendhilfe. Die meisten (93 %) sind älter als 14 Jahre; 86 % sind Jungen, 14 % Mädchen. Vorrangige Herkunftsländer dieser Flüchtlingskinder sind Afghanistan, Eritrea, Somalia, Guinea, Syrien, Irak, Gambia, Äthiopien und Pakistan. Bei vielen ist die Heimat allerdings auch unklar (Deutscher Bundestag 2018).

existenziell bedrohliche Erfahrungen

Zunächst einmal gilt es zu bedenken, welchen enormen, oftmals lang andauernden psychischen und physischen Belastungen Flüchtlingskinder auf ihrem bisherigen Lebensweg bereits ausgesetzt gewesen sind. In ihren Heimatländern haben sie möglicherweise unter Bürgerkriegszuständen, Hunger, Durst und Armut gelitten. Unter Umständen wurden sie aus ethnischen oder politischen Gründen diskriminiert bzw. verfolgt und haben in ständiger Angst gelebt, entdeckt zu werden. Oftmals sind sie auch Zeugen schwerster Gewalt- und Gräueltaten geworden, haben zum Beispiel Bombenangriffe, Vergewaltigungen oder Hinrichtungen miterlebt, wurden mit den Anblicken von Zerstörungen, Verletzten und Leichen konfrontiert oder mussten befürchten, als Kindersoldaten zwangsrekrutiert zu werden (Shah 2015, Deutscher Bundestag 2018).

keine oder abweichende Schulerfahrungen

Auch ihre bisherigen Schulerfahrungen – sofern überhaupt vorhanden – können sich erheblich von dem unterscheiden, was für Schulen in Deutschland kennzeichnend ist. Bei einfachen Regelverstößen von Schülern drohen in manchen Herkunftsländern gleich drakonische Strafen, und insbesondere Mädchen haben in einigen Regionen bis heute nur unter erheblichen Schwierigkeiten Zugang zum Bildungssystem.

Die Flucht selbst ist, neben extremen körperlichen Strapazen, verbunden mit vielfältigen Trennungs- und Verlusterfahrungen: Im Herkunftsland bleiben nicht nur die Heimat – das trotz aller Widrigkeiten eben doch auch vertraute Umfeld – und etwaiger Besitz zurück, sondern häufig muss auch von Freunden und Familienangehörigen Abschied genommen werden. Ein tragfähiges Familiensystem ist oftmals nicht mehr vorhanden (Preitler 2017).

nach Flucht angespannte Lebenssituation

In Deutschland angekommen, ist die Lebenssituation weiterhin schwierig und belastend (ausführlich s. Berthold 2014, Deutsches Komitee für UNICEF 2016): Die Sorge, wie es denn nun weitergeht, hält unvermindert an. Die Zukunftsperspcktiven sind ungewiss. Der Alltag in Sammelunterkünften spielt sich auf beengtem Raum ab. Privatsphäre gibt es nur eingeschränkt, die finanziellen Möglichkeiten sind meist sehr begrenzt, Konflikte jedoch häufig. Die Unsicherheit, was man in Deutschland „darf" und was nicht, ist groß. Integration wird durch fehlende Sprachkenntnisse erheblich erschwert. Und nicht zuletzt haben viele Flüchtlingskinder – allen ambivalenten Erinnerungen an ihr Herkunftsland zum Trotz – schlichtweg Heimweh: Das vertraute Umfeld und die früheren Bezugspersonen fehlen. Sich in einem völlig anderen, ungewohnten Umfeld zurechtzufinden, kostet Kraft. Viele Flüchtlingskinder erleben einen regelrechten „Kulturschock", fühlen sich selbst „nicht zugehörig" und nicht zuletzt erfahren sie u.U. sogar noch offene Ablehnung und Fremdenfeindlichkeit (Shah 2015).

Die Situation eines jeden Flüchtlingskindes ist individuell jedoch sehr unterschiedlich. Das hier beschriebene Erleben sollte daher nicht pauschal „unterstellt", wohl aber als Möglichkeit in Betracht gezogen werden.

Angesichts der persönlichen Vorerfahrungen ist auch eine Vielzahl etwaiger Trauma- oder Trauerreaktionen von

Flüchtlingskindern verständlich (s. KAP. 3.1.4). Besonders häufig zu beobachten sind Vermeidungsverhalten bzw. sozialer Rückzug, anhaltende Übererregung, Intrusionen, Reizbarkeit, Schreckhaftigkeit, posttraumatisches Spielverhalten, psychosomatische Beschwerden, Regression sowie Lern- bzw. Konzentrationsschwierigkeiten. Ebenfalls möglich ist, dass Flüchtlingskinder nach jahrelangen Gewalterfahrungen emotional vollkommen abgestumpft oder auch verroht erscheinen.

häufige Reaktionen

Umso wichtiger ist, dass die betroffenen Kinder Schule als einen sicheren, verlässlichen Ort (Weiß 2017) kennenlernen: Um sich in unserer Gesellschaft einzufinden, haben Schulen eine enorm wichtige Schlüsselfunktion.

Schule als sicherer, verlässlicher Ort

Beim konkreten Umgang mit Flüchtlingskindern steht der Aufbau einer tragfähigen und vertrauensvollen Beziehung im Vordergrund. Einer positiven, von Wertschätzung und Interesse geprägten Grundhaltung gegenüber den Kindern kommt eine hohe Bedeutung zu, zumal Kinder sensibel spüren, ob sie angenommen und akzeptiert werden – oder ihre Anwesenheit eigentlich doch eher unerwünscht ist.

Dass der Spracherwerb intensiv unterstützt werden muss, versteht sich von selbst. Wichtig ist insbesondere, dass Regeln und Erwartungen klar kommuniziert und verständlich gemacht werden. Zu vermitteln ist beispielsweise,

- welche Begrüßungs- und Abschiedsgesten in Deutschland üblich sind,
- inwiefern Körperkontakt erwünscht ist,
- in welcher Lautstärke gesprochen wird,
- dass das Verhältnis der Geschlechter gleichberechtigt ist u.v.a.m.

Auftretende Missverständnisse müssen rasch aufgeklärt werden, damit sie keine nachhaltigen Irritationen verursachen.

**Beispiel**

In einigen Ländern gilt es als Ausdruck von Respektlosigkeit, wenn ein Schüler einem Lehrer direkt in die Augen schaut. Schüler haben ihren Blick eher demütig auf den Boden zu richten. In Deutschland könnte jedoch genau dieses Verhalten als eine Respektlosigkeit gewertet werden: Eine Lehrkraft, die für solche Missverständnisse nicht sensibilisiert ist, könnte z.B. schimpfen: *„Schau mich gefälligst an, wenn ich mit Dir rede!“* (Shah 2015).

Die Auflösung solcher Missverständnisse ist nicht nur Ausdruck von Integrationsbemühungen, sondern auch aus (notfall-)psychologischen Gründen wichtig: Eine unnötige (und zusätzlich belastende) Verunsicherung sowie die Anbahnung von Konflikten kann auf diese Weise meist verhindert werden.

Schulkameraden für besondere Situation sensibilisieren

Schulkameraden und gegebenenfalls auch deren Eltern sollten für die besondere Situation von Flüchtlingskindern sensibilisiert werden und bezüglich eines angemessenen Umgangs mit ihnen einige Hinweise erhalten. Dazu gehört, ungewöhnlich erscheinende Reaktionen und Verhaltensweisen verständlich zu machen. Lohmann (2017) empfiehlt beispielsweise offen anzusprechen, dass diese Kinder eine schwierige, belastende Zeit erlebt haben und dass es problematisch sein könnte, diesbezüglich Nachfragen zu stellen: Traumatische Erinnerungen könnten auf diese Weise wachgerufen bzw. reaktiviert werden, ohne dass man darauf vorbereitet ist. Auf der anderen Seite soll unbedingt Interesse gezeigt und aufmerksam zugehört werden, wenn ein Flüchtlingskind von seinen Erfahrungen und seinem Heimatland erzählt. Darüber hinaus ist angebracht, was auch ansonsten bei notfallbetroffenen Kindern empfohlen wird (s. Kap. 6.1):

hilfreiche Aktivitäten

- Aufmerksamkeit für die individuellen Bedürfnisse ist immer wichtig.
- Wenn Symptome einer Traumafolgestörung im Vordergrund stehen, sollte es im Schulalltag vorrangig darum gehen, für Schutz, Sicherheit und soziale Einbindung zu sorgen.
- Zur Trauerbegleitung sind Halt gebende Rituale hilfreich. Ein Flüchtlingskind könnte beispielsweise auch nach einem tröstenden Lied aus seiner Heimat gefragt werden, das man dann mit der gesamten Schulklasse einüben und singen kann.
- Körperliche bzw. sportliche Aktivitäten können helfen, Erregung abzubauen.
- Durch kreative Aktivitäten (malen, basteln, musizieren, spielen) kann eine Gelegenheit gegeben werden, Gefühle und Gedanken zum Ausdruck zu bringen.
- Erfolgserlebnisse erhöhen das Selbstwirksamkeitserleben, dies gilt auch hier. Man sollte also schauen, auf welche Weise ein Flüchtlingskind etwas Positives erfahren kann, indem es sich „gelingend einbringt“. Mit der gesamten Schulklasse kann evtl. ein Theaterprojekt durchgeführt werden, in dem auch das Flüchtlingskind eine Rolle übernimmt o.Ä.

An dieser Stelle soll aber auch nicht unerwähnt bleiben, dass für eine intensive Begleitung von Flüchtlingskindern oftmals nicht die eigentlich erforderlichen personellen Ressourcen zur Verfügung stehen. Nach Angaben der Deutschen UNESCO-Kommission (2018) fehlen allein in Deutschland rund 42.000 Stellen für zusätzliche Lehrkräfte, die benötigt werden, um Flüchtlingskinder zu unterrichten. Dies ist hoch problematisch, weil auf diese Weise vielerorts beim besten Willen nicht die Hilfe geleistet werden kann, die dringend notwendig ist.

Um einen angemessenen Umgang mit Flüchtlingskindern zu ermöglichen, sollten Lehrkräfte unbedingt durch Sozialarbeiter und weitere psychosoziale Fachkräfte Unterstützung erhalten! Auch eine enge Vernetzung mit dem Sozial- und Jugendamt bzw. Einrichtungen der Jugendhilfe, interkulturell arbeitenden Trauergruppen, Traumaambulanzen und niedergelassenen Therapeuten ist hier besonders wichtig.

# 8 Nachwort

In diesem Buch wurden Notfälle in Schulen thematisiert. Es wurde dargestellt, wie Prävention, Intervention und Nachsorge gestaltet werden können. Die Auseinandersetzung mit dem Thema soll jedoch nicht verunsichern oder verängstigen. Massive Bedrohungsgefühle und eine regelrechte Erwartungshaltung (nach dem Motto: *„Morgen passiert bestimmt etwas!"*) sind schlichtweg unangebracht!

keine übertriebenen Bedrohungsgefühle

Von den rund 9,6 Millionen Kindern und Jugendlichen, die in Deutschland auf eine der rund 33.000 Schulen gehen, und von den 668.000 Lehrkräften, die in Deutschland an diesen Schulen arbeiten, sind letztlich nur wenige von einem Notfall betroffen. Nach wie vor sind Schulen vor allem Orte der Gemeinschaft, des Lehrens und Lernens sowie der Entwicklung junger Menschen. In Schulen wird kommuniziert, gelernt, gelacht und gespielt.

Es wäre fatal, würden Schulen ausschließlich als *„potenzielle Viktimisierungsorte"* (Baier et al. 2009) betrachtet, in denen jeder Anwesende permanent einer akuten Gefahr für Leben und Gesundheit ausgesetzt ist!

Zu den Voraussetzungen für einen angemessenen Umgang mit Notfällen in Schulen gehören daher nicht nur notfallbezogenes Fachwissen und die entsprechende Handlungskompetenz, sondern vor allem Besonnen- und Gelassenheit. Allen Lesern dieser Veröffentlichung sei sie von Herzen gewünscht!

Bleiben Sie gelassen!

Zudem sollten Notfälle in Schulen nicht ausschließlich als potenziell traumatische Ereignisse betrachtet werden, sondern auch als Gelegenheiten zur Reifung und zum Wachstum, als eine Chance für *Bildung* im eigentlichen, tieferen Sinn. Vor diesem Hintergrund sollte es auch niemals nur darum gehen, etwas rein „technisch" zu bewältigen und „Funktionsfähigkeiten" wiederherzustellen. Ebenso sollte

Notfälle und Krisen als Bildungschance

in den Blick genommen werden, was Unglücke, Krisen und Katastrophen für das Menschsein und das menschliche Miteinander eigentlich insgesamt *bedeuten*.

Den spezifischen Bildungsgehalt von Notfällen ebenfalls wahrzunehmen und – unabhängig von allen „Managementaufgaben" – gerade im schulischen Kontext aufzugreifen, ist aus meiner Sicht die eigentliche Herausforderung, die sich aus der Konfrontation mit einem Notfall für die gesamte Schulgemeinde ergibt. Dieser Herausforderung gerecht zu werden, beinhaltet jedenfalls etwas originär *Pädagogisches*, das bei allen Planungen von „Interventionen" und „Maßnahmen" nicht ausgeblendet oder übersehen werden sollte.

Viele Schüler, Lehrkräfte, Schulpsychologen und Schul- sowie Notfallseelsorger haben sich in den vergangenen Jahren durch ihre Auskünfte in Interviews, Rückmeldungen und Diskussionsbeiträgen in Fortbildungsveranstaltungen des Autors direkt oder indirekt an der Gestaltung des Manuskripts beteiligt. Bei ihnen allen, besonders aber bei Prof. Dr. Bernd Gasch, Melanie Hinze, Petra Hohn, Prof. Dr. Lars Tutt sowie den Kolleginnen und Kollegen der Notfallseelsorge der Evangelischen Kirche im Rheinland und von Westfalen möchte ich mich für ihre wertvolle Unterstützung bedanken. Ohne sie hätte dieses Buch niemals in der vorliegenden Form erscheinen können. Besonderer Dank gilt außerdem Dr. Robert Beyer von der Verlagsgesellschaft Stumpf & Kossendey, der das Manuskript mit unglaublicher Akribie und Sorgfalt im Lektorat bearbeitet hat!

Rückmeldungen zu diesem Buch aus der Leserschaft nehme ich jederzeit gern entgegen; konstruktive Kritik wird – auch im Hinblick auf überarbeitete und ergänzte Neuauflagen – stets dankbar angenommen!

# 9 Anhang

Die folgenden Musterbriefe und Checklisten finden Sie in unserem Online-Portal auch in Form ausdruckbarer DIN A4-Seiten bzw. Dokumente zur eigenen Weiterbearbeitung:

Mehr zum Online-Bereich finden Sie auf Seite 440.

## 9.1 Musterbriefe

Natürlich kann man nicht für jede erdenkliche Situation Musterbriefe vorbereiten. Das ist zweifellos unmöglich, weil es sozusagen hellseherische Fähigkeiten voraussetzen würde. Mitunter werden im Hinblick auf besonders konkrete Formulierungen sogar ethische Bedenken geäußert. In der Tat empfiehlt es sich, in jedem Einzelfall neu nach den angemessenen Formulierungen zu suchen. Dennoch stellen vorgefertigte Textbausteine, die man auswählen, kombinieren und gegebenenfalls umformulieren kann, eine wertvolle Hilfestellung dar. Generell sind bei der Formulierung von Briefen an Schüler oder Eltern in Notfallsituationen folgende Hinweise zu beachten:

- Die Briefe sollten so ausführlich wie nötig, aber auch so kurz wie möglich sein. Notfallbetroffene können übererregt sein und dadurch Schwierigkeiten haben, sich längere Zeit zu konzentrieren. Ein mehrseitiges Schreiben mit sehr detaillierten Informationen ist insofern unangebracht. Weniger ist mehr.
- Zu Beginn der Briefe sollte gleich nach einem einleitenden Satz mit einfachen und klaren Worten beschrieben werden, was passiert ist und worum es geht. Beispiel: „*Vor unserer Schule hat sich heute ein schwerer Verkehrsunfall ereignet. Eine Schülerin aus der siebten Klasse wurde dabei lebensbedrohlich verletzt. Sie liegt im Augenblick im Krankenhaus.*“

- Die Briefe sollten zwar vorrangig sachlich informieren. Gleichwohl sollte auch die eigene Betroffenheit zum Ausdruck gebracht werden. Es handelt sich ja nicht um einen nüchternen Bericht eines technischen Sachverständigen. Vielmehr sind die Briefe pädagogisch-psychologisches Handeln. Beispiel: *„Wir haben uns alle sehr erschreckt.“, „Dieser tragische Unfall hat uns tief betroffen gemacht.“, „Wir sind tief betroffen.“*
- Die Briefe sollten aufzeigen, wie in der Schule auf eine Notfallsituation reagiert wird. Die Eltern sollen wissen, was seitens der Schule unternommen wird. Beispiel: *„Bis zum Ende der Woche ist vormittags von 8 Uhr bis 12 Uhr ein Notfallseelsorger in der Schule, der den Schülern für vertrauliche Gespräche zur Verfügung steht.“, „In den kommenden Tagen werden wir vom regulären Unterricht abweichen, um mit den Kindern über den Unfall und die Unfallfolgen zu sprechen.“, „Klassenarbeiten, die in der nächsten Woche geschrieben werden sollten, werden zunächst verschoben.“, „Für den kommenden Dienstag laden wir Sie um 19 Uhr zu einem Elternabend ein, um über die Situation ausführlich zu sprechen.“*
- Ferner sollte enthalten sein, was die Adressaten des Briefs in den folgenden Tagen selbst tun können. Beispiel für einen Brief an Schüler: *„Vielen Menschen hilft es, wenn sie mit anderen über das Erlebte sprechen. Wenn Du das möchtest, kannst Du zum Beispiel Deinen Freunden oder Deinen Eltern davon erzählen. Wenn Du lieber nicht über den Unfall sprechen möchtest, ist das aber auch ok.“* Beispiel für einen Brief an Eltern: *„Wenn Kinder einen Unfall miterlebt haben, brauchen sie häufig eine besondere Zuwendung. Verbringen Sie viel Zeit mit Ihrem Kind, lassen Sie es möglichst nicht allein und hören*

*Sie geduldig zu, wenn Ihr Kind von dem Erlebten erzählt."*

- Abschließend sollte in den Briefen eine Kontaktanschrift bzw. eine Telefonnummer oder E-Mail-Adresse genannt werden, an die man sich mit weiteren Fragen wenden kann. Beispiel: „*Wenn Sie weitere Fragen haben, können Sie sich von Montag bis Freitag in der Zeit von 10 Uhr bis 12 Uhr unter der Rufnummer 1234 an die Schulleiterin Frau Müller wenden."*
- Gegebenenfalls sollten Mitteilungen der Schule auch in andere Sprachen übersetzt werden. Vor allem Eltern und Schüler mit Migrationshintergrund können die deutsche Sprache nicht immer ausreichend lesen.

### 9.1.1 Beispiel für einen Informationsbrief an Kinder

Liebe(r) ...,

vor Kurzem hast Du einen Notfall miterlebt. So etwas passiert immer sehr plötzlich. Man rechnet überhaupt nicht damit. Vielleicht bist Du jetzt ganz durcheinander, sehr traurig oder auch wütend. Vielleicht bist Du noch immer ganz aufgeregt oder Du hast jetzt große Angst. Es kann auch gut sein, dass Du Dich einfach komisch fühlst.

Das ist nicht schön, und es ist sicher sehr unangenehm. Aber dass Du so reagierst, ist ganz normal. Du brauchst Dir deshalb keine Sorgen zu machen. Vielen anderen Kindern, die ebenfalls einen Notfall miterlebt haben, geht es genauso wie Dir. Wir möchten Dir einige Tipps geben, die Dir jetzt helfen können:

- Wenn Du sehr traurig bist, kannst Du ruhig weinen. Du brauchst nicht zu verstecken, wenn es Dir nicht gutgeht!

- Beschäftige Dich in den nächsten Tagen mit Dingen, die Du sonst auch immer gern getan hast. Hör zum Beispiel Deine Lieblingsmusik und spiele Deine Lieblingsspiele!
- Geh raus an die frische Luft. Dort kannst Du rennen und toben, wenn Dir danach ist!
- Du kannst auch ein Bild von dem Notfall malen, den Du erlebt hast. Wenn Du möchtest, kannst Du das Bild jemandem zeigen oder auch schenken, den Du besonders gerne magst!
- Du kannst auch eine Geschichte oder einen Brief über den Notfall schreiben. Wenn Du das, was Du geschrieben hast, lieber für Dich behalten möchtest, ist das natürlich in Ordnung. Du kannst Deine Geschichte aber auch anderen Menschen zeigen!
- Wenn Du Angst hast, traurig bist oder Dich etwas anderes bedrückt, dann sprich darüber mit Erwachsenen, die Du gut leiden kannst und denen Du vertraust. Das können Deine Eltern sein, aber auch Deine Oma oder Dein Opa, eine Lehrerin oder ein Lehrer, eine Tante oder ein Onkel! Du wirst sehen, dass es guttut, über das Erlebte zu sprechen.
- Wenn Du niemanden hast, mit dem Du sprechen kannst, kannst Du beim Kinder-Sorgentelefon anrufen. Die Nummer lautet ________________.
  Dort ist immer jemand erreichbar, der für Dich da ist, der Dir zuhört und der Dir helfen kann. Dort anzurufen, kostet nichts. Du brauchst noch nicht einmal Deinen Namen zu nennen, wenn Du das nicht möchtest.

Du kannst Dich aber auch an uns wenden. Du erreichst uns unter der Rufnummer ...

Viele Grüße, Dein ...

### 9.1.2 Beispiel für einen Informationsbrief an Jugendliche

Liebe(r) ...,

vor Kurzem hast Du einen Notfall miterlebt. So etwas passiert immer sehr plötzlich. Man rechnet überhaupt nicht damit. Mit diesem Brief möchten wir Dir einige wichtige Informationen geben, die Dir vielleicht helfen können.

Nach einem Notfall gibt es ganz unterschiedliche Reaktionen, die auftreten können, aber nicht auftreten müssen. Möglich sind zum Beispiel wiederkehrende Erinnerungen, Alpträume, Schlafschwierigkeiten, Konzentrationsstörungen und Ängste. Einige Menschen sind nach Notfällen auch verzweifelt, traurig und möchten am liebsten nur noch allein sein. Andere sind sehr gereizt oder wütend. Auch körperliche Symptome können auftreten, zum Beispiel Kopfschmerzen oder Übelkeit. Vielleicht hast Du solche Reaktionen auch bei Dir selbst bemerkt.

All diese Reaktionen sind nicht schön, und sie sind sicher sehr unangenehm. Aber sie sind nicht ungewöhnlich. Du brauchst Dir deshalb keine Sorgen zu machen. Vielen anderen Jugendlichen, die ebenfalls einen Notfall miterlebt haben, geht es ganz genauso. Meistens werden die Reaktionen nach einiger Zeit schwächer und verschwinden dann ganz. Das kann aber einige Wochen dauern. Was Du beachten solltest, sind die folgenden Hinweise:

- Du brauchst Dich nicht zu verstellen. Wenn Du traurig bist, darfst Du traurig sein. Wenn Du aufgeregt bist, darfst Du aufgeregt sein.
- Respektiere das Verhalten Deiner Klassenkameraden als ihren eigenen Weg, mit dem Erlebten zurechtzukommen. Jeder reagiert nach einem Notfall anders, es gibt kein Richtig oder Falsch. Vor

allem gibt es keinen Grund, sich übereinander lustig zu machen.

- Beschäftige Dich mit Dingen, die Dir helfen. Geh zum Beispiel Deinen Hobbys nach und treibe Sport. Versuche, Deinen gewohnten Tagesablauf beizubehalten.
- Finger weg von Alkohol und Drogen. Diese Dinge bereiten Dir nur neue Probleme.
- Sprich mit Menschen, zu denen Du Vertrauen hast, über das, was passiert ist. Manchen Menschen hilft es auch, das Erlebte aufzuschreiben, zum Beispiel in ein Tagebuch.
- Bleib in den nächsten Tagen möglichst nicht allein. Triff Dich mit Menschen, mit denen Du gern zusammen bist. Wenn es Klassenkameraden sind, die das Gleiche erlebt haben wie Du, unterstützt Euch gegenseitig und hört einander zu.
- Wenn Du nicht weißt, an wen Du Dich wenden sollst, kannst Du beim Jugend-Sorgentelefon anrufen. Die Nummer lautet ________________. Dort ist immer jemand erreichbar, der für Dich da ist, der Dir zuhört und der Dir helfen kann. Dort anzurufen, kostet nichts. Du brauchst noch nicht einmal Deinen Namen zu nennen, wenn Du das nicht möchtest.

Du kannst Dich aber auch an uns wenden. Du erreichst uns unter der Rufnummer ________________.

Viele Grüße,

### 9.1.3 Beispiel für einen Informationsbrief an Eltern

Liebe Eltern,

in unserer Schule hat es ein schweres Unglück gegeben. Über solche Ereignisse kommen einige Kinder schnell hinweg, andere brauchen längere Zeit und reagieren mit psychischen oder körperlichen Symptomen. Mit diesem Schreiben möchten wir Sie darüber informieren, welche Reaktionen möglicherweise bei Ihrem Kind auftreten und wie Sie damit umgehen können.

Ihr Kind kann sich in den nächsten Tagen unwohl oder müde fühlen, unruhig, nervös oder ängstlich sein. Möglicherweise wirkt Ihr Kind auch gereizt, wütend, aggressiv oder auf eine andere Weise „verändert“. Ihr Kind mag möglicherweise nicht wie üblich essen, kann sich nicht konzentrieren, einschlafen oder hat Alpträume.

Derartige Reaktionen können auftreten, müssen es aber nicht. Sie sollten also nicht „darauf warten“, dass Ihr Kind sie zeigt. Wenn sie doch eintreten, sollte Sie das nicht beunruhigen. Derartige Reaktionen haben sehr viele Kinder nach einem Notfall. In den meisten Fällen verschwinden sie nach wenigen Tagen oder Wochen.

*Wie sollten Sie sich Ihrem Kind gegenüber verhalten?*

- Sprechen Sie mit Ihrem Kind über den Notfall. Hören Sie aufmerksam und geduldig zu, wenn es von dem Erlebten erzählt, auch wenn es sich wiederholt. Drängen Sie Ihr Kind aber nicht dazu, über den Notfall zu reden.
- Fragen Sie Ihr Kind, ob es das Erlebte aufschreiben oder malen möchte.
- Wenn Ihr Kind Fragen zu dem Notfall hat, beantworten Sie die Fragen offen und ehrlich.

- Zeigen Sie Verständnis für die oben genannten Symptome.
- Sorgen Sie dafür, dass Ihr Kind sich körperlich betätigt und viel an der frischen Luft aufhält: spazieren gehen, Rad fahren, schwimmen etc.
- Eine gesunde Ernährung (Gemüse, Obst, Fisch, Ballaststoffe usw.) ist immer nützlich, besonders in diesem Fall.
- Lassen Sie Ihr Kind möglichst nicht oder zumindest nicht längere Zeit allein, sondern bleiben Sie in der Nähe. Es kann auch sinnvoll sein, Ihr Kind, wenn es das möchte, für einige Zeit in Ihrem Bett schlafen zu lassen.
- Wenn Ihr Kind Schuldgefühle hat, sagen Sie Ihrem Kind – sofern das stimmt –, dass es für den Notfall nicht verantwortlich ist.

Bleiben die Symptome länger als vier Wochen bestehen oder sollten Sie es bereits vorher als notwendig erachten, scheuen Sie sich nicht, fachliche Hilfe in Anspruch zu nehmen. Sie können sich beispielsweise an Ihren Kinderarzt oder einen Kinder- und Jugendlichenpsychotherapeuten, aber auch an die schulpsychologische Beratungsstelle, eine Erziehungsberatungsstelle oder eine Traumaambulanz in Ihrer Nähe wenden.

Mit diesem Schreiben möchten wir Sie nun noch sehr herzlich zu einem Gesprächsabend einladen, bei dem auch die/der Notfallseelsorger/in ________________ anwesend sein wird. Der Gesprächsabend findet statt am ___________ um _________ Uhr in Raum ____ unseres Schulgebäudes.

Sollten Sie vorab schon einige Fragen haben, können Sie sich natürlich jederzeit gern an uns wenden. Unsere Telefonnummer lautet: ________________.

Mit freundlichen Grüßen

Weitere Musterbriefe für unterschiedliche Notfallsituationen sind auf der Homepage der bayerischen Krisenseelsorge im Schulbereich (KiS) kostenlos zum Download bereitgestellt: https://schuleru-augsburg.de/schulpastoral-seelsorge/krisenseelsorge/materialien-/-literatur.

## 9.2 Checklisten

Checklisten für Notfälle sind nicht allgemeingültig, sondern müssen immer an die konkrete Situation angepasst werden. Eine fundierte Ausbildung stets vorausgesetzt, können sie das Handeln in einem Notfall jedoch sehr erleichtern und vor allem dazu beitragen, dass nichts übersehen oder vergessen wird. Vergleichbare Checklisten werden in der Luftfahrt vor Starts und Landungen, aber auch bei Zwischenfällen an Bord und kritischen Ereignissen durchgesehen.

Damit sie in Stresssituationen, unter Zeitdruck und psychischer Belastung handhabbar bleiben, sollten sie einerseits so knapp und prägnant wie möglich formuliert werden. Andererseits müssen sie so ausführlich und differenziert sein, dass sie eine unmittelbare, konkrete (!) Handlungsanweisung beinhalten.

Pauschale Hinweise wie *„Beachten Sie die psychische Situation der Schüler."* oder *„Bieten Sie psychologische Unterstützung an!"* helfen kaum weiter, weil sie nicht enthalten, welche Vorgehensweise gewählt und welche Maßnahmen denn nun im Einzelnen ergriffen werden sollen.

Nachfolgend werden Checklisten zur Prävention, Intervention und Nachsorge beispielhaft dargestellt. Zugleich handelt es sich bei ihnen um eine kurze Zusammenfassung der Ausführungen in diesem Buch.

Es empfiehlt sich jedoch, dass in jeder Schule eigene Listen erstellt werden, zumal in jeder Schule andere Rahmenbedingungen und Besonderheiten vorhanden sind!

### 9.2.1 Prävention

**TAB. 32:** Prävention

| Aufgabe | erledigt |
|---|---|
| Das Kollegium der Schule hat an einer Fortbildung zum Thema „Notfälle in Schulen“ teilgenommen. | |
| Eine Risiko- bzw. Gefahrenanalyse wurde durchgeführt. Vorhandene Gefahrenquellen bzw. potenzielle Notfallursachen sind identifiziert, und es wird auf sie reagiert. | |
| Ein Notfallteam wurde gegründet und fachbezogen ausgebildet. | |
| Ein Mitglied des Notfallteams ist jederzeit, z. B. über ein Handy, erreichbar. Dies ist allen Mitgliedern der Schulgemeinde bekannt. | |
| Handlungspläne und Telefonlisten für Notfälle wurden erarbeitet, liegen an einem geeigneten Ort in der Schule aus und werden regelmäßig aktualisiert. Das Kollegium ist darüber informiert. | |
| Ansprechpartner bei der Polizei, der Feuerwehr, dem Rettungsdienst und anderen externen Hilfsinstanzen (Jugendamt, Notfallseelsorge, Kriseninterventionsdienst usw.) sind der Schulleitung und dem Notfallteam bekannt. | |
| Einzelne Aufgaben und Zuständigkeiten in einem Notfall wurden, auch in Absprache mit den externen Hilfsinstanzen, eindeutig geklärt. | |
| Eine ausreichende Anzahl von Mitgliedern der Schulgemeinde hat eine Brandschutzschulung absolviert. Diese Ausbildung wird regelmäßig, spätestens alle zwei Jahre, aufgefrischt. | |
| Eine ausreichende Anzahl von Mitgliedern der Schulgemeinde hat einen Erste-Hilfe-Lehrgang absolviert. Diese Ausbildung wird regelmäßig, spätestens alle zwei Jahre, aufgefrischt. | |
| Ein Schulsanitätsdienst wurde gegründet und fachbezogen ausgebildet und ausgestattet. | |
| In der Schule stehen geeignete Materialien zur Bewältigung von Notfällen zur Verfügung. Die Materialien entsprechen mindestens den Vorgaben der gesetzlichen Unfallversicherung. | |
| In der Schule steht ein Sanitätsraum zur Verfügung. Er entspricht mindestens den Vorgaben der gesetzlichen Unfallversicherung. | |
| Die Schulgemeinde kann in Notfällen unverzüglich alarmiert und informiert werden. Die festgelegten Alarmierungssignale sind allen Mitgliedern der Schulgemeinde bekannt. | |

**TAB. 32:** Prävention

| Aufgabe | erledigt |
|---|---|
| Flucht- und Rettungswege werden permanent freigehalten und sind eindeutig gekennzeichnet. | |
| Für den Fall, dass das Schulgebäude verlassen werden muss, sind geeignete Sammelpunkte festgelegt worden. Wer sich zu welchem Sammelpunkt begeben muss, ist der Schulgemeinde bekannt. | |
| Notfallübungen werden regelmäßig, mindestens einmal im Schuljahr durchgeführt. | |
| Notfälle werden in angemessener Weise als Unterrichtsthema aufgegriffen. | |
| Aktuelle Notfallerfahrungen werden im Kollegium der Schule besprochen. | |
| Während der Unterrichtszeit ist auf dem gesamten Schulgelände bzw. im Schulgebäude für eine angemessene Aufsicht gesorgt. Auch wenig frequentierte Bereiche des Schulgeländes bzw. -gebäudes werden regelmäßig kontrolliert. | |
| Den Schülern steht eine niedrigschwellig erreichbare Hilfsinstanz zur Verfügung, an die sie sich in Krisen- und Konfliktsituationen wenden können. | |
| Die Schule führt Programme zur Gewaltprävention durch. | |
| Weitere, vor allem technische und organisatorische Präventionsmaßnahmen wurden in der Schulgemeinde thematisiert und, sofern sie als notwendig erachtet wurden, in angemessener Weise umgesetzt. | |

## 9.2.2 Intervention

**Tab. 33:** Intervention

| Aufgabe | erledigt |
|---|---|
| Überblick verschaffen und folgende Fragen klären:<br>• Was ist passiert?<br>• Wer ist betroffen?<br>• Welche Gefahren drohen? | |
| Bei Vorliegen einer Eigengefährdung sich selbst und andere in Sicherheit bringen:<br>• ggf. (z. B. bei einem Feuer) das Schulgebäude verlassen und einen der festgelegten Sammelpunkte aufsuchen<br>• ggf. (z. B. bei einem School Shooting) im Klassenraum bleiben und sich dort verbarrikadieren<br>• ggf. schulinterne Alarmsignale auslösen oder die Schulgemeinde mit einer Lautsprecherdurchsage warnen | |
| Rettungskräfte (Polizei, Feuerwehr und Rettungsdienst, ggf. auch den Schulsanitätsdienst) alarmieren und für deren Einweisung sorgen. | |
| Nach Möglichkeit Schüler in die Hilfeleistung einbeziehen, konkrete Aufgaben erteilen. | |
| Zuschauer vor belastenden Anblicken schützen:<br>• Zuschauer in andere Räume der Schule schicken oder<br>• auf dem Schulhof für größeren Abstand zum Notfallgeschehen sorgen.<br>Die Wahrnehmung der Hilfeleistung jedoch möglichst nicht verhindern. | |
| Alle direkt und indirekt beteiligten Personen über den Notfall informieren. Dabei mitteilen,<br>• was passiert ist,<br>• dass geholfen wird und<br>• wie geholfen wird.<br>Auf Fragen ehrlich antworten. | |
| Für Betreuung der Schüler sorgen:<br>• Bezugspersonen benachrichtigen und um Abholung ihrer Kinder bitten,<br>• externe Fachkräfte (z. B. Notfallseelsorge, Kriseninterventionsdienst, Schulpsychologen) hinzuziehen<br>• als Lehrkraft für Gespräche sichtbar zur Verfügung stehen<br>• Schule auch nach Unterrichtsende geöffnet lassen | |

### 9.2.3 Nachsorge

**Tab. 34:** Nachsorge

| Aufgabe | erledigt |
|---|---|
| Nachsorge planen:<br>• Für wen soll die Nachsorge angeboten werden?<br>• Welche Nachsorge soll angeboten werden?<br>• Wer soll die Nachsorge durchführen? | |
| Beim Einsatz mehrerer externer Fachkräfte beachten:<br>• Zuständigkeiten und Verantwortungsbereiche festlegen<br>• Einsatzabschnitte bilden | |
| Ergänzende Informationen vermitteln, z. B.:<br>• Welche zusätzlichen Informationen gibt es über das Ereignis?<br>• Wie geht es dem oder den Verletzten?<br>• Welche Hilfeleistungen wurden und werden durchgeführt?<br>• Welche Nachsorgemaßnahmen sind geplant?<br>Diese Informationen können auf unterschiedliche Weise vermittelt werden:<br>• persönliche Mitteilungen in den einzelnen Klassen<br>• Aushang am Schwarzen Brett<br>• Informationsbriefe<br>• Lehrer- oder Schulkonferenzen<br>• Elternabende<br>• Telefon-Hotline<br>• Internetseite | |
| Für Psychoedukation der betroffenen Schüler sorgen:<br>• über Belastungsreaktionen informieren<br>• persönliche und soziale Ressourcen aktivieren<br>• geeignete Bewältigungsstrategien vermitteln<br>• zu hilfreicher Aktivität ermutigen | |
| Einzel- und Gruppengespräche anbieten, gegebenenfalls eine regelmäßige Notfallsprechstunde einrichten. | |
| Gemeinsam mit den Schülern angemessene Rituale entwickeln, die Schule mit dem Notfallereignis jedoch nicht dauerhaft überschatten. | |
| Mit Medienvertretern umgehen:<br>• Fragen sachlich beantworten, nur gesicherte Informationen weitergeben<br>• Schüler darüber informieren, dass sie keine Interviews geben müssen<br>• ggf. die Polizei um Schutz vor aufdringlichen Medienvertretern bitten<br>• ggf. konkrete Kooperationsvereinbarungen treffen<br>• ggf. Pressekonferenz veranstalten | |

## 9.2.4 Telefonliste für Notfälle

**Tab. 35:** Telefonliste für Notfälle

| Kontaktperson | Telefon | mobil | E-Mail |
|---|---|---|---|
| Polizei | | | |
| Rettungsdienst | | | |
| Durchgangsarzt | | | |
| Feuerwehr | | | |
| Giftinformationszentrum | | | |
| Schulleitung | | | |
| Stellvertretende Schulleitung | | | |
| 1. Mitglied des Notfallteams der Schule | | | |
| 2. Mitglied des Notfallteams der Schule | | | |
| 3. Mitglied des Notfallteams der Schule usw. | | | |
| Hausmeister | | | |
| Gebäudeteil 1 (falls vorhanden, z. B. Bibliothek) | | | |
| Gebäudeteil 2 (falls vorhanden, z. B. Fachräume) | | | |
| Gebäudeteil 3 (falls vorhanden, z. B. Sporthalle usw.) | | | |
| Schulpsychologe | | | |
| Schulseelsorger | | | |
| Schulsozialarbeiter | | | |
| Schulpsychologisches Notfallteam des Schulträgers oder des Kultusministeriums (Hotline) | | | |
| Schulträger | | | |
| Schulaufsicht | | | |
| Schulpflegschaftsvorsitzender | | | |

**Tab. 35:** Telefonliste für Notfälle

| Kontaktperson | Telefon | mobil | E-Mail |
|---|---|---|---|
| Krankenhaus 1 | | | |
| Krankenhaus 2 | | | |
| Krankenhaus 3 usw. | | | |
| Unfallversicherungsträger | | | |
| Gemeindepfarrer | | | |
| Notfallseelsorger, Krisenintervenstionsteam | | | |
| Kinder- und jugendpsychiatrische Beratung | | | |
| Kinder- und Jugendlichenpsychotherapeut | | | |
| Traumaambulanz für Kinder und Jugendliche | | | |
| Erziehungsberatungsstelle | | | |
| Drogenberatungsstelle | | | |
| Jugendamt | | | |
| Sozialamt | | | |
| Übersetzer | | | |
| Taxizentrale | | | |
| Lokalzeitung (Redaktion) | | | |
| Lokalradio (Redaktion) | | | |
| 1. Klassenpflegschaftsvorsitzender | | | |
| 2. Klassenpflegschaftsvorsitzender | | | |
| 3. Klassenpflegschaftsvorsitzender usw. | | | |
| Wettervorhersage (Abfrage von Unwetterwarnungen) | | | |

Außerdem sollte eine Telefonliste für Notfälle enthalten, wie die Erziehungsberechtigten *aller* Schüler sowie die Angehörigen bzw. Familien *aller* an der Schule beschäftigten Lehrer erreichbar sind.

# 9.3 Informationsquellen im Internet

## 9.3.1 Internetseiten mit allgemeinen Informationen zum Thema

**Tab. 36:** Internetseiten mit allgemeinen Informationen zum Thema

| | |
|---|---|
| AETAS-Kinderstiftung in München | www.aetas-kinderstiftung.de |
| Berufsverband Deutscher Psychologinnen und Psychologen e.V. (BDP) | www.bdp-verband.org |
| Bundesamt für Bevölkerungsschutz und Katastrophenhilfe (BBK) | www.bbk.bund.de |
| Bundesfachverband unbegleitete minderjährige Flüchtlinge e.V. (BumF) | https://b-umf.de/ |
| Bundesgeschäftsstelle weißer Ring e.V. | www.weisser-ring.de |
| Bundeskonferenz für Erziehungsberatung e.V. | www.bke.de |
| Bundesprüfstelle für jugendgefährdende Medien | www.bundespruefstelle.de |
| Bundeszentrale für gesundheitliche Aufklärung (BZgA) | www.bzga.de |
| Bundeszentrale für politische Bildung (BpB) | www.bpb.de |
| Deutsche Gesellschaft für Prävention und Intervention bei Kindesmisshandlung und -vernachlässigung und sexualisierter Gewalt e.V. (DGfPI) | www.dgfpi.de |
| Deutsche Gesetzliche Unfallversicherung (DGUV) | www.dguv.de |
| Forschungsprojekt „Kind und Katastrophe“ | www.kikat.de |
| Institut COPING mit vielen Informationen zur Lehrergesundheit | www.ichundmeineschule.eu |
| Internetpräsentation von Schulpsychologen | www.schulpsychologie.de |
| Krisenseelsorge im Schulbereich (KiS) | www.schuleru-augsburg.de/kis |
| Kinderschutz-Zentren | www.kinderschutz-zentren.org |
| Malteser Schulsanitätsdienst (MHD) | www.malteser-ssd.de |
| Religionspädagogisches Zentrum Heilsbronn | www.rpz-heilsbronn.de |

**Tab. 36:** Internetseiten mit allgemeinen Informationen zum Thema

| | |
|---|---|
| Schulsanitätsdienst | www.schulsanitaetsdienst.de |
| sinus – Schulische Krisenintervention e.V. | www.schulische-kriseninterven-tion.de |
| UNICEF Kinderhilfswerk der Vereinten Nationen | www.unicef.de |
| Unterhaltungssoftware Selbstkontrolle (USK) | www.usk.de |
| Zentrale für Unterrichtsmedien im Internet e.V. (ZUM) | www.zum.de |

## 9.3.2 Internetseiten mit Beratungsangeboten für Kinder und Jugendliche

**Tab. 37:** Internetseiten mit Beratungsangeboten für Kinder und Jugendliche

| | |
|---|---|
| Kinder- und Jugendtelefon (Telefon 116 111) (sowie Elterntelefon 0800 111 0 550) | www.nummergegenkummer.de |
| Online-Beratung der Bundeszentrale für gesundheitliche Aufklärung zu den Themen Sucht und Drogen | www.drugcom.de |
| Online-Beratung für Jugendliche, die Probleme mit Eltern, Freunden, der Schule oder mit sich selbst haben (sowie Elternberatung) | www.bke-beratung.de |
| Online-Beratung für Jugendliche in Krisensituationen durch Peers, Träger ist der Arbeitskreis Leben e.V. | www.youth-life-line.de |
| Online-Beratung für trauernde Kinder und Jugendliche | www.youngwings.de |
| Online-Beratung für Kinder und Jugendliche zu den Themen Suizidgefährdung, sexueller Missbrauch und Trauma (Telefon 030 - 873 01 11) | www.neuhland.net |
| Online-Beratung für suizidgefährdete Jugendliche, Träger ist der Arbeitskreis Leben Freiburg e.V. | www.u25-freiburg.de |
| Online-Beratung und Informationen von pro familia für Jugendliche zum Thema Sexualität | https://profamilia.sextra.de/ |
| Telefonseelsorge, bietet nicht nur telefonisch unter den Rufnummern 0800 - 111 0 111, 0800 - 111 0 222 sowie 116 123, sondern auch im Internet Beratung an | www.telefonseelsorge.de |
| Wildwasser (Informationen für Betroffene von sexuellem Missbrauch sowie deren Freunde und Angehörige) | www.wildwasser.de |

### 9.3.3 Internetseiten mit Informationen zur Notfallvorsorge

**Tab. 38:** Internetseiten mit Informationen zur Notfallvorsorge

| | |
|---|---|
| Projekt „Max und Flocke“ des Bundesamtes für Bevölkerungsschutz und Katastrophenhilfe (BBK) | www.max-und-flocke-helferland.de |
| Berliner Leaking-Projekt der Freien Universität Berlin | www.leaking-projekt.de |
| Bundesarbeitsgemeinschaft Mehr Sicherheit für Kinder e.V. | www.kindersicherheit.de |
| Deutsche Gesellschaft für Suizidprävention (DGS) | www.suizidprophylaxe.de |
| Deutscher Kinderschutzbund Bundesverband e.V. (DKSB) | www.dksb.de |
| Deutscher Verkehrssicherheitsrat e.V. | www.dvr.de |
| Verband der Feuerwehren in NRW e.V. | www.sicherheitserziehung.de |
| fairplayer e.V. (Initiative gegen Gewalt an Schulen und für soziale Kompetenz) | www.fairplayer.de |
| Floriansdorf – Zentrum für Sicherheitserziehung und Aufklärung | www.floriansdorf.de |
| Gemeinsamer Ausschuss Brandschutzaufklärung und Brandschutzerziehung | www.brandschutzaufklaerung.de |
| German Resuscitation Council (Deutscher Rat für Wiederbelebung) | www.grc-org.de |
| Heidelberger Präventionszentrum (HPZ) (Förderung sozial-emotionaler Kompetenzen von Kindern und Jugendlichen) | www.h-p-z.de |
| Stiftung der Deutschen Lions (Informationen zum Präventionsprojekt „Erwachsen werden“) | www.lions-quest.de |
| Informationen zu verschiedenen Projekten, in denen Kinder und Jugendliche in der Durchführung von Wiederbelebungsmaßnahmen ausgebildet werden | www.schuelerrettenleben.de |
| Initiative RESPEKT – Aktion gewaltfreie Schulen | www.respekt-info.de |

**Tab. 38:** Internetseiten mit Informationen zur Notfallvorsorge

| | |
|---|---|
| Institut für Gewaltprävention und angewandte Kriminologie (IGaK) | www.igak.org |
| Institut Psychologie und Bedrohungsmanagement (I:P:Bm) | www.i-p-bm.com |
| Kompass plus: Online-Portal zum schulischen Krisenmanagement | www.kompass-schule.de |
| Koordinierungsstelle Gewaltprävention | |
| („Trouble Line" Telefon 0800 - 110 2222) | www.verantwortung.de |
| Landespräventionsrat Niedersachsen – Überblick über empfehlenswerte Präventionsansätze (Datenbank „Grüne Liste Prävention") | www.gruene-liste-praevention.de |
| Netzwerk für Courage von Schulen und gegen Rassismus | www.schule-ohne-rassismus.org |
| Online-Befragung zum Gesundheitsverhalten von Schülerinnen und Schülern | www.praeventionsradar.de |
| PaC – Prävention als Chance. Schulbezogene Gewaltprävention im Verbund (Gewaltprävention in Kindertageseinrichtungen und Schulen) | www.pac-programm.de |
| Polizei des Landes Nordrhein-Westfalen (Internetwache, bei der verdächtige Eintragungen in Foren, Chatrooms und Weblogs jederzeit gemeldet werden können) | https://polizei.nrw/internetwache |
| Projekt „Sichere Schule" der Deutschen Gesetzlichen Unfallversicherung (DGUV) | www.sichere-schule.de |
| Stiftung Deutsches Forum für Kriminalprävention | www.kriminalpraevention.de |
| Stiftung gegen Gewalt an Schulen | www.stiftung-gegen-gewalt-an-schulen.de |

## 9.3.4 Internetseiten mit Informationen zur Notfallnachsorge

**Tab. 39:** Internetseiten mit Informationen zur Notfallnachsorge

| | |
|---|---|
| Aktion Teddybär e.V. | www.aktion-teddy.de |
| Aktionskomitee Kind im Krankenhaus Bundesverband e.V. (AKIK) | www.akik.de |
| Alles ist anders – Eine Homepage für trauernde Jugendliche und junge Erwachsene | www.allesistanders.de |
| Angehörige um Suizid (AGUS) e.V. | www.agus-selbsthilfe.de |
| Bundesverband Verwaiste Eltern und trauernde Geschwister in Deutschland e.V. | www.veid.de |
| Bundesvereinigung Stressbearbeitung nach belastenden Ereignissen e.V. | www.sbe-ev.de |
| Deutsche Teddy-Stiftung (Good Bears of the World) | www.deutsche-teddy-stiftung.de |
| Deutscher Kinderhospizverein e.V. | www.deutscher-kinderhospizverein.de |
| Dunkelziffer e.V. – Hilfe für sexuell missbrauchte Kinder | www.dunkelziffer.de |
| Herzenswünsche e.V. – Verein für schwer erkrankte Kinder und Jugendliche | www.herzenswuensche.de |
| Informationen für Eltern traumatisierter Kinder (inklusive einer kostenlos herunterladbaren Beratungs-App) | www.kidtrauma.com |
| Katholische Arbeitsstelle für missionarische Pastoral | www.internetseelsorge.de |
| Kinderschutz-Zentren e.V. | www.kinderschutz-zentren.org |
| Klassissimo – vom Klassenzimmer ins Krankenzimmer (ein Projekt des Förderkreises für Tumor- und -Leukämieerkrankte Kinder e.V.) | www.klassissimo.de |
| Krisen-Interventions- und Bewältigungsteam Bayerischer Schulpsychologinnen und Schulpsychologen (KIBBS) | www.kibbs.de |
| Notfallseelsorge in Deutschland | www.notfallseelsorge.de |

**Tab. 39:** Internetseiten mit Informationen zur Notfallnachsorge

| | |
|---|---|
| Paulinchen e.V. – Initiative für brandverletzte Kinder | www.paulinchen.de |
| Plan International Deutschland e.V. (internationale Kinderhilfsorganisation, die in Krisen- und Katastrophengebieten Patenschaften vermittelt) | www.plan.de |
| private Internetpräsentation zum Thema Kindertrauer | www.kinder.trauer.org |
| Psychotherapieinformationsdienst (ein Angebot der Deutschen Psychologen Akademie) | www.psychotherapiesuche.de |
| trauernetz.de – ein Angebot der evangelischen Kirche | www.trauernetz.de |
| Trauerportal der Verbraucherinitiative Aeternitas e.V. | www.gute-trauer.de |
| Trauerland – Zentrum für trauernde Kinder und Jugendliche e.V. | www.trauerland.org |

## 9.4 Materialien

### 9.4.1 Arbeitsmaterialien für den Unterricht

Die nachfolgende Auflistung ist weder vollständig, noch enthält sie eine Wertung. Wer in seinem Unterricht das Thema „Notfall“ aufgreift, muss selbst entscheiden und verantworten, welche Arbeitsmaterialien zu welchem Zeitpunkt verwendet werden und wie sie methodisch-didaktisch in den Unterricht zu integrieren sind.

*Ahrens-Eipper S, Nelius K (2015) Der große Schreck. Psychoedukation für Kinder nach traumatischen Ereignissen. Halle a. d. S.: KJP.*

*Alves K, Müller D, Chiappa G (2005) Erste Hilfe mit Globi. Zürich: Globi Publishing.*

*Botved A, Gräßer M, Hovermann E (2016) Gefühle benennen mit Kindern und Jugendlichen. Kartenset mit 120 Bildkarten. Weinheim: Beltz.*

*Brandenburg B (2006) Lesegeschichten aus der Bibel – Wer findet den richtigen Weg? Neues Testament: Das Gleichnis vom barmherzigen Samariter. Samariter als Lebensretter. Mülheim an der Ruhr: Verlag an der Ruhr.*

*Brumann U, Knoff H-J, Stascheit W (2006) Projekt Tod. Materialien und Projektideen. Mülheim an der Ruhr: Verlag an der Ruhr.*

*Buchholtz A (2016) Erste Hilfe – ich kann das! Lernwerkstatt für Klasse 3–4. Saulgrub: Lernbiene.*

*Buhler Gale K (2003) Klar kann ich das! Erste Hilfe für Kinder. Mülheim an der Ruhr: Verlag an der Ruhr.*

*Bundesamt für Bevölkerungsschutz und Katastrophenhilfe (BBK) (Hrsg.) (2017) Bausteine. Arbeitsblätter und methodisch-didaktische Kommentare im Überblick. Bonn: Eigenverlag.*

*Bundesverband Verwaiste Eltern und trauernde Geschwister in Deutschland (VEID) e. V. (Hrsg.) (2016) Museumskoffer Vergiss Mein Nicht (mit zahlreichen Unterrichtsmateria lien zum Thema Tod und Trauer, ausleihbar nach Ansprache). Erreichbarkeit des VEID: kontakt@veid.de.*

*Bundeszentrale für gesundheitliche Aufklärung (Hrsg.) (2006) Achtsamkeit und Anerkennung. Materialien zur Förderung des Sozialverhaltens in den Klassen 5–9. Köln: Eigenverlag.*

*Choltitz D (2008) Leben mit dem Tod. Materialien für den Unterricht. Stuttgart: Calwer.*

*Flottmann N, Niestadtkötter A (2007) „Ich will nicht, dass die tot sind!“: Die Themen Sterben und Katastrophen mit Grundschulkindern. Mülheim an der Ruhr: Verlag an der Ruhr.*

*Forester GM (2016) Feuerwehr, Polizei & Co. Lern- und Legematerial. Hamburg: Kohl-Verlag.*

*Gräßer M, Hovermann E, Botved A (2015) Ressourcenübungen für Kinder und Jugendliche. Kartenset mit 60 Bildkarten. Weinheim: Beltz.*

*Harms-Fitzner S (2018) Feuer, Brandschutz & Feuerwehr in der Grundschule. Vielfältige Arbeitsmaterialien sowie Experimente für den Sachunterricht der Klasse 3 und 4. Augsburg: Auer.*

*Hartmann L (2010) 30 Geschichten vom Abschiednehmen. 3-Minuten-Geschichten für den Morgenkreis. Mülheim an der Ruhr: Verlag an der Ruhr.*

*Hauf UM, Karasch J (2015) Vom Umgang mit Tod und Trauer. München: Deutscher Katecheten-Verein e. V.*

*Hienstorfer C, Rösemeier S (2004) Tod und Trauer bewältigen. Mit Kopiervorlagen. Braunschweig: Westermann.*

*Hinderer P, Kroth M, Sander K (2005) Kinder bei Tod und Trauer begleiten: Konkrete Hilfestellungen in Trauersituationen für Kindergarten, Grundschule und zu Hause. 2. Aufl. Münster: Ökotopia.*

*Hoefs H (Hrsg.) (2019) Lernwerkstatt Feuerwehr: Materialien für das 3. und 4. Schuljahr. 5. Aufl., Kempen: Bvk Buch Verlag.*

*Hoenecke Ch, Wenske J, Bauer R (Hrsg.) (2011) Mit Feuer sicher umgehen lernen. Materialien für das 3. und 4. Schuljahr. Kopiervorlagen und Materialien: In der Grundschule. Berlin: Cornelsen Scriptor.*

*Hund W (2002) Sicherheitserziehung an Schulen. Kultusministerielle Erlasse und Vorschriften erfolgreich und schülernah umgesetzt. Mülheim an der Ruhr: Verlag An der Ruhr.*

*Jennessen S (2007) Manchmal muss man an den Tod denken: Wege der Enttabuisierung von Sterben, Tod und Trauer in der Grundschule. Baltmannsweiler: Schneider Verlag Hohengehren.*

*Juen B, Werth M (2016) Dann geh' ich zu Mama ins Bett. Arbeitsbuch zum Thema Tod und Suizid. Innsbruck: Berenkamp.*

*Klein K, Kraam W (2011) Notfalls helfen Kinder. Ein Erste-Hilfe-Arbeitsbuch für die Grundschule. 4. Aufl., Baltmannsweiler: Schneider Verlag Hohengehren.*

*Krol D (2008) Pädagogisch Handeln nach schulischen Notfällen. Göttingen: Vandenhoeck & Ruprecht.*

*Mödritzer H (2004) Sterben, Tod, Auferstehung. Eine Lernstraße für den Religionsunterricht im 9. und 10. Schuljahr. Anregungen und Kopiervorlagen. Stuttgart: Calwer.*

*Neuschäfer RA (2007) Alles aus? Kopiervorlagen zum Thema Trauer, Trost und Hoffnung. Sekundarstufe 1. Göttingen: Vandenhoeck & Ruprecht.*

*Packeisen V (2017) Keine Angst vor Erster Hilfe: Mit konkreten Anleitungen Grundschülern kompetent die wichtigsten Erste-Hilfe-Maßnahmen vermitteln. 2. Aufl., Augsburg: Auer.*

*Petermann U (2018) Die Kapitän-Nemo-Geschichten. Geschichten gegen Angst und Stress. 20. Aufl., Göttingen: Hogrefe.*

*Reschke E (2018) Mit Kindern trauern. Geschichten, Rituale und Gebete. 2. Aufl., Kevelaer: Lahn.*

*Sprengel-Henning C (2016) Die Feuerwehr. Bergedorfer Themenheft. 5. Aufl., Hamburg: Persen.*

*Vogel H (2014) Mini LÜK. Erste Hilfe. Grundwissen und Übungen für Grundschüler. Braunschweig: Westermann.*

*Volz S, Volz S (2011) Lernwerkstatt „Hilfe – es brennt!" Richtiges Verhalten im Brandfall rettet Leben! Hamburg: Kohl-Verlag.*

*Wirth D (2019) Benny Blu: Erste Hilfe. Kleine Retter ganz groß. Regensburg: Kinderleicht.*

### 9.4.2 Bücher für Kinder und Jugendliche

Welches Buch für welchen Leser in welcher Situation geeignet ist, muss immer wieder neu geprüft werden. Nachfolgend soll nur eine kleine Auswahl gegeben werden. Einige Bücher sind sicherlich zum Selbststudium geeignet, d.h. Kinder und Jugendliche können sie allein lesen. Einige lassen sich auch als Klassenlektüre verwenden. Bei anderen Büchern ist zu empfehlen, dass sie grundsätzlich nur gemeinsam mit einer erwachsenen Bezugsperson gelesen werden. Auf diese Weise können zum Beispiel auftretende Fragen gleich besprochen werden. Die Auseinandersetzung mit dem Gelesenen wird in vielen Fällen Anlass zum Gedankenaustausch mit anderen geben.

*Aakeson KF, Erikson E (2005) Erik und das Opa-Gespenst. Hamburg: Oetinger.*

*Abedi, I, Cordes M (2006) Abschied von Opa Elefant. Eine Bilderbuchgeschichte über den Tod. Hamburg: Ellermann.*

*Baur M (2015) Naturgewalten. Unberechenbar und mächtig (= Was ist was, Band 74). Nürnberg: Tessloff.*

*Bohlmeijer A (1996) Ich muss dir etwas Trauriges erzählen. Weinheim: Beltz.*

*Boie K (2015) Erwachsene reden. Marco hat was getan. München: Deutscher Taschenbuchverlag.*

*Brooks M (2000) Der zweite Vollmond im August. Weinheim: Middelhauve.*

*Carle E (2009) Die kleine Raupe Nimmersatt. Hildesheim: Gerstenberg.*

*Coelho P (2002) Veronika beschließt zu sterben. 24. Aufl., Zürich: Diogenes.*

*De Bode A, Rien B (2002) Ritter in meinem Blut. Hamburg: Ellermann.*

*De Zanger J (2019) Dann eben mit Gewalt. 22. Aufl., Weinheim: Beltz & Gelberg.*

*Erlbruch W (2010) Ente, Tod und Tulpe. München: Kunstmann.*

*Fox E, Garbert J (2004) Mein Erste-Hilfe-Buch. Freiburg: Kerle im Verlag Herder.*

*Frey J (2016) Kein Wort zu niemandem. Würzburg: Arena.*

*Fried A, Gleich J (1997) Hat Opa einen Anzug an? München: Hanser.*

*Hein C (2005) Mama ist gegangen. Weinheim: Beltz & Gelber.*

*Herbold M (2002) Papi, wir vergessen dich nicht. Das Tagebuch der 13-jährigen Marie Herbold während Krankheit und Tod von ihrem Papi. Zürich: Nord-Süd.*

*Hüsch M, Roth U (2013) „Da spricht man nicht drüber." Wie Jakob den Suizid seines Vaters erlebt. 2. Aufl., Deiningen: Hüsch & Hüsch.*

*Kaldhol M, Oyen W (2018) Abschied von Rune. Hamburg: Ellermann.*

*Karutz H, Verovic D (2017) Hanna und der Unfall. 3. Aufl. Bielefeld: Evangelisches Medienhaus.*

*Karutz H, Verovic D (2017) Mama ist tot. Bonn: Landespfarramt für Notfallseelsorge der Evangelischen Kirche im Rheinland.*

*Karutz H, Verovic D (2017) Papa ist tot. 2. Aufl., Bonn: Landespfarramt für Notfallseelsorge der Evangelischen Kirche im Rheinland.*

*Karutz H, Zuchowski N, Verovic D (2019) Emma besucht die Intensivstation. 3. Aufl., Kamp-Lintfort: Setpoint.*

*Kranendonk A (2000) Vom Weinen kriegt man Durst. Düsseldorf: Patmos.*

*Krol D, Kunstreich P (2005) Kevin Kanin oder: Als es dunkel wurde im Lohewald. Eine Geschichte für die Kinder von Hipstedt. Stuttgart: Kreuz.*

*Lindgren A (1986) Der Drache mit den roten Augen. 13. Aufl., Hamburg: Oetinger.*

*Lindgren A (1994) Im Land der Dämmerung. Hamburg: Oetinger.*

*Lindgren A (1999) Die Brüder Löwenherz. 37. Aufl., Hamburg: Oetinger.*

*Mebes M, Sandrock L (2019) Kein Küsschen auf Kommando. 4. Aufl., Köln: mebes & noack.*

*Nilson U, Erikson E (2019) Die besten Beerdigungen der Welt. Weinheim: Beltz & Gelberg.*

*Nilson U, Tidholm A-C (2018) Adieu, Herr Muffin. 9. Aufl., Weinheim: Beltz & Gelberg.*

*Nörber M, Wehner K (2018) Hanna, Emil und der Friedhof. Hamburg: Carlsen.*

*Pal-Handl K, Lackner R, Lueger-Schuster B (2004) Wie Pippa wieder lachen lernte. Ein Bilderbuch für Kinder. Wien: Springer.*

*Quinnet PG (2000) Es gibt etwas Besseres als den Tod. Freiburg: Herder.*

*Rhue M (2002) „Ich knall Euch ab!" Ravensburg: Ravensburger Buchverlag.*

*Schneider I, Schneider-Hartmann M (2012) Feli und Matze im Land der Kinderseelen. Eine Geschichte über den Kreislauf des Lebens. Frankfurt a.M.: Mabuse.*

*Schössow P (2005) Gehört das so? Die Geschichte von Elvis. 13. Aufl., München: Hanser.*

*Stalfeld P (2013) Und was kommt dann? Das Kinderbuch vom Tod. Frankfurt a. M.: Moritz.*

*Varley S (2012) Leb wohl, lieber Dachs. 7. Aufl., Wien: Betz.*

*Vinje K, Olsen-Zahl V (2008) Pelle und die Geschichte mit Mia. Gießen: Brunnen.*

*Weigelt U, Kadmon C (2008) Der alte Bär muss Abschied nehmen. 3. Aufl., Zürich: NordSüd.*

### 9.4.3 Filme und Videos

Ob und wie Filme und Videos zu den unterschiedlichsten Unglücken, Krisen und Katastrophen in einem Unterricht gezeigt werden, muss – ebenso wie bei der Auswahl von Arbeitsmaterialien und Büchern – von der jeweiligen Lehrkraft entschieden werden. Genauere Informationen zu den einzelnen Titeln (Inhaltsangaben, Kritiken usw.) sind problemlos im Internet verfügbar, beispielsweise unter www.imdb.com oder auch www.wikipedia.de.

Zu einigen Filmen gibt es auch Informationshefte der Bundeszentrale für politische Bildung. Diese können als PDF-Dokumente auf der Internetseite http://www.bpb.de/shop/lernen/filmhefte/ heruntergeladen werden.

*Abschied von der Hülle. Dokumentarfilm aus der Sendung mit der Maus. Deutschland 2004.*

*Ben X, Belgien, Niederlande 2007, Regisseur: Nic Balthazar.*

*Bowling for Columbine, USA, Kanada, Deutschland 2002, Regisseur: Michael Moore.*

*Der junge Törless, Deutschland 1966, Regisseur: Volker Schlöndorff (nach dem Roman „Die Verwirrungen des Zöglings Törleß“ (1906) von Robert Musil).*

*Der Kick, Deutschland 2006, Regisseur: Andres Veiel.*

*Die Perlmutterfarbe, Deutschland 2008, Regisseur: Marcus H. Rosenmüller.*

*Evil, Schweden 2003, Regisseur: Mikael Håfström.*

*Elephant, USA 2003, Regisseur: Gus van Sant.*

*Heute trage ich Rock! (La journée da la jupe), Frankreich 2008, Regisseur: Jean-Paul Lilienfeld.*

*Ihr könnt Euch niemals sicher sein! Deutschland 2008, Regisseur: Nicole Weegmann.*

*Kombat Sechzehn, Deutschland 2005, Regisseur: Mirko Borscht.*

*Leb wohl, lieber Dachs, Deutschland 2003, ein Zeichentrickfilm von Jürgen Egenolf und Theo Kerp.*

*Polytechnique, Kanada 2009, Regisseur: Denis Villeneuve.*

*Tatort: Gewaltfieber, Deutschland 2001, Regisseur: Martin Eigler.*

*Teenage Angst, Deutschland 2008, Regisseur: Thomas Stuber.*

*Willi will's wissen: Wie ist das mit dem Tod? Deutschland 2009, Karussel-Verlag.*

Filme mit Bezug zu verschiedenen Notfällen können außerdem bestellt werden über die Evangelische Medienzentrale Bayern (EMZ beim Religionspädagogischen Zentrum), Marktplatz 19, in 91560 Heilsbronn. Die evangelischen und katholischen Medienzentralen (www.medienzentralen.de) in Deutschland sind generell eine hilfreiche Kontaktstelle, wenn man auf der Suche nach einem bestimmten Filmmaterial ist.

### 9.4.4 Musik

Lieder, d.h. Texte und Melodien, bringen nicht nur Gefühle und Gedanken besonders intensiv zum Ausdruck, sie können auch bestimmte Stimmungen schaffen und zur weiteren Reflexion anregen. Die Auswahl an Musikstücken, die bei der Notfallprävention oder bei der Notfallnachsorge verwendet werden können, ist enorm vielfältig und nahezu unbegrenzt. Nachfolgend werden einige Lieder exemplarisch aufgelistet, die einen thematischen Bezug zu Notfällen bzw. zu den Themen „Abschied", „Trauer", „Sterben" und „Tod" aufweisen.

**Tab. 40:** Musik mit thematischem Bezug zu Notfällen

| Interpret | Titel |
|---|---|
| Alligatoah | Trauerfeier |
| Andrea Bocelli | Time to say good bye |
| Aretha Franklin | Unforgettable |
| Basis | Wenn ich nur noch einen Tag zu leben hätte |
| Bela B | Letzter Tag |
| Bushido | Dieser eine Wunsch |
| Celine Dion | My heart will go on |
| Coldplay | Fix you |
| Die fantastischen Vier | Danke<br>Geboren |
| Element of crime | Still wird das Echo sein |
| Elton John | Candle in the wind<br>Circle of life |
| Enigma | Return to innocence |
| Enya | A day without rain<br>Only Time |
| Eric Clapton | Tears in heaven |
| Eva Cassidy | Somewhere over the rainbow<br>Time is a healer<br>Autumn leaves |
| Genesis | Since I lost you |
| Glashaus | Haltet die Welt an |
| Herbert Grönemeyer | Der Weg<br>Mensch<br>Land unter<br>Stück vom Himmel |
| Heinz-Rudolf Kunze | Abschied muss man üben |
| Ich und Ich | Wenn ich tot bin |
| Leona Lewis | Footprints in the sand |
| Louise | Eisblume |
| Marius Müller-Westernhagen | Nimm mich mit |
| Michael Jackson | Gone to soon |

**TAB. 40:** Musik mit thematischem Bezug zu Notfällen

| Interpret | Titel |
|---|---|
| Nickelbag | If today was your last day<br>Savin' me |
| Paul Anka | My way |
| Phil Collins | Since I lost you |
| PUR | In Gedanken<br>Noch ein Leben |
| Queen | No one but you (only the good die young)<br>The Show must go on<br>Who wants to live forever |
| Reinhard Mey | Allein<br>Abschied<br>Der kleine Wiesel<br>Golf November<br>Kati und Sandy<br>Dann mach's gut<br>Lass nun ruhig los das Ruder<br>Nein, ich lass Dich nicht allein<br>Schade, dass Du gehen musst<br>Wie ein Baum, den man fällt |
| Roger Cicero | Ich hätt' so gern noch Tschüss gesagt |
| Silbermond | Kartenhaus |
| Söhne Mannheims | Abschied nehmen<br>Dieser Weg<br>Es ist vorbei<br>Und wenn ein Lied |
| Thomas D. | An alle Hinterbliebenen |
| Tic Tac Toe | Warum |
| Tokio Hotel | Spring nicht |
| Tote Hosen | Alles ist eins<br>Am Ende<br>Nur zu Besuch |
| Trude Herr | Niemals geht man so ganz |
| Udo Lindenberg | Stark wie zwei<br>Durch die schweren Zeiten<br>Nimm Dir nicht das Leben<br>Muss da durch |
| Unheilig | An Deiner Seite |
| Whitney Houston | I will always love you |

### 9.4.5 Verbandkasten nach DIN 13157

Dieser Verbandkasten muss in jeder Schule mindestens einmal vorhanden sein, gegebenenfalls auch mehrfach, wenn das Schulgebäude besonders groß ist oder zusätzliche Gefahrenschwerpunkte aufweist (Fachräume, Sporthalle).

**Tab. 41:** Verbandkasten nach DIN 13157

| Stückzahl | Inhalt |
|---|---|
| 1 | Heftpflaster DIN 13019-A, 5 m × 2,5 cm |
| 8 | Wundschnellverband DIN 13019-E, 10 × 6 cm |
| 4 | Fingerkuppenverband |
| 4 | Fingerverbände |
| 12 | Pflasterstrips (4× 19 × 72 mm, 8× 25 × 72 mm) |
| 1 | Verbandpäckchen DIN 13151-K |
| 3 | Verbandpäckchen DIN 13151-M |
| 1 | Verbandpäckchen DIN 13151-G |
| 1 | Verbandtuch DIN 13152-A, 60 × 80 cm |
| 6 | Kompresse, 10 × 10 cm |
| 2 | Augenkompresse, 5 × 7 cm, Mindestgewicht 1,5 g/Stück |
| 1 | Rettungsdecke, metallisierte Polyesterfolie, Oberfläche-Aluminium, Rückseite farbig, Mindestmaß 210 × 160 cm, Mindestfoliendicke 12 µm |
| 2 | Fixierbinde DIN 61634-FB, 4 m × 6 cm |
| 2 | Fixierbinde DIN 61634-FB, 4 m × 8 cm |
| 2 | Dreiecktuch DIN 13168-D |
| 1 | Kälte-Sofortkompresse |
| 1 | Schere DIN 58279-B 190 |
| 5 | Vliesstoff-Tuch, Mindestmaß 20 × 30 cm, Mindestgewicht 15 g/m² |
| 2 | Folienbeutel, verschließbarer, aus Polyethylen, Mindestmaße 30 × 40 cm, Mindestfoliendicke 45 µm |
| 4 | Einmalhandschuhe aus PVC nach DIN EN 455-1 und DIN EN 455-2, nahtlos, groß |
| 1 | Erste-Hilfe-Broschüre |
| 1 | Inhaltsverzeichnis |

## 9.4.6 Ausstattung Psychologischer Notfallkoffer

**Tab. 42:** Ausstattung psychologischer Notfallkoffer

| Stückzahl | Inhalt |
|---|---|
| 1 | Taschenbuch mit Notfallinformationen, insbesondere Anleitungen und Anregungen zu hilfreichen Ritualen |
| 1 | Trauerkerze mit Kerzenständer |
| 1 | Feuerzeug (oder Streichhölzer) |
| 1 | Kondolenzbuch (blanko) |
| 1 | Bilderrahmen |
| 1 | Blumenvase (Kunststoff) |
| 1 | Datenträger mit geeigneter Musik (s. Kap. 9.4.4) |
| 1 | Symbolkreuz |
| 1 | Symbolbild Islam |
| 1 | Symbolbild für weitere Religionen |
| 5 | Stofftiere (Teddybären) |
| 5 | Stofftücher in verschiedenen Farben |
| 30 | Packungen Taschentücher |
| 30 | Filzstifte |
| 30 | Teelichter |
| Diverse | Geeignete Liedtexte und Gedichte |
| Diverse | Blätter Schreib- und Bastelpapier |
| Diverse | Beschriftete Karten mit geeigneten Psalmen oder Zitaten |
| Diverse | Moderationskarten in verschiedenen Farben |
| Diverse | Symbolbilder (Regenbogen, Herbstwald, Küste, Schiff in einem Sturm, Sonnenuntergang usw., z. B. als Gesprächseinstieg) |
| Diverse | Dekorationsmaterial (Steine, Scherben, getrocknete Blätter oder Blüten) |
| Diverse | Bilderbücher |

# 10 Verwendete Literatur

AHRENS-EIPPER S, NELIUS K (2015) Der große Schreck. Psychoedukation für Kinder nach traumatischen Ereignissen. Halle a.d.S.: KJP.

AKADEMIE BRUDERHILFE (2002) Unfallbeteiligtes Kind. Informationsbroschüre. Kassel: o.V.

ALBRECHT R (2002) Erfurt, 26. April 2002: Über gesellschaftliche Hintergründe eines Schullehrermassenmords in Deutschland. Unter: http://www.sinn-haft.at/archive/nr_13_luxus/Erfurt.html; abgerufen am 12.04.2009.

ALT C (2019) Schulpraktische Erfahrungen nach dem Amoklauf in Erfurt. Vortrag auf dem 19. Bundeskongress Notfallseelsorge und Krisenintervention vom 22. bis zum 24. Mai 2019 in Erfurt.

ANDRESEN S, WILMES J, MÖLLER R (2019) Children's World+. Eine Studie zu Bedarfen von Kindern und Jugendlichen in Deutschland. Gütersloh: Bertelsmann.

ANTONOVSKY A (1997) Zur Entmystifizierung der Gesundheit. Tübingen: DGVT.

ASTOR RA, MEYER HA, BEHRE WJ (1999) Unowned places and times: Maps and interviews about violence in high schools. In: American Educational Research Journal 36, S. 3-42.

ATZBACH U, SCHAUMBERG A (2011) Der Kindernotfall. Versorgung nach dem ABCDE-Schema. Edewecht: Stumpf & Kossendey.

BACHHEIBL P (2016) Handlungsmöglichkeiten bei Gewaltphänomenen an der Schule. In: Knape R, Röthlein J (Hrsg.) Krisenintervention an Schulen. Kulmbach: Mediengruppe Oberfranken, S. 17-29.

BAHN R, BIELA A v, ILSE T, LEWEK J (2014) Einsätze in Schulen. Handreichung für Schul- und Notfallseelsorger in Sachsen-Anhalt. Halle a.d.S.: Landespolizeipfarramt der Evangelischen Kirche Mitteldeutschlands – Sachsen Anhalt.

Baier D et al. (2009) Jugendliche in Deutschland als Opfer und Täter von Gewalt. Erster Forschungsbericht zum gemeinsamen Forschungsbericht des Bundesministeriums des Innern und des Kriminologischen Forschungsinstituts Niedersachsen. Hannover. Unter: www.kfn.de/Forschungsbereiche_und_Projekte/Schuelerbefragungen/Schuelerbefragung_2008.htm; abgerufen am 05.11.2009.

Bailly L (1999) Keynote address. Paper presented at the Conference of the European Society for Traumatic Stress Studies, Istanbul. O. O.: o. V.

Bannenberg B (2010) Amok. Ursachen erkennen, Warnsignale verstehen, Katastrophen verhindern. Gütersloh: Gütersloher Verlagshaus.

Barkowski T (2006a) Krisenmanagement und Wege der Begleitung. In: Evangelisch-Lutherische Kirche in Bayern, katholisches Schulkommissariat in Bayern (Hrsg.) „Wenn der Notfall eintritt". Handbuch für den Umgang mit Tod und anderen Krisen in der Schule. Fürth: Dialog, Kap. 5, S. 1-18.

Barkowski T (2006b) Weltkrisen und ihr Einfluss auf die Schule. In: Evangelisch-Lutherische Kirche in Bayern, katholisches Schulkommissariat in Bayern (Hrsg.) „Wenn der Notfall eintritt". Handbuch für den Umgang mit Tod und anderen Krisen in der Schule. Fürth: Dialog, Kap. 11.2, S. 5-8.

Becker J (2005) Kurzschluss. Der Amoklauf von Erfurt und die Zeit danach. Berlin: Schwartzkopff Buchwerke.

Bengel J, Meinders-Lücking F, Rottmann N (2009) Schutzfaktoren bei Kindern und Jugendlichen. Stand der Forschung zu Psychosozialen Schutzfaktoren für Gesundheit. Köln: Bundeszentrale für gesundheitliche Aufklärung.

Berger R, Granzer D, Waack S, Looss W (2010) ... und wenn's bei uns passiert? Umgang mit Krisen und Gewalt in der Schule. Weinheim: Beltz.

Bergmann MC, Kliem S, Krieg Y, Beckmann L (2019) Jugendliche in Niedersachsen. Ergebnisse des Niedersachsensurveys 2017. Forschungsbericht Nr. 144. Hannover: Kriminologisches Institut Niedersachsen.

Bering R, Fischer G (2005) Kölner Risiko Index (KRI). In: Strauß B, Schuhmacher J (Hrsg.) Klinische Interviews und Ratingskalen. Göttingen: Hogrefe, S. 216-221.

Berthold T (2014) In erster Linie Kinder. Flüchtlingskinder in Deutschland. Köln: Deutsches Komitee für UNICEF.

Berufsverband Deutscher Psychologinnen und Psychologen (BDP) (2011) Empfehlungen der Sektion Schulpsychologie im BDP zur Qualifizierung „Schulpsychologische Krisenprävention und -intervention in Schulen". Unter: https://www.bdp-schulpsychologie.de/backstage2/sps/documentpool/2011/110225_empfehlung.pdf; abgerufen am 09.08.2019.

Blank-Gorki V, Karutz H, Helmerichs J (2017) Evaluation der Psychosozialen Notfallversorgung nach dem Amoklauf in Winnenden/Wendlingen. Bonn: Bundesamt für Bevölkerungsschutz und Katastrophenhilfe.

Bläsi B, Niedermeier A (2012) Aufgaben und Vorgehensweisen eines Schulpsychologischen Krisenteams am Beispiel Winnenden. In: Drewes S, Seifried K (Hrsg.) Krisen im Schulalltag. Prävention, Management und Nachsorge. Stuttgart: Kohlhammer, S. 64-73.

Blaumeiser G (2003) Unfallprävention und Erste Hilfe im Lebensraum Schule. Aachen: Shaker.

Böhm C (2017) Gewalt gegen Lehrer: Wenn Eltern in der Schule zuschlagen. In: „Die Welt" vom 23.10.2017; unter: https://www.welt.de/regionales/bayern/article69853899/Wenn-Eltern-in-der-Schule-zuschlagen.html; abgerufen am 18.07.2019.

Böhmer M (Hrsg.) (2019) Amok an Schulen. Prävention, Intervention und Nachsorge bei School Shootings. Wiesbaden: Springer Fachmedien.

Burger M (2003) Anforderungen an einen Krisenplan. In: Bundesarbeitsgemeinschaft Evangelischer Jugendferiendienste. Eine Aufsatzsammlung. Hannover: Zimmermann, S. 20-29.

Böttiger BW et al. (2017) Kids save lifes. Schülerausbildung in Wiederbelebung. Eine Erfolgsgeschichte für Deutschland und die Welt. In: Notfall & Rettungsmedizin 20 (2), S. 91-96.

Bretherson D, Collins L, Ferretti C (1993) Dealing with conflicts: Assessments of a course for secondary school students. In: Australian Psychologist 28 (2), S. 105-111.

Breyton R (2018a) Jede vierte Schule berichtet über körperliche Angriffe auf Lehrer. In: „Die Welt" vom 02.05.2018; unter: https://www.welt.de/politik/article176006563/Gewalt-an-Schulen-Jede-vierte-Schule-berichtet-ueber-Angriffe-auf-Lehrer.html; abgerufen am 18.07.2019.

Breyton R (2018b) Verhaltensauffällig: Überforderte Eltern, schwierige Kinder: Die Erziehungsmisere. In: „Die Welt" vom 13.05.2018; unter: https://www.welt.de/politik/deutschland/article176300826/Verhaltensauffaellig-Ueberforderte-Eltern-schwierige-Kinder-die-Erziehungsmisere.html; abgerufen am 18.07.2019.

Brian L, Mishara BL (1999) Conceptions of death and suicide in children ages 6-12 and their implications for suicide prevention, suicide and life threatening. In: Behavior 29, S. 105-118.

Bronisch T (2014) Der Suizid. Ursachen, Warnsignale, Prävention. 6. Aufl., München: Beck.

Brüggemann A, Riedesser P (2006) Kinder und Jugendliche als Opfer und Zeugen von Gewalt. In: Hamburger Ärzteblatt Heft 4, S. 197-199.

Bründel H (2015) Notfall Schülersuizid. Risikofaktoren, Prävention, Intervention. Stuttgart: Kohlhammer.

Bundesamt für Bevölkerungsschutz und Katastrophenhilfe (BBK) (Hrsg.) (2009) Informationen zur Ersten-Hilfe-Ausbildung, unter: www.bbk.bund.de/cln_027/nn_403144/DE/02__Themen/09__GesundhBevSchutz/03__praeklVersorgung/04__ErsteHilfe/

ErsteHilfe__einstieg.html__nnn=true; abgerufen am 14.04.2009.

Bundesamt für Bevölkerungsschutz und Katastrophenhilfe (BBK) (Hrsg.) (2012) Psychosoziale Notfallversorgung: Qualitätsstandards und Leitlinien. Teil I und II. Praxis im Bevölkerungsschutz Bd. 7. Bonn: Eigenverlag.

Bundeskriminalamt (Hrsg.) (2018) Polizeiliche Kriminalstatistik. Jahrbuch 2018, Band 2. Unter: https://www.bka.de/DE/AktuelleInformationen/StatistikenLagebilder/PolizeilicheKriminalstatistik/PKS2018/pks2018_node.html; abgerufen am 06.07.2019.

Bundeszentrale für politische Bildung (2019) Demografie von Asylsuchenden in Deutschland. Unter: http://www.bpb.de/gesellschaft/migration/flucht/265710/demografie; abgerufen am 01.08.2019.

Burgheim W (2002) Didaktik der Krisenpädagogik. Lehren und Helfen als Bildungskunst. Aachen: Shaker.

Cierpka M (Hrsg.) (2004) Faustlos. Ein Curriculum zur Prävention von aggressivem und gewaltbereitem Verhalten bei Kindern der Klassen 1 bis 3. Göttingen: Hogrefe.

Clemens-Mitschke A, Preis K, Straube B (2018) Niemand ist zu jung, um zu helfen. Stärkung der Selbsthilfefähigkeit von Kindern und Jugendlichen. In: Bevölkerungsschutz Heft 4, S. 27-29.

Coleman L (2004) The copycat-effect. How the media and popular culture trigger the mayhem in tomorrow's headlines. New York: Paraview.

Cornely P, Bromet E (1986) Prevalence of behaviour problems in three-year-old children living near Three Mile Island: a comparative analysis. In: Journal of Child Psychology and Psychiatry 33, S. 941-946.

De Kuiper M (1999) Schmerz und Schmerzmanagement bei Kindern. Ein Handbuch für die Kinderkrankenpflege. Wiesbaden: Ullstein Medical.

Delfos MF (2015a) Sag mir mal … Gesprächsführung mit Kindern. 10. Aufl., Weinheim: Beltz.

Delfos MF (2015b) Wie meinst Du das? Gesprächsführung mit Jugendlichen. 6. Aufl., Weinheim: Beltz.

Deutsche Gesetzliche Unfallversicherung (DGUV) (2018) Schülerunfallgeschehen 2017. Unter: https://publikationen.dguv.de/zahlen-fakten/schwerpunkt-themen/3472/statistik-zum-schuelerunfallgeschehen-2017; abgerufen am 23.09.2019.

Deutscher Bundestag (2018) Bericht über die Situation unbegleiteter ausländischer Minderjähriger in Deutschland. Drucksache 19/4517 vom 20.09.2018.

Deutsches Komitee für UNICEF (2016) UNICEF-Lagebericht zur Situation der Flüchtlingskinder in Deutschland. Köln: Eigenverlag.

Deutsche UNESCO-Kommission (Hrsg.) (2018) Weltbildungsbericht. Migration, Flucht und Bildung. Brücken bauen statt Mauern. Bonn: Eigenverlag.

Dilling H, Mombour W, Schmidt MH (Hrsg.) (2015) Internationale Klassifikation psychischer Störungen. ICD-10, Kapitel V (F). Klinisch-diagnostische Leitlinien. 10. Aufl., Göttingen: Hogrefe.

Dirks B et al. (2019) Modularer Lehrerausbildungskurs des Deutschen Rates für Wiederbelebung (GRC) für den Wiederbelebungsunterricht in Schulen. In: Notfall & Rettungsmedizin 22 (4), S. 334-338.

Dorfmüller M (2005) Verbrennungen im Kindes- und Jugendalter. Psychische und soziale Folgen. In: Monatsschrift Kinderheilkunde 153, S. 1070-1076.

Druyen C, Wichterich H (2012) Die Aufgaben der Schulleitung bei der Bewältigung von Krisen. In: Drewes S, Seifried K (Hrsg.) Krisen im Schulalltag. Prävention, Management und Nachsorge. Stuttgart: Kohlhammer, S. 74-84.

Dunkel L (2016) Schulpsychologische Versorgung in Deutschland. In: Praxis Schulpsychologie 7, S. 1-3. Unter: https://www.bdp-schulpsychologie.de/backstage2/sps/documentpool/2016/160927_praxis_schulpsychologie.pdf; abgerufen am 10.08.2019.

Dyregrov A (1991) Grief in children: A handbook for adults. London: Jessica Kingsley.

Eckardt J (2005) Kinder und Trauma. Was Kinder brauchen, die einen Unfall, einen Todesfall, eine Katastrophe, Trennung, Missbrauch oder Mobbing erlebt haben. Göttingen: Vandenhoeck & Ruprecht.

Eckardt WU (2008) School Shootings. Kommentar zum Zeitgeschehen. In: Trauma & Gewalt Heft 1, S. 4-5.

Egle U, Hoffman S, Joraschky P (2004) Sexueller Missbrauch, Misshandlung, Vernachlässigung. Stuttgart: Schattauer.

Eikenbusch G (2005) Was passiert, wenn das Unvorstellbare passiert. Mit Katastrophen, existenziellen Krisen und Unglücken in Schulen umgehen. In: Pädagogik Heft 4, S. 6-10.

Engels H (2007) Das School Shooting von Emsdetten – der letzte Ausweg aus dem Tunnel!? In: Hoffmann J, Wondrak I (Hrsg.) Amok und zielgerichtete Gewalt an Schulen. Früherkennung, Risikomanagement, Kriseneinsatz, Nachbetreuung. Frankfurt a. M.: Verlag für Polizeiwissenschaft, S. 35-56.

Englbrecht A, Storath R (2005) Erziehen: Handlungsrezepte für den Schulalltag in der Sekundarstufe. In Krisen helfen. Berlin: Cornelsen Scriptor.

Ennulat G (2003) Kinder trauern anders. Wie wir sie einfühlsam und richtig begleiten. 4. Aufl., Freiburg i. B.: Herder.

Evangelisch-Lutherische Kirche in Bayern, Katholisches Schulkommissariat in Bayern (Hrsg.) (2018) Notfallhandbuch Schule für den Umgang mit Tod und akuten Krisen. Heilsbronn: Religionspädagogisches Zentrum.

Exenberger S (2017) Positive Folgen von Traumatisierung. In: Karutz H, Juen B, Kratzer D, Warger R (Hrsg.) Kinder in Krisen und Katastrophen. Spezielle Aspekte psychosozialer Notfallversorgung. Innsbruck: Studia, S. 117-129.

FALKAI P ET AL. (Hrsg.) (2018) Diagnostisches und Statistisches Manual Psychischer Störungen DSM-5. 2. Aufl., Göttingen: Hogrefe.

FARRELL AD, MEYER AL (1997) The effectiveness of a school-based curriculum for reducing violence among urban sixth-grade students. In: American Journal of Public Health 87, S. 979-984.

FÄSSLER-WEIBEL P (2005) Der Herausforderung begegnen. In: Fässler-Weibel P (Hrsg.) Trauma und Tod in der Schule. Freiburg: Paulusverlag, S. 221-234.

FEIN RA ET AL. (2002) Treat Assessment in Schools: a guide to managing threatening situations and to creating safe school climates. Washington: United States Secret Service & United States Department of Education (deutsche Bearbeitung unter dem Titel „Handreichung zur Einschätzung bedrohlicher Situationen in Schulen" durch K. Langscheidt).

FERENSCHILD H (2004) Soziale Dienste als bürgerschaftliches Engagement. Die Renaissance einer alten pädagogischen Idee. In: Pädagogik Heft 5, S. 32-35.

FISCHER G (2011) Neue Wege nach dem Trauma. Informationen und Hilfen für Betroffene. Konstanz: Vesalius.

FISCHER G, RIEDESSER P (2009) Lehrbuch der Psychotraumatologie. 4. Aufl., München, Basel: UTB.

FLEISCHHACKL R, STERZ F (2006) Lebensbedrohliche Notfälle in Schulen. Script der Universitätsklinik für Notfallmedizin Wien.

FRANK R (2005) Suizidalität von Kindern und Jugendlichen. Erkennen, Einschätzen, Vorgehen. In: Notfall & Rettungsmedizin 8, S. 216-222.

FREESE S (2001) Umgang mit Tod und Sterben als pädagogische Herausforderung. Münster: LIT.

FRÖHLICH-GILDHOFF K, RÖNNAU-BÖSE M (2011) Resilienz. 2. Aufl., München: Reinhardt.

FRÜHE B, KULTALAHTI TT, RÖTHLEIN H-J, ROSNER R (2008) Vorhersagbarkeit posttraumatischer Belastung bei Kindern und Jugendlichen nach traumatischen Ereignissen in der Schule. In: Kindheit und Entwicklung 17 (4), S. 219-223.

Gagliardi M et al. (1994) Emergencies in the school setting: Are public school teachers adequately trained to respond? In: Prehospital Disaster Medicine 9, S. 222-225.

Gasser KH et al. (2004) Bericht der Kommission Gutenberg-Gymnasium. Unter: www.thueringen.de/imperia/md/content/text/justiz/bericht_der_kommission_gutenberg_gymnasium.pdf; abgerufen am 18.11.2008.

Glanzmann G (2004) Psychologische Betreuung von Kindern. In: Bengel J (Hrsg.) Psychologie in Notfallmedizin und Rettungsdienst. 2. Aufl., Berlin, Heidelberg: Springer, S. 133-141.

Glasow B (2000) Gewaltprävention und Schulsanitätsdienst. In: Immenroth T (Hrsg.) Schulsanitätsdienst. Handbuch mit Hintergrundwissen und praxisrelevanten Basisinformationen. Braunschweig: TIV, S. 60-64.

Goenjian AK et al. (1997) Outcome of psychotherapy among early adolescents after trauma. In: American Journal of Psychiatry 154, S. 536-542.

Grossmann N, Glatzer D (2011) Kriseneinsatz Schule. Ein schulpsychologisches Handbuch. Mit Trainermanual für die Fortbildung. Stuttgart: Kohlhammer.

Grotberg EH (2011) Anleitung zur Förderung der Resilienz von Kindern. Stärkung des Charakters. In: Zander M, Roemer M (Hrsg.) Handbuch Resilienzförderung. Wiesbaden: Verlag für Sozialwissenschaften, S. 51-99.

Gugel G (2008) Handbuch Gewaltprävention. Für die Grundschule und die Arbeit mit Kindern. Grundlagen – Lernfelder – Handlungsmöglichkeiten. Tübingen: Institut für Friedenspädagogik.

Gutzeit S, Hemmert B-L, Meissner B (o.J.) Hilfen zur Krisenintervention an Schulen in Bayern. Auf der Grundlage der Erfahrungen des Kriseninterventionsteams der Bayerischen Schulpsychologen übersetzt und erarbeitet nach

Poland S, McCormick JS (2000) Coping with Crisis. A Quick Reference. Longmont: Sopris West.

Gyger-Stauber K (2005) Rituale als Hilfe und Unterstützung in der Verarbeitung. In: Fässler-Weibel P (Hrsg.) Trauma und Tod in der Schule. Freiburg: Paulusverlag, S. 173-186.

Hajdu N (2005) Die wollten einfach nur wissen, ob ich lebe. In: Becker J (Hrsg.) Kurzschluss. Der Amoklauf von Erfurt und die Zeit danach. Berlin: Schwartzkopff Buchwerke, S. 23-29.

Handford HA, Dickerson Mayes S, Mattison RE (1986) Child and parent reaction to the Three Mile Island nuclear accident. In: Journal of the American Academy of Child and Adolescent Psychiatry 25, S. 346-356.

Hartl F (2013) Umgang mit Kindern in Notfallsituationen: Ein Leitfaden für Einsatzkräfte vor Ort am Beispiel von Polizeibeamten. Saarbrücken: Südwestdeutscher Verlag für Hochschulschriften.

Hausmann C (2006) Einführung in die Psychotraumatologie. Wien: Facultas.

Hausmann C (2016) Interventionen der Notfallpsychologie. Was man tun kann, wenn das Schlimmste passiert. Wien: Facultas.

HBSC-Studienverbund Deutschland (2015) Health Behaviour in School-aged Children. Faktenblatt „Schulische Belastung von Kindern und Jugendlichen“. Halle a.d.S., Wittenberg: Martin-Luther-Universität.

Hehne P (2007) Intervention nach Tatbeginn. In: Robertz FJ, Wickenhäuser R (Hrsg.) (2007) Der Riss in der Tafel. Amoklauf und schwere Gewalt in der Schule. Heidelberg: Springer, S. 109-116.

Heidrich V, Lenkeit B (2015) Notfallmanagement. Ein Praxishandbuch für Schüler- und Jugendgruppen. Göttingen: Vandenhoeck & Ruprecht.

Helmerichs J, Karutz H, Schedlich C (2012) Psychosoziale Notfallversorgung bei komplexen Gefahren- und Schadenslagen in Schulen. In: Drewes S, Seifried K (Hrsg.)

Krisen im Schulalltag. Prävention, Management und Nachsorge. Stuttgart: Kohlhammer, S. 138-156.

Hemmert BL, Röthlein HJ (2016) Notfallplan. In: Knape R, Röthlein J (Hrsg.) Krisenintervention an Schulen. Kulmbach: Mediengruppe Oberfranken, S. 49-66.

Hessisches Kultusministerium, Hessisches Ministerium des Innern und Sport (Hrsg.) (2007) Handeln in Krisensituationen. Ein Leitfaden für Schulen. Wiesbaden: Druckkollektiv.

Hillebrand B (2003) Warum brauchen wir ein Krisenmanagement? In: Bundesarbeitsgemeinschaft Evangelischer Jugendferiendienste. Eine Aufsatzsammlung. Hannover: Zimmermann, S. 15-19.

Himmelrath A, Neuhäuser S (2014) Amokdrohungen und School-Shootings. Vom Phänomen zur praktischen Prävention. Bern: hep-Verlag.

Hobfoll SE et al. (2007) Five essential elements of immediate and mid-term mass trauma intervention: Empirical Evidence. In: Psychiatrie 70, S. 283-315.

Hoffmann J (2007) Tödliche Verzweiflung – der Weg zu zielgerichteten Gewalttaten an Schulen. In: Hoffmann J, Wondrak I (Hrsg.) Amok und zielgerichtete Gewalt an Schulen. Früherkennung, Risikomanagement, Kriseneinsatz, Nachbetreuung. Frankfurt a.M.: Verlag für Polizeiwissenschaft, S. 25-34.

Hoffmann J (2010) Intervention vor Tatbeginn. In: Robertz FJ, Wickenhäuser R (Hrsg.) Der Riss in der Tafel. Amoklauf und schwere Gewalt in der Schule. 2. Aufl., Heidelberg: Springer, S. 117-125.

Hoffmann J, Roshdi K (2016) Schwere zielgerichtete Gewalt und Amok an Schulen. Prävention durch Krisenteams und psychologisches Bedrohungsmanagement. In: Knape R, Röthlein J (Hrsg.) Krisenintervention an Schulen. Kulmbach: Mediengruppe Oberfranken, S. 31-48.

Hoffmann J, Roshdi K, Robertz F (2009) Zielgerichtete Gewalt und Amok an Schulen. Eine empirische Studie zur

Prävention schwerer Gewalttaten. In: Kriminalistik 63 (4), S. 196-204

Hofmann A, Besser L-U (2003) Psychotraumatologie bei Kindern und Jugendlichen. Grundlagen und Behandlungsmethoden. In: Brisch KH, Hellbrügge T (Hrsg.) Bindung und Trauma. Risiken und Schutzfaktoren für die Entwicklung von Kindern. Stuttgart: Klett-Cotta, S. 172-202.

Hofmann M (1999) Das Kind als Patient im Rettungsdienst. In: Rettungsdienst 22, S. 990-993.

Höhn L (2019) Nachsorge. In: Böhmer M (Hrsg.) Amok an Schulen. Prävention, Intervention und Nachsorge bei School Shootings. Wiesbaden: Springer Fachmedien, S. 205-239.

Hoinkes M, Willms E (2005) Persönliche und soziale Stärken entwickeln. Lebenskompetenzförderung mit dem Lions-Quest-Programm „Erwachsen werden". In: Pädagogik 2, S. 11-13.

Huber M (2005) Das Krisenkonzept: Ein Hilfsmittel für Notfälle. In: Fässler-Weibel P (Hrsg.) Trauma und Tod in der Schule. Freiburg: Paulusverlag, S. 202-220.

Hüther G (2003) Die Auswirkungen traumatischer Erfahrungen im Kindesalter auf die Hirnentwicklung. In: Brisch KH, Hellbrügge T (Hrsg.) Bindung und Trauma. Risiken und Schutzfaktoren für die Entwicklung von Kindern. Stuttgart: Klett-Cotta, S. 94-104.

Infanger B, Infanger M, Fässler-Weibel P (2005) Daniel, 10-jährig: Diagnose Krebs. In: Fässler-Weibel P (Hrsg.) Trauma und Tod in der Schule. Freiburg: Paulusverlag, S. 9-23.

Innenministerium und Ministerium für Schule und Weiterbildung in Nordrhein-Westfalen: Runderlass vom 19.5.2000 (ABl NRW, S. 213).

Institut für Therapie- und Gesundheitsforschung (2019) Präventionsradar 2018. Kinder- und Jugendgesundheit in Schulen. Erhebung für das Schuljahr 2017/2018. Unter: https://www.dak.de/dak/bundesthemen/fast-jeder-dritte-schueler-hat-schlafstoerungen-2090982.html; abgerufen am 19.07.2019.

Iwersen R (2005) „OmSorg" – vom Umgang mit Leid und Kummer. Handlungspläne für Krisensituationen, ein Beispiel aus Nordschleswig/Dänemark. In: Pädagogik Heft 4, S. 27-30.

Janoff-Bulman R (1992) Shattered assumptions. Towards a new psychology of trauma. New York: The Free Press.

Jimerson SR, Furlong MJ (Hrsg.) (2006) Handbook of school violence and school safety: From Research to practice. Mahwah: Lawrence Erlbaum.

Juen B (2002) Krisenintervention bei Kindern und Jugendlichen. Innsbruck: Studia.

Juen B, Warger J, Nindl S (2015) Akute Krisen und Traumatisierungen bei Kindern und Jugendlichen. In: Gerngroß J (Hrsg.) Notfallpsychologie und psychologisches Krisenmanagement. Hilfe und Beratung auf individueller und organisatorischer Ebene. Stuttgart: Schattauer, S. 125-146.

Juen B et al. (2008) Suizidalität im Jugendalter: Akutsituation und Besonderheiten der suizidalen Entwicklung im Jugendalter. In: Suizidprophylaxe 34 (2), S. 70-73.

Juen B et al. (2017) Forschungsstand. In: Karutz H, Juen B, Kratzer D, Warger R (Hrsg.) Kinder in Krisen und Katastrophen. Spezielle Aspekte psychosozialer Notfallversorgung. Innsbruck: Studia, S. 27-40.

Kahr R, Robertz FJ (2012) Umgang mit den Medien im Krisenfall. In: Drewes S, Seifried K (Hrsg.) Krisen im Schulalltag. Prävention, Management und Nachsorge. Stuttgart: Kohlhammer, S. 157-164.

Kaiser A (2007) Menschenbildung in Katastrophenzeiten. Grundlagen der Schulpädagogik Band 58. Baltmannsweiler: Schneider Verlag Hohengehren.

Kaluza G (2018) Gelassen und sicher im Stress. 7. Aufl., Heidelberg: Springer

Karasch J (2008) Grenzerfahrung: Tod. Umgang mit Trauer in der Schule. 3. Aufl., Rottenburg a.N.: Bischöfliches

Ordinariat der Diözese Rottenburg-Stuttgart, Hauptabteilung Schulen, Referat Schulpastoral.

Karutz H (2002a) Vom Debriefing zum Nachsorge-Kindertreffen? Unveröffentlichtes Manuskript.

Karutz H (2002b) Zur Psychischen Situation von Kindern in Notfällen. Anregungen zur Psychischen Ersten Hilfe. In: Bevölkerungsschutz Heft 4, S. 23-26.

Karutz H (2004a) Psychische Erste Hilfe bei unverletzt-betroffenen Kindern in Notfallsituationen. Münster: LIT.

Karutz H (2004b) Begreifen, was ergreift. Stress und Betroffenheit in pädiatrischen Notfällen. In: Rettungsdienst 27 (1), S. 22-27.

Karutz H (2008a) Einsatznachsorge durch strukturierte Gruppengespräche: Debriefing – Pro und Contra. In: Rettungsdienst 31 (4), S. 352-360.

Karutz H (2008b) Kuschelbären für Kindernotfälle: Nicht jeder Teddy ist einsatztauglich. In: Rettungs-Magazin Heft 5, S. 34-36.

Karutz H (Hrsg.) (2011) Notfallpädagogik. Konzepte und Ideen. Edewecht: Stumpf & Kossendey.

Karutz H (2013) Handlungsfähig bleiben – aber wie? Selbsthilfestrategien bei akuter Belastung im Einsatz. In: Der Notarzt 29, S. 58-63.

Karutz H (2015) 15 Jahre Psychische Erste Hilfe für Kinder: Jetzt helfen KASPERLES Erben. In: Rettungsdienst 38 (3), S. 254-256.

Karutz H (2017a) Belastungen, Moderatorvariablen und situative Variablen. In: Karutz H, Juen B, Kratzer D, Warger R (Hrsg.) Kinder in Krisen und Katastrophen. Spezielle Aspekte psychosozialer Notfallversorgung. Innsbruck: Studia, S. 43-63.

Karutz H (2017b) Grundlagen und terminologische Klärungen. In: Karutz H, Juen B, Kratzer D, Warger R (Hrsg.) Kinder in Krisen und Katastrophen. Spezielle Aspekte psychosozialer Notfallversorgung. Innsbruck: Studia, S. 11-24.

Karutz H (2017c) Kinder als Zuschauer und Augenzeugen von Notfällen. In: Karutz H, Juen B, Kratzer D, Warger R (Hrsg.) Kinder in Krisen und Katastrophen. Spezielle Aspekte psychosozialer Notfallversorgung. Innsbruck: Studia, S. 353-366.

Karutz H (2017d) Lern- und Merkhilfen. In: Karutz H, Juen B, Kratzer D, Warger R (Hrsg.) Kinder in Krisen und Katastrophen. Spezielle Aspekte psychosozialer Notfallversorgung. Innsbruck: Studia, S. 547-554.

Karutz H (2018a) Pädiafit. Unter: https://www.harald-karutz.de/seminare; abgerufen am 27.07.2019.

Karutz H (2018b) Überlegungen zum Bildungsbegriff im Bevölkerungsschutz. Vortrag auf dem 3. Forum Bevölkerungsschutzpädagogik an der Akademie für Krisenmanagement, Notfallplanung und Zivilschutz am 30.10.2018 in Bad Neuenahr-Ahrweiler.

Karutz H (2019) Human Factors im schulischen Krisenmanagement. Vortrag zum 10-jährigen Bestehen des „Zentralen Interdisziplinären Krisenteams“ am 28.10.2019 in Gelsenkirchen.

Karutz H (in Vorb.) Kommunikation mit Kindern und Jugendlichen. In: Nikendei A, Huber P (Hrsg.) Rettungsdienst-Praxisbuch Kommunikation. Verstehen und Verständigen. Edewecht: Stumpf & Kossendey.

Karutz H, Armgart C (2015) Psychosoziales Einsatzmanagement bei einem schweren Schulbusunfall. In: Der Notarzt 31: 82-92.

Karutz H, Buttlar M von (2017) Kursbuch Erste Hilfe. 4. Aufl., München: Deutscher Taschenbuchverlag.

Karutz H, Fegert A-K, Blank-Gorki V (2018) Psychosoziale Akuthilfen bei einem Massenanfall direkt oder indirekt betroffener Kinder. In: Der Notarzt 34, S. 178-187.

Karutz H, Fegert A-K, Blank-Gorki V (in Vorb.) Abschlussbericht zum Forschungsprojekt „KiKat“ – Psychosoziale Notfallversorgung für Kinder und Jugendliche in komplexen Gefahren- und Schadenslagen. Bonn: Bundesamt für Bevölkerungsschutz und Katastrophenhilfe.

Karutz H, Lasogga F (2016) Kinder in Notfällen. Psychische Erste Hilfe und Nachsorge. 2. Aufl., Edewecht: Stumpf & Kossendey.

Karutz H, Mitschke T (2018) Pädagogik und Bildungsverständnis im Bevölkerungsschutz. In: Bevölkerungsschutz Heft 4, S. 2-7.

Karutz H, Stum J (2015) Handy- und Internetnutzung in schulischen Notfallsituationen. Segen oder Fluch? In: Raabe – Fachverlag für Bildungsmanagement (Hrsg.) Schulleitung und Schulentwicklung. Berlin (Ergänzungslieferung 72), F 1.9, S. 1-14.

Kast V (2006) Trauern. Phasen und Chancen des psychischen Prozesses. Stuttgart: Kreuz.

Kendall J (2004) Classroom Crisis. The teacher's guide. Quick and proven techniques for stabilizing your students and yourself. Alameda: Hunter House.

Kern T, Finkeldei S (2017) Aufsuchende Psychosozial-Systemische Notfallversorgung (APSN). In: Karutz H, Juen B, Kratzer D, Warger R (Hrsg.) Kinder in Krisen und Katastrophen. Spezielle Aspekte psychosozialer Notfallversorgung. Innsbruck: Studia, S. 199-217.

Kern T, Rinder N, Rauch F (2017) Wie Kinder trauern. Ein Buch zum Verstehen und Begleiten. München: Kösel.

Klinge G (2017) Ein Kriseninterventionsteam für spezielle Fälle. In: Karutz H, Juen B, Kratzer D, Warger R (Hrsg.) Kinder in Krisen und Katastrophen. Spezielle Aspekte psychosozialer Notfallversorgung. Innsbruck: Studia, S. 181-197.

Kluwe-Schleberger G (2005) Kinder stören. In: Becker J (Hrsg.) Kurzschluss. Der Amoklauf von Erfurt und die Zeit danach. Berlin: Schwartzkopff, S. 159-181.

Knape R, Röthlein J (2016) Krisen an Schulen – Zur Rolle und Verantwortung der Schulleitung. In: Knape R, Röthlein J (Hrsg.) Krisenintervention an Schulen. Kulmbach: Mediengruppe Oberfranken, S. 7-14.

Knight S et al. (1999) Prehospital emergency care for children at school and nonschool locations. In: Pediatrics 103, S. 81.

Körblein H (2003) Ein Platz bleibt leer… Trauer begleiten beim Tod eines Schülers. In: Raabe – Fachverlag für Bildungsmanagement (Hrsg.) Sicher durch den Schulalltag. Berlin, C I 5.1., S. 1-18.

Koll K, Rudolph J, Thimme H (2005) Schock im Schulalltag! Handlungspläne für Krisensituationen. Lichtenau: AOL.

Kraut D (Hrsg.) (2011) Sanitätsdienst macht Schule. Edewecht: Stumpf & Kossendey.

Kreispolizeibehörde Gütersloh (Hrsg.) (o.J.) Einsatzort Schule. Gütersloher Modellprojekt. Orientierung für Einsatz- und Rettungskräfte. Gütersloh: Declaro.

Kriminalistisch-kriminologische Forschungsstelle des Landeskriminalamtes Nordrhein-Westfalen (2007) Amoktaten – Forschungsüberblick unter besonderer Beachtung jugendlicher Täter im schulischen Kontext. Düsseldorf.

Krol D (2009) Pädagogisch Handeln bei Angst, Trauer, Zorn. Eine Grundschule im Schatten von Entführung und Mord. Göttingen: Vandenhoeck & Ruprecht.

Krüger A (2011) Powerbook. Erste Hilfe für die Seele. Trauma-Selbsthilfe für junge Menschen. Hamburg: Elbe & Krüger.

Krüger A (2012) Erste Hilfe für traumatisierte Kinder. Düsseldorf: Patmos.

Krüger A (2014) Akute psychische Traumatisierung bei Kindern und Jugendlichen. Ein Manual zur ambulanten Versorgung. Stuttgart: Klett-Cotta.

Krüger A (2015) Special Powerbook. Hilfe für die Seele. Mehr Trauma-Selbsthilfe für junge Menschen. Hamburg: Elbe & Krüger.

Krüger A, Brüggemann A, Riedesser P (2004) Die Traumaambulanz für Kinder, Jugendliche und deren Familien am Universitätsklinikum Hamburg-Eppendorf. In:

Zeitschrift für Psychotraumatologie und Psychologische Medizin Heft 4, S. 19-44.

Lackner R (2004) Wie Pippa wieder lachen lernte. Fachliche Hilfen für traumatisierte Kinder. Wien: Springer.

Lahad M (1992) BASIC Ph: The story of coping resources. In: Jennings S (Hrsg.) Dramatherapy. Theory and Practice. Vol. 2, London: Jessica Kingsley, S. 150-163.

Landesfeuerwehrschule Baden-Württemberg (Hrsg.) (2009) Verhalten im Alarmfall an Schulen. Bruchsal.

Landolt M (2000) Die Psychologie des verunfallten Kindes. In: Anästhesiologie, Intensivmedizin, Notfallmedizin und Schmerztherapie 35, S. 615-622.

Landolt M (2012) Psychotraumatologie des Kindesalters. 2. Aufl., Göttingen: Hogrefe.

Landscheidt K (2006) Wie kann vorgebeugt werden? Bedrohliche Situationen an der Schule. In: Schulmanagement 37 (6), S. 11-13.

Lang J (2019) Früherkennung von Krisen bei Schülerinnen und Schülern der Berufsfachschule. Unveröffentlichte Bachelorarbeit, MSH Medical School Hamburg.

Langer J (2006) Krisenintervention nach dem Suizidtod von Schülerinnen. In: Evangelisch-Lutherische Kirche in Bayern, katholisches Schulkommissariat in Bayern (Hrsg.) „Wenn der Notfall eintritt". Handbuch für den Umgang mit Tod und anderen Krisen in der Schule. Fürth: Dialog, S. 4-9.

Langer J (2008) Plötzliche Todesfälle und Schülersuizide. In: Koerrenz R, Wermke M (Hrsg.) Schulseelsorge – ein Handbuch. Göttingen: Vandenhoeck & Ruprecht, S. 204-211.

Lappe K (2003) Dürfen Lehrer auch mal weinen? Als Lehrer in Notfallsituationen. Streiflichter aus dem Schulalltag. Unter: www.notfallseelsorge.de/kinder.htm; abgerufen am 15.03.2005.

Larsen F, Larsen U (2001) Kein Kinderspiel. In: Feuerwehr-Magazin Heft 2, S. 92-94.

Larson JD (1992) Anger and Aggression Management Techniques through the Think First Curriculum. In: Journal of Offender Rehabilitation 18, S. 101-118.

Lasogga F (2011) Psychosoziale Notfallhilfe. In: Lasogga F, Gasch B (Hrsg.) Notfallpsychologie. Lehrbuch für die Praxis. Heidelberg: Springer, S. 95-111.

Lasogga F, Gasch B (2011) Definitionen. In: Lasogga F, Gasch B (Hrsg.) Notfallpsychologie. Lehrbuch für die Praxis. Heidelberg: Springer, S. 19-28.

Lasogga F, Gasch B (2013) Psychische Erste Hilfe bei Unfällen. 5. Aufl., Edewecht: Stumpf & Kossendey

Lasogga F, Karutz H (2011) Intervention. In: Lasogga F, Gasch B (Hrsg.) Notfallpsychologie. Lehrbuch für die Praxis. Heidelberg: Springer Medizin, S. 163-180.

Lasogga F, Quellmelz M, Roeder S (2011) Amokläufe an Schulen. In: Lasogga F, Gasch B (Hrsg.) Notfallpsychologie. Lehrbuch für die Praxis. Heidelberg: Springer, S. 467-476.

Laucht M (2003) Vulnerabilität und Resilienz in der Entwicklung von Kindern. Ergebnisse der Mannheimer Längsschnittstudie. In: Brisch KH, Hellbrügge T (Hrsg.) Bindung und Trauma. Risiken und Schutzfaktoren für die Entwicklung von Kindern. Stuttgart: Klett-Cotta, S. 53-71.

Levine PA, Kline M (2005) Verwundete Kinderseelen heilen. Wie Kinder und Jugendliche traumatische Erlebnisse überwinden können. München: Kösel.

Lipp R, Scholl H (2005) Erste Hilfe: Auch eine Thematik für den Rettungsdienst. In: Rettungsdienst 28 (6), S. 523.

Lippay C (2005) „Werde ein Disaster Action Kid!“ Wie US-Kinder auf den „Tag X“ vorbereitet werden. In: Im Einsatz 12 (3), S. 31-33.

Lohaus A, Ball J (2006) Gesundheit und Krankheit aus der Sicht von Kindern. 2. Aufl., Göttingen: Hogrefe.

Lohmann M (2017) Traumatisierte Schüler in Schule und Unterricht. Grundwissen, Strategien und Praxistipps für Lehrer. 2. Aufl., Hamburg: AOL.

LORENZ A (2007) Prävention. In: Robertz FJ, Wickenhäuser R (Hrsg.) Der Riss in der Tafel. Amoklauf und schwere Gewalt in der Schule. Heidelberg: Springer, S. 126-135.

LORENZ E (2005) Neues Konzept des Bundes: Erste-Hilfe-Lehrgänge für Schüler mit Selbsthilfeinhalten. In: Rettungsdienst 28 (6), S. 562-563

LUEGER-SCHUSTER B, PAL-HANDL K (2004) Wie Pippa wieder lachen lernte. Elternratgeber für traumatisierte Kinder. Wien: Springer.

MANNEL H (2003) Ein Herz für Kinder. Krisenintervention bei Kindern. In: Rettungs-Magazin Heft 4, S. 68-72.

MATEJCEK Z (2009) Schutzfaktoren in der Psychosozialen Entwicklung ehemaliger Heim- und Pflegekinder. In: Brisch KH, Hellbrügge T (Hrsg.). Bindung und Trauma. Risiken und Schutzfaktoren für die Entwicklung von Kindern. 3. Aufl., Stuttgart: Klett-Cotta, S. 72-83.

MAY A (2008) Kinderworkshops zur Vorbeugung vor sexuellem Missbrauch: Es ist nicht alles Gold, was glänzt. In: Prävention & Prophylaxe 10 (2), S. 4-12.

MEYERSON DA, GRANT KE, CARTER JS, KILMER RP (2011) Posttraumatic growth among children and adolescents: a systematic review. In: Clinical Psychology Review 31 (6), S. 949-964.

MICHEL K, VORSTER D, PROBST R (o.J.) Richtlinien für das Verhalten in der Schule nach einem Suizid. Unter: www.notfallseelsorge.de/kinder.htm; abgerufen am 01.03.2009.

MICHELS H (2014) Elterneinfluss auf das Gesundheitsverhalten von Jugendlichen – Ergebnisse einer Untersuchung aus der Sicht befragter Jugendlicher. Zusammenfassender Überblick. Düsseldorf: Fachhochschule Düsseldorf.

MILLER R (1995) Schulinterne Lehrerfortbildung. Der SchiLF-Wegweiser. Weinheim: Beltz.

MINISTERIUM FÜR SCHULE UND WEITERBILDUNG DES LANDES NORDRHEIN-WESTFALEN (Hrsg.) (2015) Notfallordner für die Schulen in Nordrhein-Westfalen. Hinsehen und Handeln. 2. Aufl. Düsseldorf: Ritterbach.

Mitchell JT, Everly GS, Müller-Lange J (Hrsg.) (2019) Critical Incident Stress Management. Handbuch Einsatznachsorge. Psychosoziale Unterstützung nach der Mitchell-Methode. 3. Aufl., Edewecht: Stumpf & Kossendey.

Müller-Lange J, Zippert T (2013) Vom Umgang mit dem toten Menschen. In: Müller-Lange J, Rieske U, Unruh J (Hrsg.) Handbuch Notfallseelsorge. 3. Aufl., Edewecht: Stumpf & Kossendey, S. 218-227.

Munk-Oppenhäuser VK (2012) Entwicklung und Evaluation eines Fortbildungsprogramms für schulinterne Krisenteams in Thüringen. Diss. Universität Dortmund. Unter: https://eldorado.tu-dortmund.de/bitstream/2003/29572/1/Dissertation.pdf; abgerufen am 17.07.2019.

Nader K, Pynoos RS (1993) School Disaster: Planning and Initial Interventions. In: Journal of social behavior and personality 8, S. 1-12.

Nagel N, Dörr G (2019) KomPass plus – ein innovativer Ansatz zur Prävention von Krisen an Schule. In: Böhmer M (Hrsg.) Amok an Schulen. Prävention, Intervention und Nachsorge bei School Shootings. Wiesbaden: Springer Fachmedien, S. 168-192.

Niemann F, Niemann H (2005) Ohne Erfolg bist Du nichts. In: Becker J (Hrsg.) Kurzschluss. Der Amoklauf von Erfurt und die Zeit danach. Berlin: Schwartzkopff Buchwerke, S. 77-87.

Nissen WJ (2019) Primärpräventive Ansätze. In: Böhmer M (Hrsg.) Amok an Schulen. Prävention, Intervention und Nachsorge bei School Shootings. Wiesbaden: Springer Fachmedien, S. 134-156.

Nürnberg Institut für Marktentscheidungen e.V. (2016) Weltweites Ranking: Vertrauenswürdige Berufe. Unter: https://www.nim.org/compact/fokusthemen/weltweites-ranking-vertrauenswuerdige-berufe; abgerufen am 17.07.2019.

Olbrich B, Rickers G (2006) Gewaltprävention an Schulen. Zusammenarbeit zwischen Schule und Polizei. In: Schulmanagement 37 (6), S. 8-10.

Olweus D (2002) Gewalt in der Schule. Was Lehrer und Eltern wissen sollten – und tun können. 3. Aufl., Bern: Huber.

Paul C (2016) Schuld Macht Sinn. Arbeitsbuch für die Begleitung von Schuldfragen im Trauerprozess. 4. Aufl., Gütersloh: Gütersloher Verlagshaus.

Paulus C (2007) Amokläufe. Entwicklungspsychologische Erklärungsansätze und Hintergründe. Vortragsunterlagen. Saarbrücken: Fakultät für empirische Humanwissenschaften, FR 5.1 Erziehungswissenschaft. Unter: http://www.uni-saarland.de/fak5/ezw/personal/paulus/Vortrag%20FHSV_SB.pdf; abgerufen am 10.01.2009.

Pavlovic D (2019) Das Farbleitsystem an Schulen. Unter: https://www.farbleitsystem.com; abgerufen am 26.07.2019.

Perkonigg A et al. (2000) Traumatic events and post-traumatic stress disorder in the community: prevalence, risk factors and comorbidity. In: Acta Psychiatrica Scandinavica 101, S. 46-59.

Petermann A-C (2011) Schulseelsorge – ein junges kirchliches Handlungsfeld im Schulalltag und in Krisenzeiten. Der Trauer-Koffer – in der Trauer füreinander da sein. Neue Wege der evangelischen Schulseelsorge nach dem Tod eines Schülers. Münster: LIT.

Petermann F, Natzke H, Gerken N, Walter H-J (2006) Verhaltenstraining für Schulanfänger. Göttingen: Hogrefe.

Petermann U (2018) Die Kapitän-Nemo-Geschichten. Geschichten gegen Angst und Stress. 20. Aufl., Göttingen: Hogrefe.

Pfefferbaum B et al. (2015) Child Debriefing: A Review of the Evidence Base. Prehospital and Disaster Medicine 30 (3), S. 306-315.

Pieper G (2007a) Der Amoklauf am Gutenberggymnasium in Erfurt. In: Hoffmann J, Wondrak I (Hrsg.) Amok und zielgerichtete Gewalt an Schulen. Früherkennung, Risikomanagement, Kriseneinsatz, Nachbetreuung. Frankfurt a. M.: Verlag für Polizeiwissenschaft, S. 107-129.

Pieper G (2007b) Traumabewältigung. In: Robertz FJ, Wickenhäuser R (Hrsg.) Der Riss in der Tafel. Amoklauf und schwere Gewalt in der Schule. Heidelberg: Springer, S. 139-162.

Pockel L (2005) Der Kurzschluss auf der anderen Seite. In: Becker J (Hrsg.) Kurzschluss. Der Amoklauf von Erfurt und die Zeit danach. Berlin: Schwartzkopff Buchwerke, S. 11-21

Polizei Hamburg (Hrsg.) (2011) Bauliche Sicherheit in Schulen in Zusammenhang mit der Bewältigung von Krisenlagen. Sicherungstechnische Maßnahmen und Alarmierungssysteme. Hamburg: Kriminalpolizeiliche Beratungsstelle des Landeskriminalamtes.

Polizeipräsidium Aalen (Hrsg.) (2014) Sicherheit an Schulen. Einheitliches Orientierungssystem Schule. Fellbach: Eigenverlag.

Posse N (2006) Schulsanitätsdienst in Nordrhein-Westfalen. Einschätzung aus Sicht der Schulen. Ergebnisse der Befragung Frühjahr 2006. Universität Düsseldorf: Arbeitsgruppe Qualitätsmanagement und Evaluation.

Preitler B (2017) Unbegleitete Kinder auf der Flucht. In: Karutz H, Juen B, Kratzer D, Warger R (Hrsg.) Kinder in Krisen und Katastrophen. Spezielle Aspekte psychosozialer Notfallversorgung. Innsbruck: Studia, S. 451-460.

Preuschoff G, Preuschoff A (2000) Gewalt an Schulen und was dagegen zu tun ist. 4. Aufl., Köln: PapyRossa.

Pynoos RS et al. (1987) Life threat and posttraumatic stress in school-age children. In: Archiv of General Psychiatry 44, S. 1057-1063.

Radenschlag U (2002) Kinder stark machen gegen die Angst. Wie Eltern helfen können. Freiburg i. B.: Herder.

RANDEGGER C (2015) Todesfälle im Bildungsbereich. In: Gerngroß J (Hrsg.) Notfallpsychologie und psychologisches Krisenmanagement. Hilfe und Beratung auf individueller und organisatorischer Ebene. Stuttgart: Schattauer, S. 147-157.

REUTER F (2017) Die Nutzung und Wirkung sozialer Medien in Notfallsituationen. Unveröffentlichte Bachelorarbeit, MSH Medical School Hamburg.

RICHWIN R, KARUTZ H (2017) Medial vermittelte Betroffenheit und Unterstützungsangebote in der Schule. Wie soll mit Nachrichten über Krisen, Kriege und Katastrophen angemessen umgegangen werden? In: Raabe – Fachverlag für Bildungsmanagement (Hrsg.) Starke Lehrer – starke Schule. Berlin (Ergänzungslieferung 30), A 4.5., S. 1-18.

RIEDESSER P (2003) Entwicklungspsychopathologie von Kindern mit traumatischen Erfahrungen. In: Brisch KH, Hellbrügge T (Hrsg.) Bindung und Trauma. Risiken und Schutzfaktoren für die Entwicklung von Kindern. Stuttgart: Klett-Cotta, S. 160-171.

RIESKE U, UNRUH J (2012) Wenn der Notfall eintritt – Krisenseelsorge im Schulleben. Reader Schulseelsorge. Bonn: Landespfarramt für Notfallseelsorge.

ROBERTZ FJ (2004) School Shootings. Über die Relevanz der Phantasie für die Begehung von Mehrfachtötungen durch Jugendliche. Frankfurt a.M.: Verlag für Polizeiwissenschaft.

ROBERTZ FJ (2007A) Erfurt – 5 Jahre danach. In: Hoffmann J, Wondrak I (Hrsg.) Amok und zielgerichtete Gewalt an Schulen. Früherkennung, Risikomanagement, Kriseneinsatz, Nachbetreuung. Frankfurt a.M.: Verlag für Polizeiwissenschaft, S. 9-23.

ROBERTZ FJ (2007B) Nachahmung von Amoklagen. Über Mitläufer, Machtphantasien und Medienverantwortung. In: Hoffmann J, Wondrak I (Hrsg.) Amok und zielgerichtete Gewalt an Schulen. Früherkennung, Risikomanagement,

Kriseneinsatz, Nachbetreuung. Frankfurt a.M.: Verlag für Polizeiwissenschaft, S. 71-85.

Robertz FJ (2012) Prävention von Amok und schwerer Gewalt an Schulen. In: Drewes S, Seifried K (Hrsg.) Krisen im Schulalltag. Prävention, Management und Nachsorge. Stuttgart: Kohlhammer, S. 188-197.

Robertz FJ, Wickenhäuser R (2007) Der Riss in der Tafel. Amoklauf und schwere Gewalt in der Schule. Heidelberg: Springer.

Rönnau-Böse M (2017) Resilienz und Resilienzförderung im Kindesalter. In: Karutz H, Juen B, Kratzer D, Warger R (Hrsg.) Kinder in Krisen und Katastrophen. Spezielle Aspekte psychosozialer Notfallversorgung. Innsbruck: Studia, S. 505-515.

Röthlein HJ (2007) Auswirkungen von Morddrohungen und Mordanschlägen auf die berufliche Identität von Lehrkräften. In: Hoffmann J, Wondrak I (Hrsg.) Amok und zielgerichtete Gewalt an Schulen. Früherkennung, Risikomanagement, Kriseneinsatz, Nachbetreuung. Frankfurt a.M.: Verlag für Polizeiwissenschaft, S. 93-105.

Rüttinger G (2006a) Methoden und Rituale. In: Evangelisch-Lutherische Kirche in Bayern, katholisches Schulkommissariat in Bayern (Hrsg.) „Wenn der Notfall eintritt". Handbuch für den Umgang mit Tod und anderen Krisen in der Schule. Fürth: Dialog, S. 28-30.

Rüttinger G (2006b) Vom Umgang mit Tod in verschiedenen Religionen und die Bestattung Verstorbener ohne Religionszugehörigkeit. In: Evangelisch-Lutherische Kirche in Bayern, katholisches Schulkommissariat in Bayern (Hrsg.) „Wenn der Notfall eintritt". Handbuch für den Umgang mit Tod und anderen Krisen in der Schule. Fürth: Dialog, S. 10-14.

Salter E, Stallard P (2004) Posttraumatic Growth in Child Survivors of a Road Traffic Accident. In: Journal of Traumatic Stress 17, S. 335-340.

Salzig M (2019) Definition und Typologie. Böhmer M (Hrsg.) Amok an Schulen. Prävention, Intervention und Nachsorge bei School Shootings. Wiesbaden: Springer Fachmedien, S. 1-11.

Schaarschmidt U (Hrsg.) (2005) Halbtagsjobber? Psychische Gesundheit im Lehrerberuf – Analyse eines veränderungsbedürftigen Zustandes. Weinheim: Beltz.

Schaarschmidt U, Fischer AW (2013) Lehrergesundheit fördern – Schulen stärken. Ein Unterstützungsprogramm für Kollegium und Leitung. Weinheim: Beltz.

Schaarschmidt U, Kieschke U (2007) Gerüstet für den Schulalltag. Psychologische Unterstützungsangebote für Lehrerinnen und Lehrer. Weinheim, Basel: Beltz.

Schaarschmidt U, Kieschke U, Fischer AW (2016) Lehrereignung, Voraussetzungen erkennen, Kompetenzen fördern, Bedingungen gestalten. Stuttgart: Kohlhammer.

Schedlich C, Hagenhoff B (2012) Schulinterne Krisenteams – Aufgaben und schulpsychologische Fortbildungskonzepte. In: Drewes S, Seifried K (Hrsg.) Krisen im Schulalltag. Prävention, Management und Nachsorge. Stuttgart: Kohlhammer, S. 100-110.

Scheithauer H, Bondü R (2008) Amoklauf – wissen was stimmt. Freiburg i. B.: Herder.

Scheithauer H, Bondü R (2011) Amoklauf und School Shooting. Bedeutung, Hintergründe, Prävention. Göttingen: Vandenhoeck & Ruprecht.

Scheithauer H, Bull HD (2008) fairplayer.manual. Förderung von sozialen Kompetenzen und Zivilcourage. Prävention von Bullying und Schulgewalt. Göttingen: Vandenhoeck & Ruprecht.

Scheithauer H, Bull HD (2009) Aggression und Gewalt an Schulen. Erfolgreiche Handlungsansätze. In: PÄD Forum 37 (1), S. 13-16.

Scheithauer H, Leuschner V, NETWASS Research Group (2015) Krisenprävention in der Schule. Das NETWASS-Programm zur frühen Prävention schwerer Schulgewalt. Stuttgart: Kohlhammer.

SCHEITHAUER H ET AL. (2008) Sechs Jahre nach Erfurt – Das Berliner Leaking-Projekt. Ein Ansatz zur Prävention von School Shootings und Amokläufen an Schulen. In: Trauma & Gewalt Heft 1, S. 8-19.

SCHICK A (2010) Effektive Gewaltprävention. Evaluierte und praxiserprobte Konzepte für Schulen. Göttingen: Vandenhoeck & Ruprecht.

SCHICK A, CIERPKA M (2008) Förderung sozial-emotionaler Kompetenzen in Kindergärten, Grundschulen und in der Sekundarstufe: Konzeption und Evaluation der Faustlos-Curricula. In: Malti T, Perren S (Hrsg.) Soziale Kompetenz bei Kindern und Jugendlichen. Entwicklungsprozesse und Fördermöglichkeiten. Stuttgart: Kohlhammer, S. 182-196.

SCHLEMMER R-E (2005) Wo warst Du heute, Gott? In: Becker J (Hrsg.) Kurzschluss. Der Amoklauf von Erfurt und die Zeit danach. Berlin: Schwartzkopff Buchwerke, S. 115-123.

SCHMIDT S ET AL. (2018) Interkulturelle Kompetenz im Bevölkerungsschutz. Bonn: Bundesamt für Bevölkerungsschutz und Katastrophenhilfe.

SCHMIDTKE A ET AL. (2002) Imitation von Amok und Amok-Suizid. In: Suizidprophylaxe 29 (3), S. 97-106.

SCHMITT A (2006) Was leistet Konfliktmediation? Ergebnisse der Evaluationsforschung zur Schülermediation. In: Schulmanagement 37 (6), S. 14-16.

SCHOLL H (2008) Erste Hilfe in der Grundschule: Altersgerechtes Unterrichtskonzept mit viel Praxisbezug. In: Rettungsdienst 31 (2), S. 196-199.

SCHRADER J ET AL. (2000) „Liebe Klasse, ich habe Krebs!“ Pädagogische Begleitung lebensbedrohlich erkrankter Kinder und Jugendlicher. 2. Aufl., Tübingen: Attempo.

SCHWARZ ED, KOWALSKI JM (1991) Malignant Memories: PTSD in Children and Adults after a School Shooting. In: Journal of the American Academy of Child and Adolescent 30 (6), S. 936-944.

SCHWIEBACH D (2006) Gesundheit – nicht nur ein frommer Wunsch! Psychohygiene und Ressourcenarbeit für Menschen in der Krisenseelsorge im Schulbereich. In: Evangelisch-Lutherische Kirche in Bayern, katholisches Schulkommissariat in Bayern (Hrsg.) „Wenn der Notfall eintritt". Handbuch für den Umgang mit Tod und anderen Krisen in der Schule. Fürth: Dialog, S. 1-4.

SCHWIND HD (1998) Alle gaffen – keiner hilft. Unterlassene Hilfeleistung bei Unfällen und Straftaten. Heidelberg: Hüthig.

SCHWIND HD ET AL. (1997) Gewalt in der Schule am Beispiel von Bochum. 2. Aufl., Mainz: Weisser Ring.

SEIDLER GH (2009) Amok und Nachsorge – Wege zur Normalität (Interview). In: Kriminalistik 63, S. 205-208.

SEIFFGE-KRENKE I (1994) Entwicklungsrückstände durch chronische Krankheit? In: Petermann F (Hrsg.) Chronische Krankheiten bei Kindern und Jugendlichen. Quintessenz, München, S. 29-42.

SEIFRIED K (2018) Versorgungszahlen Schulpsychologie. Unter: https://www.bdp-schulpsychologie.de/aktuell/2018/180918_vergleichszahlen.pdf; abgerufen am 10.08.2019.

SELIGMAN MEP (2016) Erlernte Hilflosigkeit. 5. Aufl., Weinheim und Basel: Beltz.

SHAH H (2015) Flüchtlingskinder und junge Flüchtlinge in Schulen, Kindergärten und Freizeiteinrichtungen. Köln: Zentrum für Trauma- und Konfliktmanagement (ZTK) GmbH.

SINGER W (2005) Schulwegunfall – Umriss einer Pädagogik des Abschieds und der Trauer. In: Fässler-Weibel P (Hrsg.) Trauma und Tod in der Schule. Freiburg i. B.: Paulusverlag, S. 39-49.

SPANHEL D, HÜBNER H-G (1995) Lehrersein heute. Berufliche Belastungen und Wege zu deren Bewältigung. Bad Heilbrunn: Klinkhart.

Städtler-Mach B (1998) Seelsorge mit Kindern. Erfahrungen im Krankenhaus. Göttingen: Vandenhoeck & Ruprecht.

Steil R, Rosner R (2009) Posttraumatische Belastungsstörung. Göttingen: Hogrefe.

Stein B (1996) Reaktion auf Katastrophen in Kommunen in Israel. In: Forum Schulpsychologie 13, S. 5-20.

Stich W (2008) [U 25] – Suizidprävention von und für junge Menschen. In: Suizidprophylaxe 34 (2), S. 90-94.

Stoermer J (2001) Psychische Erste Hilfe bei Notsituationen in der Schule. Unveröffentlichte Diplomarbeit, Universität Dortmund,

Stum J (2014) Notfallpläne in Schulen. Psychosoziales Krisenmanagement in Theorie und Praxis Bd. 3. Münster: LIT.

Tedeschi RG, Calhoun LG (1995) Trauma and transformation: Growing in the aftermath of suffering. Thousand Oaks: Sage.

Tennstädt K-C et al. (1994) Das Konstanzer Trainingsmodell. Bern: Huber.

Terr L (1992) Too Scared to Cry: Psychic Trauma in Childhood. 2. Aufl., New York: Basic Books.

Teusch U (2008) Die Katastrophengesellschaft. Warum wir aus Schaden nicht klug werden. Zürich: Rotpunktverlag.

Tophoven S, Wenzig C, Lietzmann T (2015) Kinder- und Familienarmut: Lebensumstände von Kindern in der Grundsicherung. Gütersloh: Bertelsmann.

Tübinger Arbeitsgruppe Psychotraumatologie und Notfallpsychologie (TAPN) (2005) Wie reagieren Kinder auf ferne Katastrophenereignisse und -bilder? Internetseite der Tübinger Arbeitsgruppe Psychotraumatologie und Notfallpsychologie. Unter: http://www.uni-tuebingen.de/klinische-psychologie/tapn/bet61.html; abgerufen am 16.10.2005.

Unfallkasse Baden-Württemberg (2012) Winnenden, 11.3.2009. Akutmaßnahmen, mittel- und langfristige psychologische Nachsorge der Unfallkasse Baden-Württemberg. Stuttgart: Eigenverlag.

Unfallkasse Sachsen (2005) Checklisten zur Gefährdungsbeurteilung an allgemeinbildenden Schulen (GUV-SU 8460). 3. Aufl., Meißen: Eigenverlag.

Utpatel C (2003) Öffentlichkeitsarbeit im Krisenfall. In: Bundesarbeitsgemeinschaft Evangelischer Jugendferiendienste (Hrsg.) Krisenmanagement bei Kinder- und Jugendreisen. Eine Aufsatzsammlung. Hannover: Zimmermann, S. 38-49.

Verband Bildung und Erziehung (2017) Ergebnisse und Analysen der vom VBE in Auftrag gegebenen, repräsentativen forsa-Umfrage „Das Tabu brechen: Gewalt gegen Lehrkräfte". Berlin: Eigenverlag. Unter: https://www.vbe.de/fileadmin/user_upload/VBE/Service/Publikationen/2017_04_30_Gewalt_gegen_Lehrkraefte_Broschuere.pdf; abgerufen am 18.07.2019.

Vossekuil B et al. (2002) The Final Report and Findings of the Safe School Initiative. Washington: United States Secret Service & United States Department of Education.

Wackerow K, Prudlo U (2001) Umgang mit Kindern in Notfallsituationen. In: SEG-Magazin 8 (1), S. 16-18.

Waldrich H-P (2007) In blinder Wut: Warum junge Menschen Amok laufen. Köln: PapyRossa.

Walker J (1995) Gewaltfreier Umgang mit Konflikten in der Grundschule: Grundlagen und didaktisches Konzept. Frankfurt a.M.: Cornelsen.

Warger R (2015) Der plötzliche Todesfall Jugendlicher. Unterstützungsmöglichkeiten in der Schule. Ein Handbuch für Schulleitung, Lehrpersonal, Krisenteams an Schulen sowie schulexterne psychosoziale und psychologische Fachkräfte. Innsbruck: Studia.

Waterstraat F (2009) Notfallseelsorge nach dem Unfalltod eines Jugendlichen. Vortrag auf dem 3. Forum Psychosoziale Notfallversorgung am 7. März 2009 in Hannover.

Weber T, Kirmes M (2018) Kurz- und mittelfristige psychosoziale Nachsorge nach Amoklagen und Terroranschlägen: Strukturelle Interdisziplinäre Nachsorge (SIN). In: Trauma 16, S. 40-50.

Weidemann K, Heider C (2003) Krisenseelsorge im Schulbereich. Orientierungshilfe für den Umgang mit traumatischen Ereignissen. In: Begegnung & Gespräch. Ökumenische Beiträge zu Erziehung und Unterricht Heft Juli, Nr. 137, S. 1-8.

Weinhardt M et al. (2005) Gleichaltrige als Ansprechpartner in Lebenskrisen. Krisenhilfe durch Peerberatung. In: Pädagogik Heft 4, S. 22-26.

Weiss W (2017) Entstehung und Konzepte der Traumapädagogik. In: Karutz H, Juen B, Kratzer D, Warger R (Hrsg.) Kinder in Krisen und Katastrophen. Spezielle Aspekte psychosozialer Notfallversorgung. Innsbruck: Studia, S. 245-258.

Wesselborg B (2015) Lehrergesundheit. Eine empirische Studie zu Anforderungen und Ressourcen im Lehrerberuf aus verschiedenen Perspektiven. Baltmannsweiler: Schneider Verlag Hohengehren.

Wietersheim H v (2001) Notfallseelsorge, Krisenintervention, SbE: Viele Unterschiede und noch mehr Anbieter. In: Im Einsatz 8 (3), S. 156-159.

Wilp M, Albers R (2007) „Amoklauf, es wird noch geschossen! Weitere Kräfte erforderlich!" Einsatzdokumentation der Freiwilligen Feuerwehr Emsdetten. Emsdetten: Eigenverlag.

Winther A, Kommnick K (2012) Von Blau bis Rot – Notfallpläne an Schulen. In: Drewes S, Seifried K (Hrsg.) Krisen im Schulalltag. Prävention, Management und Nachsorge. Stuttgart: Kohlhammer, S. 38-53.

Wissen P von, Korittko A (2002) Suizidprävention in der Schule: Lebenslichter. Vom Umgang mit seelischen Verletzungen. In: Suizidprophylaxe 29 (4), S. 147-153.

WITT-LOERS S (2009) Sterben, Tod und Trauer in der Schule. Eine Orientierungshilfe. Göttingen: Vandenhoeck & Ruprecht.

WITT-LOERS S (2013) Trauernde Jugendliche in der Schule. Göttingen: Vandenhoeck & Ruprecht.

WOLF V (2000) Die Bedeutung von Information als wichtiges Element des psychoedukativen Ansatzes in der notfallpsychologischen Arbeit mit Kindern und Jugendlichen. In: Psychologie in Österreich 20, S. 284-286.

WORDEN WJ (2006) Begleiten und Therapie in Trauerfällen. 3. Aufl., Bern: Huber.

YERKES RM, DODSON JD (1908) The relation of strength of stimulus to rapidity of habit-formation. In: Journal of Comparative Neurology and Psychology 18, S. 459-482.

YULE W, WILLIAMS RM (1990) Posttraumatic stress reactions in children. In: Journal of Traumatic Stress 3, S. 279-295.

ZEHNDER D (2012) Notfallpsychologische Interventionen. In: Landolt MA, Hensel T (Hrsg.) (2012) Traumatherapie bei Kindern und Jugendlichen. 2. Aufl., Göttingen: Hogrefe, S. 343-368.

ZEIGARNIK B (1927) Über das Behalten von erledigten und unerledigten Handlungen. In: Psychologische Forschung 9, S. 1-85.

ZETTL MS ET AL. (2019) Ursachen. In: Böhmer M (Hrsg.) Amok an Schulen. Prävention, Intervention und Nachsorge bei School Shootings. Wiesbaden: Springer Fachmedien, S. 29-112.

ZWEI (2012) Amok- und Sicherheitsalarme. Moderne Sicherheitstechnik für Schulen und öffentliche Einrichtungen. Frankfurt a.M.: Zentralverband Elektrotechnik und Elektronikindustrie.

# 11 Register

## R



## S

## U



## V



## W



## Z

# Hinweise zum Autor

Prof. Dr. phil. Harald Karutz, Jahrgang 1975, hat Erziehungswissenschaft, Psychologie sowie evangelische Theologie studiert und ist Diplom-Pädagoge. Er forscht und lehrt als Professor für Notfall- und Rettungsmanagement an der MSH Medical School Hamburg und beschäftigt sich seit mehr als zwanzig Jahren insbesondere mit der psychosozialen Notfallversorgung von Kindern und Jugendlichen. Zu diesem Thema hat Harald Karutz in den vergangenen Jahren bereits zahlreiche Publikationen veröffentlicht. Zudem bildet er schulische Krisenteams, Schulpsychologen und Schulseelsorger aus und ist selbst als Notfallseelsorger und Fachberater in Einsätzen aktiv.

www.harald-karutz.de

# Notizen

# Online-Material

In unserem Online-Portal finden Sie die Linksammlung und die Musterbriefe auch als direkt nutzbare Dateien. Laden Sie sie einfach herunter und passen Sie sie Ihren Erfordernissen an. Zudem informieren wir Sie dort, sobald uns für das Buch relevante Neuigkeiten vorliegen.

Das Online-Portal finden Sie unter:

**www.skverlag.de/online-portal**

Ihren persönlichen Zugangscode zur Registrierung finden Sie rechts auf der Innenseite des Buchumschlags.